SCIENCE of YOGA

UNDERSTAND THE ANATOMY AND PHYSIOLOGY TO PERFECT YOUR PRACTICE

YOGA

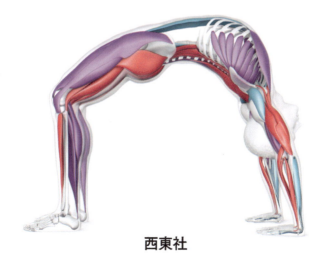

西東社

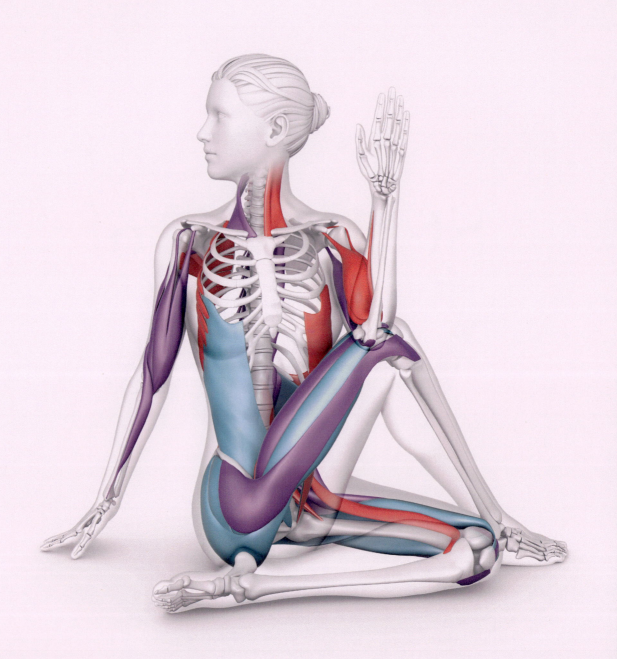

SCIENCE of
UNDERSTAND THE ANATOMY AND PHYSIOLOGY TO PERFECT YOUR PRACTICE
YOGA

アン・スワンソン 著

医学博士・スポーツドクター
高尾美穂 監修

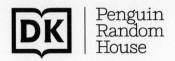

Original Title: Science of Yoga
Copyright © 2019 Dorling Kindersley Limited
A Penguin Random House Company
Text copyright © Ann Swanson 2019

Japanese translation rights arranged with Dorling Kindersley Limited, London through Fortuna Co., Ltd. Tokyo.

For sale in Japanese territory only.

Printed and bound in China
For the curious
www.dk.com

健康への注意
フィットネスを行うすべての人は、自分の行動と安全について各自で責任を負う義務があります。健康上の問題や疾患がある場合、本書に記されたどの項目についても、かならずかかりつけの医師に相談したうえで行ってください。医師による知識に基づく的確な判断に従えば、ケガのリスクを減らすことができます。本書に掲載した情報は、そうした医師の判断に代わるものではありません。

CONTENTS

はじめに	6
人体解剖学	**8**
細胞から器官系へ	10
骨格系	12
筋系	18
神経系	22
内分泌系	28
呼吸器系	30
心臓血管系	34
リンパ系	36
消化器系	38
泌尿器系	40
生殖器系	41

アーサナ	**42**
坐位のアーサナ	**44**
達人坐のポーズ	46
合蹠（がっせき）のポーズ	50
猫のポーズ	54
牛のポーズ	56
牛の顔のポーズ	60
ねじって膝に頭をつけるポーズ	64
半魚王のポーズ	68
子どものポーズ	72
ラクダのポーズ	76
ハトのポーズ	80

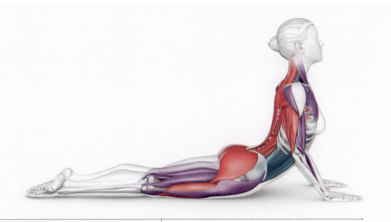

立位のアーサナ	84	臥位のアーサナ	144	ストレス	188
山のポーズ	86	カラスのポーズ	146	脳と心のウェルビーイング	192
前屈のポーズ	90	板のポーズ	150	慢性痛	194
椅子のポーズ	94	賢者のポーズ	154	ヨガ・セラピー	196
三日月のポーズ	98	コブラのポーズ	158	意識の変容	198
戦士のポーズⅡ	102	バッタのポーズ	162	科学の最前線で	200
戦士のポーズⅢ	106	仰向けで足の親指をつかむポーズ	166		
木のポーズ	110	仰向けの魚の王のポーズ	170	注意事項	202
踊り子のポーズ	114			用語集	206
三角のポーズ	118			索引	208
逆転のアーサナ	122	**Q&A**	174	引用文献	214
下向きの犬のポーズ	124				
頭立ちのポーズ	128	関節と柔軟性	176		
ショルダースタンドのポーズ	132	背骨のケア	178		
橋のポーズ	136	ライフ・ステージ	180		
上向きの弓のポーズ	140	瞑想	184		
		シャヴァーサナ	186		

はじめに

父が米国航空宇宙局（NASA）に勤める科学者だったこともあり、わたしは小さいころからなにごともよく分析するように教えられて育ちました。なにかにつけて法則やデータ、根拠を知りたがる癖がついたのは、きっとそのせいでしょう。7歳からなんでも記録するようになり、どこへ行くにもノートを持ち歩きました。そこにその日食べたものからレンタルショップで借りたいビデオのタイトルまで、あらゆるものについて、表やグラフ、感想や今後の計画を書き込んだのです。

わたしは好奇心が強く、年中「どうして?」と尋ねていました。うちには定評のある百科事典があったので、両親に質問するたび、自分で事典を読んで答えを見つけるよう促されたものです。

その一方で、わたしには芸術的な面や創造的な面もあり、スピリチュアルなものにも興味がありました。そのため、わたしのノートは表やグラフに加え、複雑な物語や詩、カラフルな絵でいっぱいでした。

大学では芸術学を専攻したのですが、学業に追われ、精神的に参ってしまったことがありました。そこで、辛い日々の生活からくるストレスや不安から解放されたかったわたしは、ついでに健康も維持できればと思い、ヨガを習うことにしました。わたしと同じような理由でヨガを始めた人も少なくないでしょう。まさかそのヨガによって、まるで魔法にかかったように言葉では表現できないほど自分が変わってしまうとは、予想もしていませんでした。

ヨガを始めた当初は、完ぺきにポーズを行おうとばかりしていました。ところが、ヨガはポーズを「完ぺきに」こなすことを目的にしているのではなく、1つひとつの瞬間において、自分の体と心を完ぺきに受け入れることを目指しているのだということが、次第にわかってきました。そして、ヨガのポーズのもつ計り知れない数々の効用のおかげで、筋肉や骨を鍛えられるだけでなく、脳や神経、心にも作用して、エネルギーに満ちた体をつくれることを知ったのです。

今でも鮮明に覚えているのですが、わたしはレッスンの最後にマットに横たわりながら、本来ならばリラックスしなければいけないというのに目を大きく見開いて、そわそわしながらまわりを見まわしていたことがありました。「なんて時間の無駄だろう。ほかにやらなければならないことが山ほどあるというのに!」と思っていたのです。それでもレッスンを重ねるうちに、リラクゼーションや瞑想をしているときの感覚を楽しめるようになっていきました。

その後、ヨガについての研究論文を読み、瞑想すると実際に脳が再形成され、やがて体のあらゆる器官系に影響が及び、その機能を最大限に発揮できるようになることを知りました。そして、自分にできるもっとも重要な仕事は、ヨガに関わる仕事だと確信するようになったのです。

マインドセットまで変わってきたわたしは、ヒマラヤに行って、ヨガとマッサージ、ヨガ・セラピーを学びました。そこで恩師であるヨガ行者のシヴァダス先生が、科学に対する関心を再び呼び起こしてくれたのです。ヨガはなぜ、どのようにしてわたしたちに人生が変わるほどの影響を及ぼすのでしょう? それを学ぶため、わたしはアメリカに戻って医学部進学のための準備過程を修了しました。

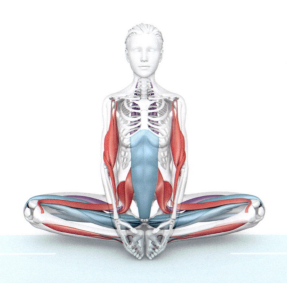

> ──科学的原理やエビデンスにより、ヨガをめぐる多くの謎を解き明かすことができました。

　遺体を扱う実験室で、人間の脳を初めて手にしたときのことをわたしは決して忘れないでしょう。この経験は、淡々とした客観的な経験ではなく、極めてスピリチュアルなものでした。灰色でしわの寄った3ポンド（約1.3キログラム）ほどの謎に満ちたあの物体は、かつて数学の計算をし、深い愛情を感じていたのです。脳を手に持ちながら、心と体のつながりこそ、ヨガの効用を支える重要なメカニズムなのだと感じました。

　ヨガを始めたころ、わたしは本書のような本があったらいいのにと思っていました。ヨガのレッスンでは、「ゆっくり息を吐きながら神経系を静めてください」とか、「このポーズは免疫力を高めます」とか、「膝とかかとのラインを一直線にしてください」などと（ときには矛盾する）指示や要求をされますが、わたしはいつも「どうしてだろう？」と思っていました。

　過去10年間、わたしはワークショップに参加し、研究論文を読み、メリーランド総合健康大学で理学修士号を取得すべくヨガ・セラピーについて学ぶ傍ら、新しく学んだ情報や図表、スケッチ、物語をノートにメモしつづけました。本書はヨガを学び、教える者としてわたしがもっとも興味深いと思った事柄をまとめたものです。あくまでも入門書であり、人体解剖学やヨガについてすべてを網羅した専門書でもなければ、医学書でもありません。わたしの願いは、本書がヨガの科学への関心を高め、人々がヨガを話題にするきっかけとなることです。そして、ヨガを行う人々やヨガ指導者がより多くのインスピレーションを得られ、一層本格的なヨガの研究が行われ、学校や福祉施設でヨガを行うことを奨励する政策が作られ、そして究極的にはヨガがもっと身近なものとなり、より多くの人々に受け入れられるようになればと思っています。

　研究を通じて、科学的原理やエビデンスにより、ヨガをめぐる多くの謎を解き明かすことができました。ところが、不思議なことにむしろ今のほうが以前よりも一層、わたしを変えたこの経験が神秘的に感じられます。まだまだ解明されていないことが、たくさんあるのです。科学研究全体から見れば、ヨガの研究はまだ新しい分野ですが、過去数十年間で、より多くの格段に質の高い研究が行われるようになり、ヨガの効用を裏付ける証拠が続々と見つかっています。ヨガの研究は、今まさにとても刺激的で重要な段階にあるといえるでしょう。

　科学は多くの物事について、そのしくみや理由を説明できますが、どれほど徹底した研究であれ、あなた自身が体感する癒やしや変化に優るものはありません。あなた自身がヨガを実践してこそ、ヨガの効用を得られるのです。あらゆる科学的な問いに共通することですが、この本を読んだみなさんが、本書で学んだ以上に多くの事柄に関心を持ち、童心に帰って無邪気に「どうしてだろう？」と思ってくれることを願っています。

アン・スワンソン理学修士

心身科学教育者。
国際ヨガセラピスト協会認定セラピスト。
以下のサイトに貴重な情報を
掲載していますので、ぜひご覧ください。
www.scienceof.yoga

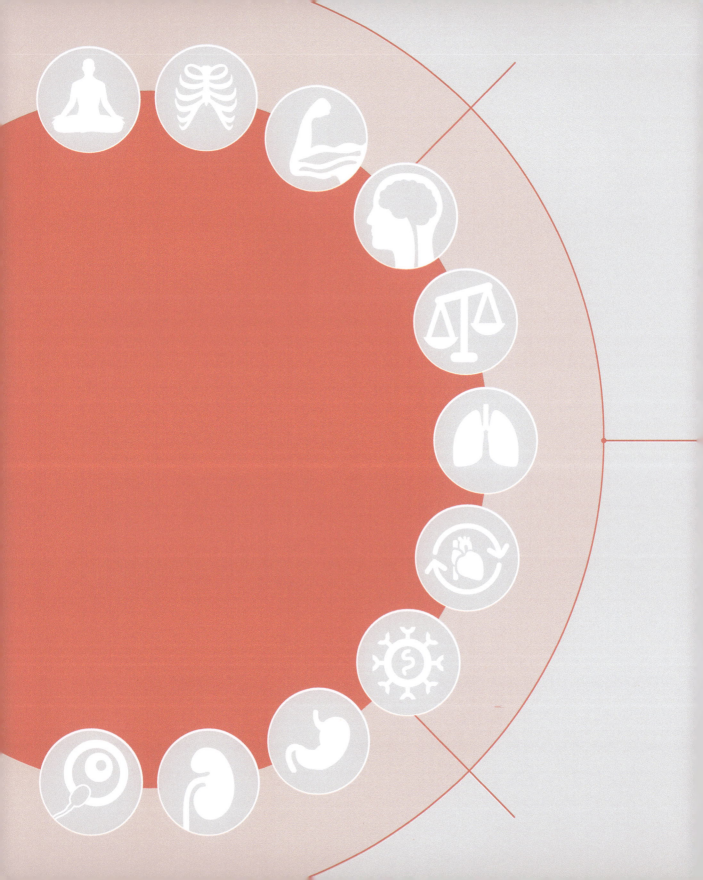

人体解剖学
HUMAN ANATOMY

解剖学を扱っているヨガの本や講座では、

筋骨格系のみを取り上げているものがほとんどですが、

ヨガの実践はあらゆる器官系に影響を与えることが

研究で明らかになっています。

この章では、各器官系のおもな効能を詳しく説明します。

まずは人体の解剖学的構造を現代生物学の定義にしたがって学習し、

次いで、調和を旨とするヨガの思想に取り組むことにしましょう。

ぜひ驚きに満ちた自らの身体を、各部位が調和した、

ひとつの統一体として体感してみてください。

人体解剖学

細胞から器官系へ

生物学には、デザインの世界と同じく、「形態は機能に従う」という重要な概念があります。これはつまり、人体のさまざまな構造は、それぞれが果たしている固有の任務を反映したものだということです。そうした身体構造を研究するのが解剖学であり、身体がどう働いているのか、その機能（しくみ）を研究するのが生理学です。

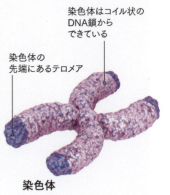

テロメア

テロメアは染色体の先端に被せられた保護キャップのようなもので、加齢に伴い短くなる傾向にある。分子生物学の最先端の研究によれば、テロメアの長さは、ヨガのライフスタイル（アーサナ、瞑想、ソーシャルサポート、植物中心の食生活など）によって伸びるとも考えられている。となれば、寿命の延伸と健康の増進に大きな影響を与えることになるだろう。

染色体はコイル状のDNA鎖からできている

染色体の先端にあるテロメア

染色体

構成単位

原子は物質の構成単位であり、細胞は生物学的生命の構成単位です。生きている人間の体内では、今こうしているあいだにも約37兆個の体細胞が振動しつづけています。細胞は、基本的な4種類の組織と11の器官系を生み出します。これらの部品がすべてひとつになって、統合された全体がつくり上げられます。それが人体です。

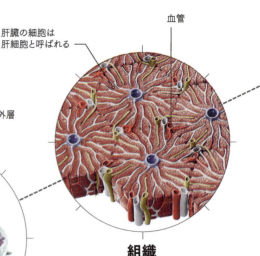

肝臓の細胞は肝細胞と呼ばれる

血管

細胞膜は半透性の外層

組織

細胞が集まって、組織を形成する。組織は織物のようなもので、それぞれに個性がある。この独特な形をした組織は肝臓のものだ。

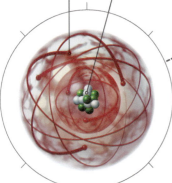

原子核を取り巻く電子

陽子と中性子は原子核内にある

細胞

細胞は生命の最小単位。ほとんどの細胞には、中心部の核、細胞質、細胞膜と呼ばれる外層がある。細胞内の小さな機能単位を細胞小器官という。

原子

化学的構成単位である原子には、陽子、中性子、電子が含まれている。原子同士が結合して、水（H_2O）などの重要な分子がつくられる。

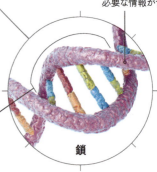

DNAには、細胞が機能し自己複製するのに必要な情報が含まれている

遺伝子は細胞核内にあるDNAの単位——瞑想によって、細胞の老化や有害な遺伝子発現が防げるかもしれない

鎖

器官

組織が集まって、肝臓（下図）などの器官を形成する。肝臓は大きな臓器で、血液を全身から受け取り、処理と浄化を行う。消化過程で脂肪を分解するのに使われる胆汁もここでつくられる。

肝臓は消化器系の一部を構成する

消化器系は食物を消化し、栄養素を吸収し、老廃物を排出する

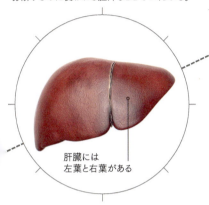
肝臓には左葉と右葉がある

器官系

器官が集まって、器官系を形成する。器官系には、外皮系、骨格系、筋系、神経系、内分泌系、呼吸器系、心臓血管系、リンパ系、消化器系（上図）、泌尿器系、生殖器系などがある。

外皮系

外皮系には、毛、爪、皮膚、さらに汗腺などの関連構造が含まれる。ホットヨガには「汗とともに毒素を排出する」効果があると主張する人もいるが、そのような解毒過程は肝臓がつかさどっている。汗として排出されるのは実際には水であり、ひいては脱水症の原因にもなる。汗をたくさんかいたり、ホットヨガを実践したときには、必ず水分を十分にとって、失った水分を補う必要がある。

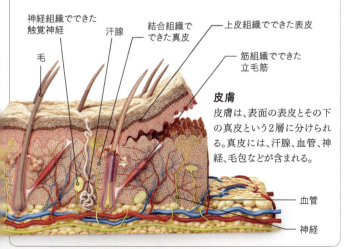

神経組織でできた触覚神経
汗腺
結合組織でできた真皮
上皮組織でできた表皮
筋組織でできた立毛筋
毛

皮膚
皮膚は、表面の表皮とその下の真皮という2層に分けられる。真皮には、汗腺、血管、神経、毛包などが含まれる。

血管
神経

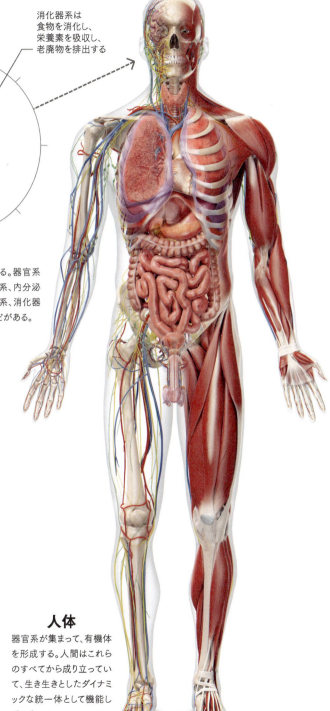

人体

器官系が集まって、有機体を形成する。人間はこれらのすべてから成り立っていて、生き生きとしたダイナミックな統一体として機能している。

人体解剖学
骨格系

骨格を構成する206個の骨は、動的な、生きている器官です。ひとつひとつの骨が集まって、人体の骨組みを形成しています。骨格は、人体に構造と運動能力を与え、人体を保護します。

概要
骨はコラーゲンでできていて、カルシウムを蓄えています。カルシウムは骨を丈夫にするミネラルで、身体機能の維持には欠かせません。骨の内部には、血球を産生する骨髄もあります。骨は関節を形成し、関節は軟骨や靱帯などの構造によって支えられています。ヨガは骨と関節の健康に役立ちます。

海綿骨
骨髄
緻密骨（ちみつこつ）
骨膜

骨の構造
骨には、骨膜と呼ばれるなめらかな結合組織の外殻がある。その内側には、緻密骨と呼ばれる高密度で丈夫な層があり、さらにその内側には、ハチの巣状の隙間を有する海綿骨がある。これは軽いが強度もある。

頭蓋骨
複数の板状の骨が融合してできた骨で、脳を保護する

下顎骨（かがくこつ）
頭部で唯一の可動関節を形成する下顎の骨

鎖骨
肩甲骨と胸骨をつなぐ骨

胸骨
肋骨をつなぐ骨

肋骨
胸郭を形成する12組の骨。あばら骨

骨盤
中央の仙骨等と左右の寛骨で構成される腰部の骨

手根骨
手首を形成する左右それぞれ8つの小さな骨

中手骨
手のひらをつらぬく左右それぞれ5本の長骨

指骨
手の指を形成する左右それぞれ14個の骨

膝蓋骨（しつがいこつ）
膝の皿とも呼ばれ、大腿四頭筋腱に付着する

足根骨
足首を形成する左右それぞれ7つの小さな骨

中足骨
足をつらぬく5本の長骨

趾骨（しこつ）
足の指を形成する左右それぞれ14個の骨

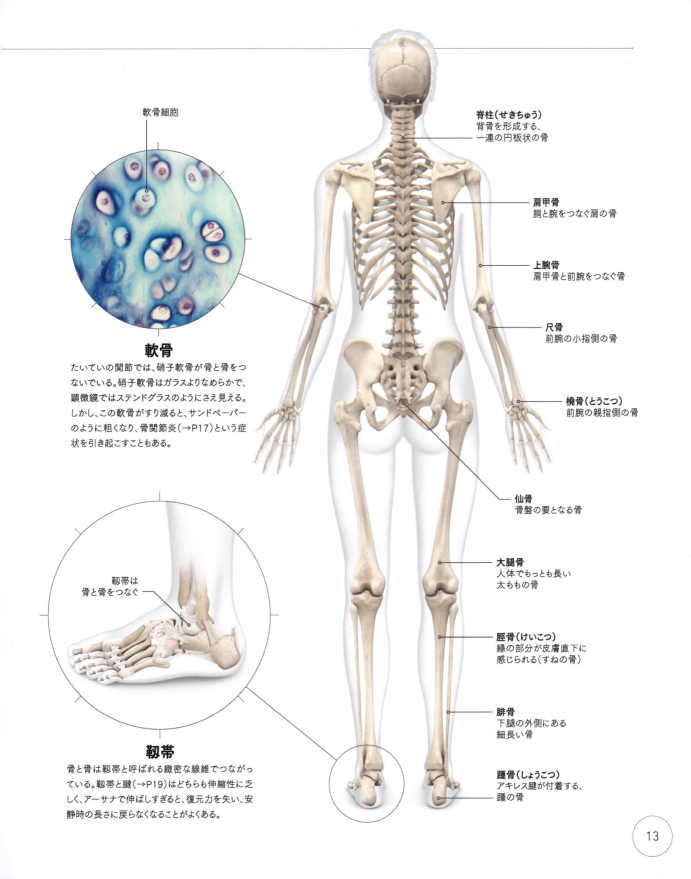

軟骨

たいていの関節では、硝子軟骨が骨と骨をつないでいる。硝子軟骨はガラスよりなめらかで、顕微鏡ではステンドグラスのようにさえ見える。しかし、この軟骨がすり減ると、サンドペーパーのように粗くなり、骨関節炎(→P17)という症状を引き起こすこともある。

軟骨細胞

靭帯

骨と骨は靭帯と呼ばれる緻密な線維でつながっている。靭帯と腱(→P19)はどちらも伸縮性に乏しく、アーサナで伸ばしすぎると、復元力を失い、安静時の長さに戻らなくなることがよくある。

靭帯は骨と骨をつなぐ

脊柱(せきちゅう)
背骨を形成する、一連の円板状の骨

肩甲骨
胴と腕をつなぐ肩の骨

上腕骨
肩甲骨と前腕をつなぐ骨

尺骨
前腕の小指側の骨

橈骨(とうこつ)
前腕の親指側の骨

仙骨
骨盤の要となる骨

大腿骨
人体でもっとも長い太ももの骨

脛骨(けいこつ)
縁の部分が皮膚直下に感じられる(すねの骨)

腓骨
下腿の外側にある細長い骨

踵骨(しょうこつ)
アキレス腱が付着する、踵の骨

脊柱

脊柱は、ひとつひとつの椎骨が積み重なって自然なカーブをつくり上げています。自然なカーブを描く「ニュートラルな脊柱」は、内側への弯曲（前弯）と外側への弯曲（後弯）を交互に繰り返して、バネのように衝撃を吸収します。体重をもっとも効率よく支えるために、椎骨がくさびのように積み重なり、このようなカーブを形づくっているのです。

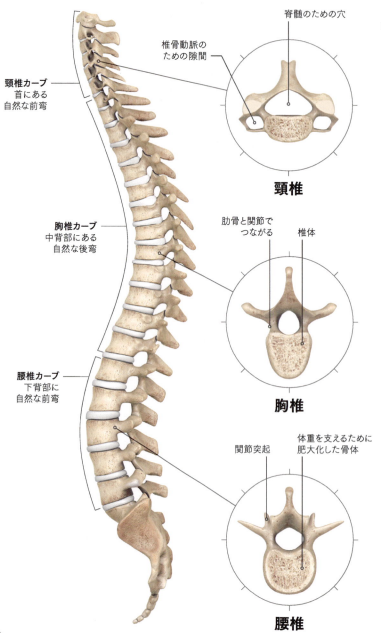

頸椎カーブ　首にある自然な前弯

胸椎カーブ　中背部にある自然な後弯

腰椎カーブ　下背部に自然な前弯

椎骨動脈のための隙間

脊髄のための穴

頸椎

肋骨と関節でつながる

椎体

胸椎

関節突起

体重を支えるために肥大化した骨体

腰椎

ニュートラルな脊柱

アーサナには、坐禅のポーズのように、ニュートラルな脊柱が組み入れられているものが多い。不良姿勢などの要因は、過前弯や過後弯といった一般的な症状をはじめとする多くの脊柱構造の変形につながりかねない。ヨガは脊柱を今までにない方法で機能させ、身体意識を高めることによって、体全体の姿勢を改善する。

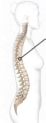

なだらかで均一なカーブ

ニュートラルな脊柱
この自然なカーブが、もっとも丈夫で安定した脊柱の配置を生み出す。この理想的な脊柱では、ねじれや左右の傾きはみられない。

脊柱上部のカーブ

後弯
胸椎の過後弯は、脊柱後弯症と呼ばれる（いわゆる猫背）。この極端なカーブは骨粗しょう症では一般的にみられる。

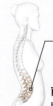

脊柱下部のカーブ

前弯
腰椎の過前弯は、脊柱前弯症と呼ばれる。この極端なカーブは妊娠中にはふつうにみられる。

骨盤

骨盤には、仙骨によってつながっている左右の寛骨があります。仙骨は、ラテン語で「神聖なる骨」を意味する三角形の骨で、下端で尾骨と結合しています。仙骨はアーチ橋の要石のような役目を果たしており、構造的に安定した脊柱の土台を形成しています。

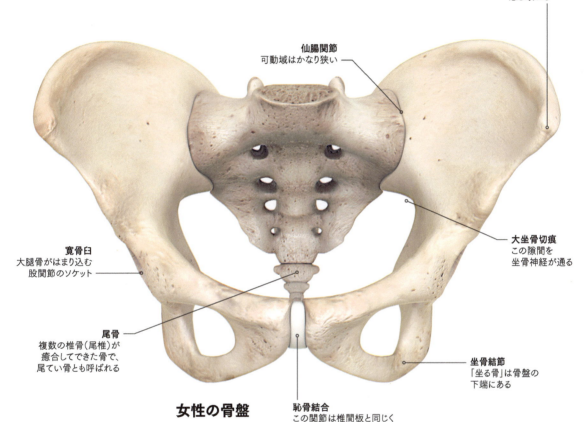

上前腸骨棘（こつきょく）
皮膚直下に「ヒップポイント」を感じ取れる

仙腸関節
可動域はかなり狭い

大坐骨切痕
この隙間を坐骨神経が通る

寛骨臼
大腿骨がはまり込む股関節のソケット

尾骨
複数の椎骨（尾椎）が癒合してできた骨で、尾てい骨とも呼ばれる

坐骨結節
「坐る骨」は骨盤の下端にある

恥骨結合
この関節は椎間板と同じく線維軟骨でできている

女性の骨盤

ニュートラルな骨盤

骨盤がニュートラルだと、脊柱もニュートラルになりやすい。その逆も言える。骨盤が水で満たされたボウルを「骨盤ボウル」だとしよう。ヒップポイントが片方だけ上がっていたり、骨盤が回旋したりしているときのように、水が前後や左右にこぼれなければ、それがニュートラルな脊柱であり骨盤であるということになる。

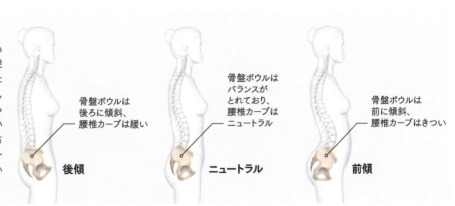

骨盤ボウルは後ろに傾斜、腰椎カーブは緩い
後傾

骨盤ボウルはバランスがとれており、腰椎カーブはニュートラル
ニュートラル

骨盤ボウルは前に傾斜、腰椎カーブはきつい
前傾

関節

骨と骨がひとつながりになった可動部分が関節です。関節には、線維性、軟骨性、滑膜性の3種類があります。線維関節は、たとえば頭蓋骨の縫合のように動きません。軟骨関節は、たとえば恥骨結合のようにわずかに動きます。滑膜関節はもっとも可動域が広く、アーサナにとってとても重要です。

関節の動き

人体の滑膜関節は多くの方向に動く。肘と膝の蝶番（ちょうつがい）関節は、ドアの蝶番のように動き、おもに屈曲と伸展を行う。肩関節や股関節などの大きな球関節では、外転や内転や回旋に加え、それらすべての動きを組み合わせた円運動も行える。

運動の種類	
屈曲	関節角度は一般的に小さくなる
伸展	関節角度は一般的に大きくなる
外転	腕や脚が体の中心から離れる
内転	腕や脚が体の中心に近づく
外旋	腕や脚が外側に回転する
内旋	腕や脚が内側に回転する
軸回旋	脊柱を軸にねじる
底屈	つま先を下に向ける
背屈	つま先を上に向ける

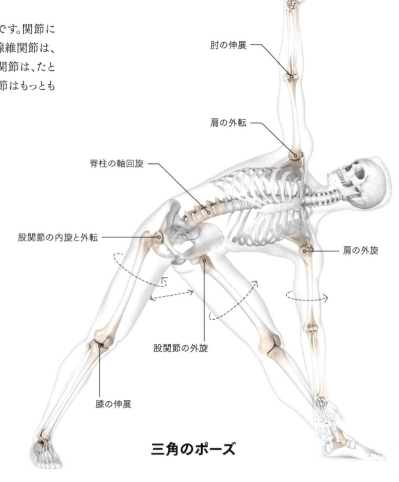

三角のポーズ

関節の内部

滑液は、潤滑剤とクッションの役目を果たしている。「非ニュートン流体」である滑液は、水に溶かしたコーンスターチのように、圧力に応じて粘度が変化し、ドロドロになったりサラサラになったりする。デスクワークばかりで体を動かすことの少ないライフスタイルでは、滑液が薄くなり、効果が弱まる可能性がある。しかし、ヨガのアーサナを実践することで、滑液が濃くなり、軟骨などの関節構造がよりよく保護され、痛みが軽減する。

滑膜関節

滑膜関節は、骨の骨端部同士がこすれて損傷するのを防ぎつつ、運動を可能にしている。人体ではもっとも一般的なタイプの関節。

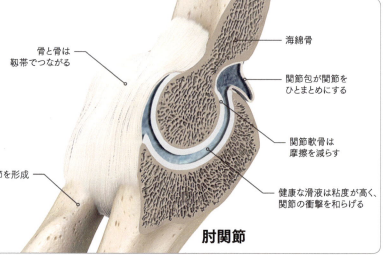

肘関節

人体解剖学｜骨格系

ポーズ
ヨガのアーサナでは、関節をあらゆる方向に動かす。ここに示したポーズをイメージしたり、実際にやってみたりして、人体の関節作用を体験してみよう。各関節の動きを自分のものとしてイメージし、実感してみてほしい。

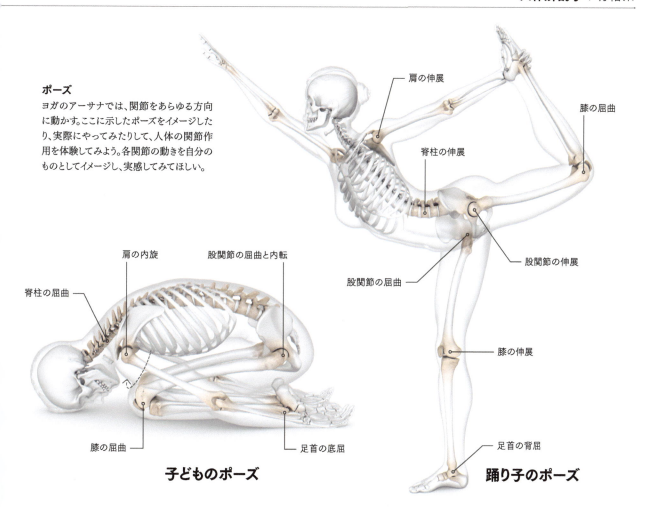

子どものポーズ

踊り子のポーズ

関節炎
関節の摩耗は、骨関節炎（変形性関節症）を引き起こすおそれがある。7年にわたる臨床試験で、ヨガが骨関節炎と関節リウマチ（→P37）の両方の治療に安全かつ効果的であることがわかった。8週間のヨガ教室の受講者において、痛みが25％軽減し、身体の健康と生活の質に統計的に有意な改善がみられたのだ。

症状の進行
軟骨が劣化するにつれ、関節の隙間が狭まり、炎症や痛みを引き起こす。症状が進むと、骨棘（こつきょく）が形成されることもある。

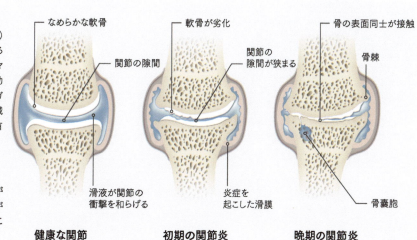

健康な関節　　初期の関節炎　　晩期の関節炎

人体解剖学

筋系

人体には約640の筋肉があります。骨格筋は骨に付着し、運動を可能にします。筋肉は、表層筋と深層筋に分けられます。

概要

ここに選んだ主要な筋肉について学ぶ際は、体内におけるそれぞれの位置を視覚化しながら、実際に触ってみましょう。このことは、より深い学習と心身のつながりの改善に役立つはずです。ここに掲げた筋肉のほとんどは、その作用に基づいていくつかのグループに分類されています。

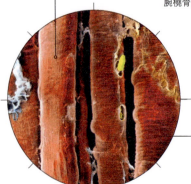

平行に並ぶ筋線維

肘関節屈筋群
上腕二頭筋
上腕筋（深層）
腕橈骨筋（わんとうこつきん）

このはっきりした筋は内部構造に由来するもので、横紋と呼ばれる

骨格筋

筋組織には、心筋、平滑筋、骨格筋の3種類があるが、ここでは、アーサナにおける関節の運動に関わりのある骨格筋に焦点を絞ることにする。顕微鏡では、骨格筋は上の画像のように見える。

胸筋群
大胸筋
小胸筋

肋間筋

上腕筋

腹筋群
腹直筋
外腹斜筋
内腹斜筋（深層、この図では見えない）
腹横筋

股関節屈筋
腸腰筋
（腸骨筋と大腰筋）
大腿直筋（大腿四頭筋を参照）
縫工筋（ほうこうきん）
内転筋（下参照）

内転筋群
長内転筋
短内転筋
大内転筋
恥骨筋
薄筋

大腿四頭筋
大腿直筋
内側広筋
外側広筋
中間広筋
（深層、この図では見えない）

足関節背屈筋群
前脛骨筋（ぜんけいこつきん）
長趾伸筋（ちょうししんきん）
長母趾伸筋（ちょうぼししんきん）

表層　深層

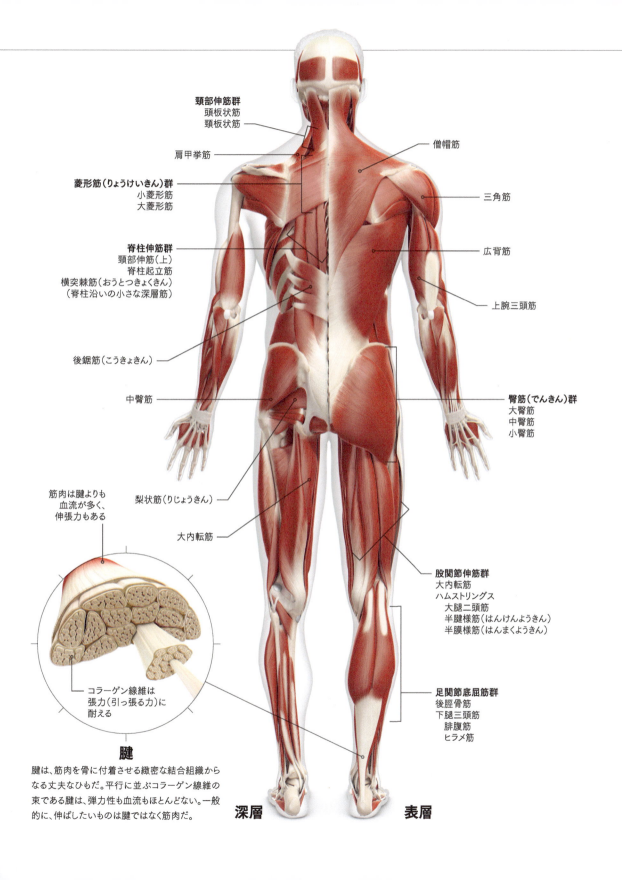

筋肉の構造

骨格筋は、筋膜などの結合組織に包まれた、並行する筋細胞、血管、神経からなる無数の束です。筋膜は、筋肉をはじめとする人体のさまざまな構造の内外にネットワークをつくり出します。筋肉内の微細なタンパク質は、筋肉の収縮（筋収縮）を引き起こします。

筋肉のしくみ

筋肉はしばしば対をなして拮抗的に作用します。主動筋が収縮するにつれて、一般的に拮抗筋は弛緩します。関節まわりでは共同筋が収縮し、その動きを支援します。

収縮の種類

等張性収縮は、筋肉の長さの変化を伴った収縮で、肘の曲げ伸ばし（下図）時や、あるアーサナに入るまたはアーサナを解くときのような移行時などにみられる。一方、等尺性収縮は、アーサナを保持しているときのように、筋肉の長さが変化しない緊張などが含まれる。

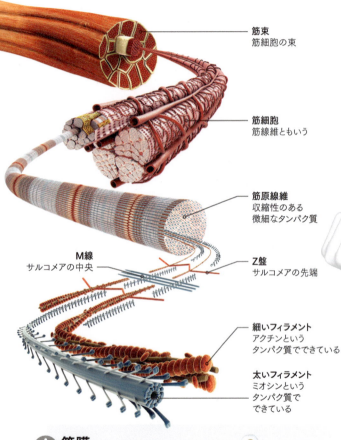

- **筋束** 筋細胞の束
- **筋細胞** 筋線維ともいう
- **筋原線維** 収縮性のある微細なタンパク質
- **M線** サルコメアの中央
- **Z盤** サルコメアの先端
- **細いフィラメント** アクチンというタンパク質でできている
- **太いフィラメント** ミオシンというタンパク質でできている

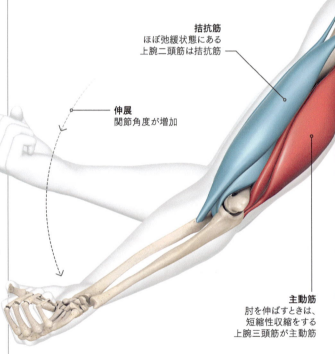

- **拮抗筋** ほぼ弛緩状態にある上腕二頭筋は拮抗筋
- **伸展** 関節角度が増加
- **主動筋** 肘を伸ばすときは、短縮性収縮をする上腕三頭筋が主動筋

伸張性収縮

伸張性収縮は、筋線維が「伸びて」関節角度が変わるときに起こる。これは、ウエイトを下げながら肘を伸ばすときの上腕二頭筋や、戦士のポーズⅡから三角のポーズに移行しながら膝を伸ばすときのハムストリングスに生じる（→P118～121）。

筋膜

筋膜はオレンジの皮の内側の白い部分のように、各部位を隔てつつ全体をまとめている。筋膜は筋肉だけではなく、重要な臓器のまわりにもあり、体中に織り込まれている。足に作用するヨガのポーズをとると突然肩こりが解消されたりするのは、この全身に張り巡らされた筋膜ネットワークが関係している。

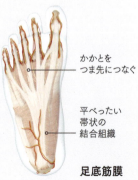

- かかとをつま先につなぐ
- 平べったい帯状の結合組織

足底筋膜

人体解剖学 | 筋系

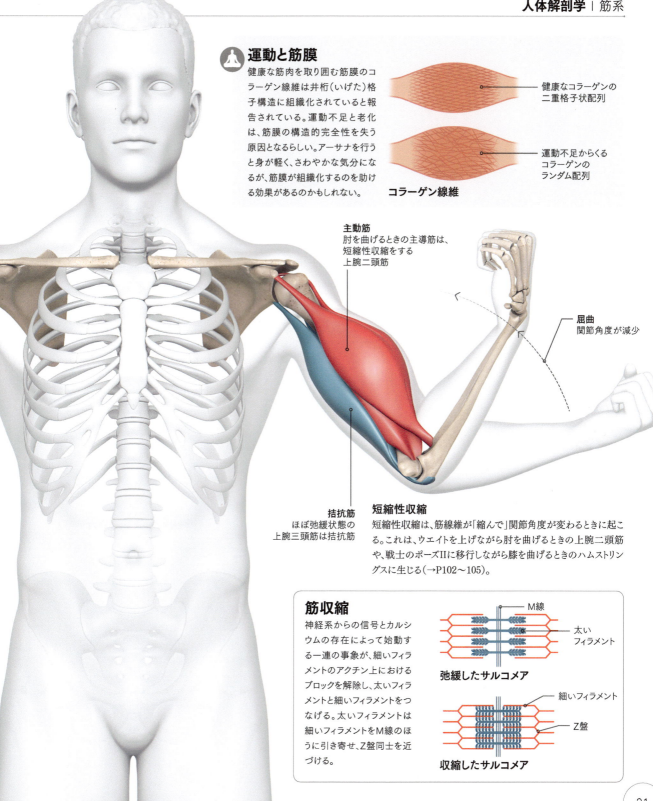

運動と筋膜
健康な筋肉を取り囲む筋膜のコラーゲン線維は井桁（いげた）格子構造に組織化されていると報告されている。運動不足と老化は、筋膜の構造的完全性を失う原因となるらしい。アーサナを行うと身が軽く、さわやかな気分になるが、筋膜が組織化するのを助ける効果があるのかもしれない。

健康なコラーゲンの二重格子状配列

運動不足からくるコラーゲンのランダム配列

コラーゲン線維

主動筋
肘を曲げるときの主導筋は、短縮性収縮をする上腕二頭筋

屈曲
関節角度が減少

拮抗筋
ほぼ弛緩状態の上腕三頭筋は拮抗筋

短縮性収縮
短縮性収縮は、筋線維が「縮んで」関節角度が変わるときに起こる。これは、ウエイトを上げながら肘を曲げるときの上腕二頭筋や、戦士のポーズIIに移行しながら膝を曲げるときのハムストリングスに生じる（→P102～105）。

筋収縮
神経系からの信号とカルシウムの存在によって始動する一連の事象が、細いフィラメントのアクチン上におけるブロックを解除し、太いフィラメントと細いフィラメントをつなげる。太いフィラメントは細いフィラメントをM線のほうに引き寄せ、Z盤同士を近づける。

M線
太いフィラメント
弛緩したサルコメア

細いフィラメント
Z盤
収縮したサルコメア

21

人体解剖学

神経系

神経系はすべての器官系をつなぐ制御ネットワークです。神経系は中枢神経系と末梢神経系（PNS）に分けられ、末梢神経系は体性神経系と自律神経系で構成されます。

概要

体性神経系は、脊髄および脳が送受信する感覚信号や運動信号を運ぶ神経で構成されます。自律神経系（ANS）は、機能的に交感神経系と副交感神経系の2つに分けられます。ヨガの効能の多くは、副交感神経系に関係しています。

脳
制御と認知に関与する

脳神経
12対の末梢神経

腕神経叢
（わんしんけいそう）
脇の下まわりの
一群の神経

脊髄
人体の主要通信経路

正中神経
手根管内で
圧迫されることがある

腰神経叢（ようしんけいそう）
腰まわりの一群の神経

仙骨神経叢
（せんこつしんけいそう）
仙骨まわりの一群の
神経

尺骨神経
肘先（ファニーボーン）を
ぶつけたときに
小指側が
ピリピリするのは、
この神経のせい

大腿神経
脚まわりに感覚を与える

坐骨神経
人体最大の神経

脛骨神経（けいこつしんけい）
坐骨神経から分岐

腓骨神経の指枝
足に感覚を与える

脊髄神経は
中枢神経系が
送受信する
メッセージを運ぶ

脊髄は
脳と体をつなぐ

椎骨が
脊髄を保護

脊髄

この椎骨の上面図を見れば、脊髄がいかにして脊柱という骨の包装によって保護されているかがわかるだろう。椎骨のあいだでは、脊髄神経が横に突き出ている。

神経構造

ニューロンは、神経系の中心となる細胞です。末梢神経系では、軸索が束ねられて神経をつくっています。神経は、信号を全身に送る導電性の高い電線のようなものです。一部の神経はミエリン（髄鞘）と呼ばれる脂肪性物質で覆われており、そこでは信号がより速く伝わります。

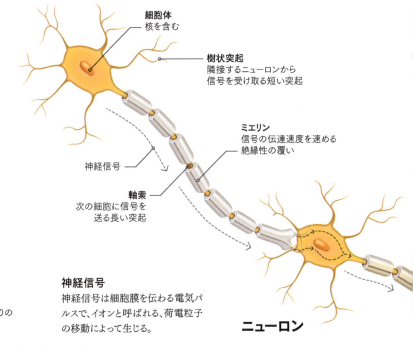

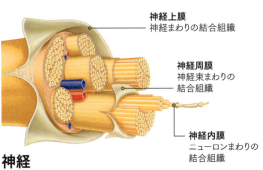

自律神経系

自律神経系（ANS）は、人体のオートパイロット（自動操縦装置）だと考えることができます。その作用は自動的で、心拍や呼吸、消化、排泄など、意識して考えなくても起こるプロセスがこれに属します。自律神経系はさらに、互いに補完し合う2つの制御システム、交感神経系（SNS）と副交感神経系（PNS）に分けられます。

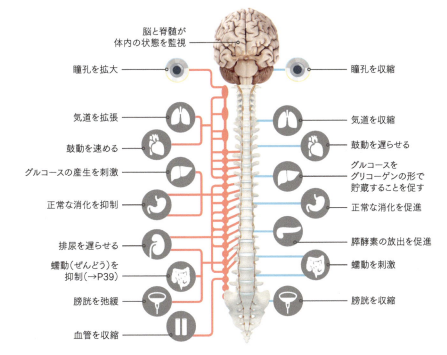

交感神経系
交感神経系は、「闘争or逃走反応」または「ストレス反応」の神経として知られている。ストレスに満ちた状況に対処するのに役立つからだ。

副交感神経系
副交感神経系は、「安静と消化」または「リラックス反応」の神経として知られている。身体機能を最適化する安らかな状態をつくり出すからだ。

大脳皮質

人間は他の哺乳類と比べると、体の割に脳が大きく、非常に発達した大脳皮質があります。そのほとんどは、島(とう)を除き、脳の外側にあります。大脳皮質は、灰白質でできており、ニューロン間の接続点であるシナプスで満たされています。大脳皮質には5つの脳葉と多くの機能領域があります。

脳葉
大脳は、5つの脳葉に大別される(脳の内側にあるためこの図では見えないが、島もそのひとつ)。

脳の内部

脳内にはさまざまな構造があります。科学者は、各構造がどんな働きをするのかを今も解明しつづけています。一部の構造は、体内の状態を監視し情報を中継します。大脳辺縁系は脳の感情中枢です。

内部構造
この図では、大脳内部の構造がよくわかるように、脳が真ん中半分(正中縦断面)で切断されたかのように描かれている。

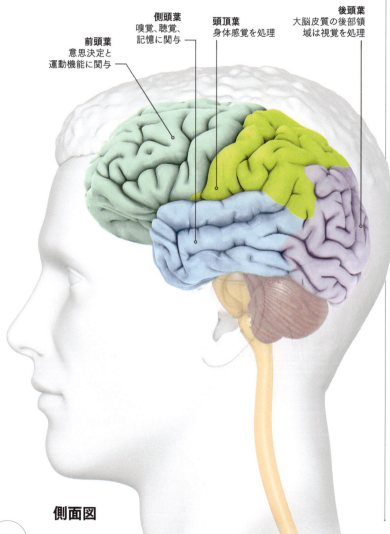

前頭葉 意思決定と運動機能に関与
側頭葉 嗅覚、聴覚、記憶に関与
頭頂葉 身体感覚を処理
後頭葉 大脳皮質の後部領域は視覚を処理

側面図

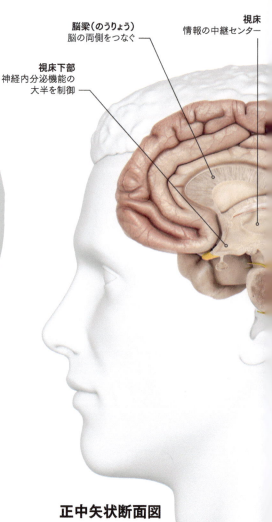

脳梁(のうりょう) 脳の両側をつなぐ
視床 情報の中継センター
視床下部 神経内分泌機能の大半を制御

正中矢状断面図

人体解剖学 | 神経系

ヨガはいかにして脳に作用するのか

この表は、ヨガの心身両面における広汎な効能と神経科学との関係に注目したものだ。ヨガの効果はいずれ科学的に解き明かされるだろう。現代科学は、脳が生涯にわたって変化する能力を維持し、良くない習慣や好ましくないパターンを打破しうることを示している。脳は、合成された化学薬品を作り出すこともできる。研究によって、ヨガセラピーがもつ、世界中の人々の助けになりうる大きな可能性も明らかになりつつある。セラピー効果はヨガの多次元的アプローチに起因するもので、それは八支則(→P198)に反映されている。八支則には、自己制御と自己調整に関する指針が含まれている。

↑ 脳のアルファ波活動が増大
アルファ波は弛緩と関連がある。

↑ γ-アミノ酪酸が増加
γ-アミノ酪酸(GABA)は不安やストレスからくる症状を和らげ、緊張緩和をもたらす。

↑ セロトニンが増加
セロトニンは気分を調整するのに役立ち、有効なセロトニンの値が低い場合は、抑うつとの関連がみられる。

↑ 脳由来神経栄養因子が増加
脳由来神経栄養因子(BDNF)は、ニューロンの健康と神経可塑性に関与するタンパク質。ヨガにはBDNFの値を上昇させる可能性があるので、慢性の痛みや抑うつを抱える人には効果的と考えられる。

↻ ドーパミンの調整
ドーパミンは人体の報酬系として作用し、その機能不全は依存症につながる。瞑想によって自己調整能力の向上がみられることが研究で示唆されている。

↓ コルチゾールが減少
コルチゾールはストレスホルモン。値が上がり、高すぎる状態があまりにも長く続くと、炎症や体重増加につながるおそれがある。

↓ ノルエピネフリン(ノルアドレナリン)が減少
ノルエピネフリンやアドレナリンの減少は、神経系のストレスホルモンが少ないことを意味する。

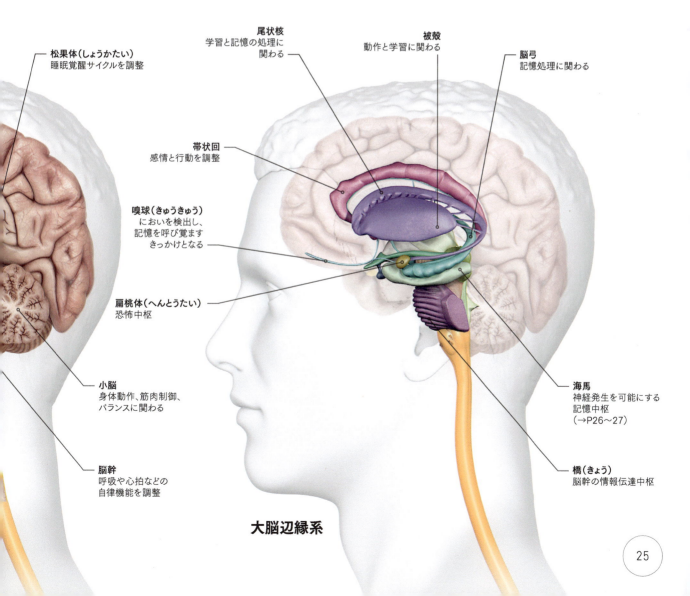

大脳辺縁系

神経経路

脳は、本人の選択と経験に基づいて神経結合を促進します。多数のニューロンが同時に強い電気信号を送る（同期発火する）と互いに結合して脳のネットワークができるとされています。活動やマインドセット（思考法）を実践すればするほど、より多くのネットワークが作り出されます。ニューロンは約1000億個もあるので、脳における結合の組み合わせ数は莫大なものになります。ヨガの実践によって、このプロセスが促進されます。

脳の変化

神経可塑性とは、脳の成形能力のことです。つい最近まで、脳は子ども時代以降は変化することができず、年齢とともにその機能が低下すると考えられていました。今日では、神経組織が順応して変化することがわかっています。運動が筋肉に影響を与えるように、脳組織も刺激に応じて発達したり退化したりするのです。

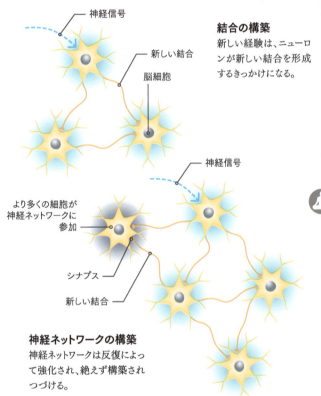

結合の構築
新しい経験は、ニューロンが新しい結合を形成するきっかけになる。

神経ネットワークの構築
神経ネットワークは反復によって強化され、絶えず構築されつづける。

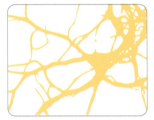

刺激を受けない脳
刺激を受けないと、結合はあまりつくられなくなる。その脳組織は、枝がまばらな枯れかけの木のようだ。

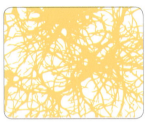

刺激を受けた脳
刺激を受けると、より多くの結合が形成される。その脳組織は、枝が茂って生気に満ちた木のようだ。

サンスカーラ

ヨガでは、おそらくサンスカーラ（過去の考えや行いに基づく印象）が神経可塑性の概念に近い。ヨガは、神経経路やサンスカーラに影響を与えることによって、悪習や条件反射的行為を打ち破る助けとなりうる。これは、気づきと実践を通して自分の考えや行いを意識的に変えるたびに、シナプスレベルで起こる。新しい道を歩めば歩むほど、ニューロン間の結合は強くなる。

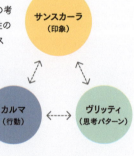

習慣の周期性

ヨガはいかにして脳を活性化するのか

神経可塑性を促進する薬はない。脳を成形するもっとも効果的な方法は行動の変化を通して行う方法だ。どんなヨガの技法も神経可塑性を促進するはずだが、さらに良い結果を得るためにここに挙げたいくつかのヒントを試してみてほしい。

強度を高める
太陽礼拝で行うポーズなど、中程度から激しめの身体活動は、脳由来神経栄養因子を増加させるもっとも効果的な方法のひとつだ。これは神経成長因子で、神経の結合に役立つ接着剤のようなものだ。

日課を変える
意図的かつ意識的に日課にしているヨガのポーズを変えることは、心身両面に役立つ。

瞑想する
瞑想によって大脳皮質の灰白質がつくられることが研究で示されている。

教室に参加する
グループで体を動かし、講師の動きをまねるという行為は、ミラーニューロンを活性化させる。ミラーニューロン系とは最近発見された神経ネットワークで、動きの模倣と共感の発達に関与している。

人体解剖学｜神経系

神経発生

以前は、人間の神経細胞の数は生まれたときから一定で、新しい神経細胞が育つことはないと考えられていました。その後の研究によって、新しいニューロンの成長、すなわち神経発生は、いくつになっても起こり得ることが明らかにされています。神経発生は、記憶とにおいに関与する脳の重要な領域（前者は海馬）において生じます。それらの領域の神経幹細胞が新しいニューロンを成長させます。

コルチゾール値

ストレスホルモンであるコルチゾールの値が常に高いと、扁桃体（恐怖中枢、→P25）の活動の増大と海馬（記憶中枢）の活動の減少につながります。このような状況においては、海馬はあまり新しいニューロンを成長させたり、結合を増やしたりできません。ヨガを行うとコルチゾール値を下げ、その影響を逆転させることがわかっており、記憶の改善に役立つかもしれません。

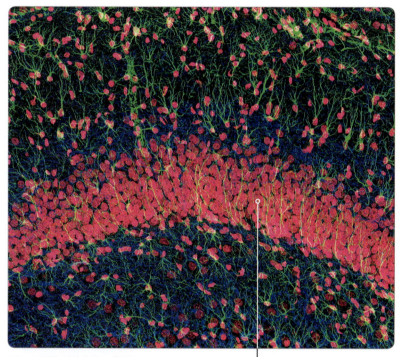

新しい細胞が生まれる場所
この海馬組織の画像では、ヘルパー細胞や神経膠（グリア）細胞は青、軸索は緑、神経細胞体および幹細胞はピンクで示されている。

幹細胞
海馬幹細胞は新たなニューロンに成長し、記憶力を向上させる

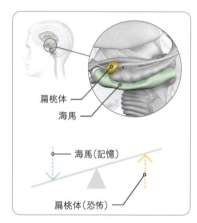

ストレスと記憶
扁桃体における活動の増大は海馬における活動の減少と相関しており、これは記憶に悪影響を及ぼす。

手のムドラの実践

手のムドラは、集中と覚醒を要する動作だ。点字を読む人の脳では手に対応する感覚野が発達しているが、それと同じく、ムドラは感覚の鋭さと微細運動技能に関連する脳の領域を発達させるかもしれない。

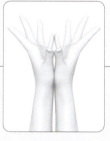

パドマ・ムドラ

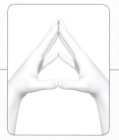

ハキニ・ムドラ

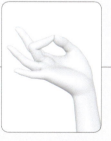

シュニ・ムドラ

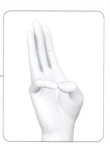

ブッディ・ムドラ

人体解剖学

内分泌系

内分泌系は神経系よりもゆっくりと長く続く制御機構で、ホルモンを血流に放出し、特定の細胞に届ける腺で構成されています。

概要

脳は内分泌腺からのホルモンの放出を制御して、体内のバランスを維持します。これをホメオスタシスといいます。ストレス因子、外的な環境条件から内的または感情的な要因まで、このバランスに影響を与えますが、ヨガはホメオスタシスの助けになります。たとえば、ヨガによって2型糖尿病の症状が予防・改善される可能性を示唆する研究結果もあります。

松果体
睡眠に影響を与えるメラトニンをつくる

視床下部
ほかの腺を制御

脳下垂体
重要なホルモンを産生

副甲状腺
血中カルシウム濃度を調整

甲状腺
代謝と血中カルシウムを調整

心臓
血圧を調節するホルモンを放出

副腎（腎上体）
危機に反応して塩分濃度の調整、アドレナリンの産生を行う

膵臓（すいぞう）
インスリンとグルカゴンを分泌して血糖を調節

小腸
消化を助けるホルモンを放出

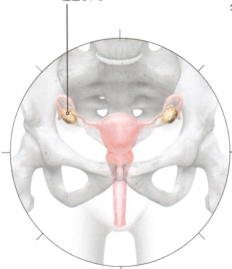

卵巣では女性ホルモンが産生される

精巣（睾丸）
男性ホルモンを産生

女性　　　　　　男性

ホメオスタシスとアロスタシス

ホメオスタシスとは、人体の動的平衡状態のこと。ホルモン放出や、血中カルシウム濃度、血糖値、体温の制御など、たいていのプロセスは、サーモスタットと同じように、負のフィードバックを通してしっかりと調整されている。人体は自然にバランスがとれるようにできているのだ。ヨガではこれを、均衡または平静を意味するサマトワと呼んでいる。

アロスタシスとは、ストレス因子に囲まれた状態でホメオスタシスを維持するプロセスのこと。ストレスが強ければ強いほど、「アロスタティック負荷」が大きくなり、平衡を維持するために、細胞はこれまで以上に働かなければならなくなる。この状態は慢性疾患のリスクを高める。ヨガによってアロスタティック負荷を減らすことができると考えられている。

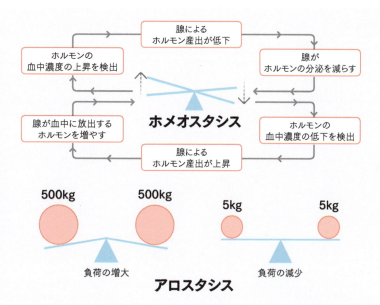

膵臓

膵臓はインスリンを放出して、糖が体細胞に入るのを助けます。しかし、細胞は疾病の原因となるインスリン抵抗性をもたらすこともあります。あるレビュー（既に発表された研究結果を評価しながらまとめた論文）によれば、ヨガが、メタボリックシンドローム（内臓脂肪症候群）や2型糖尿病患者の血糖コントロール、脂質濃度、脂肪過多の体組成を改善する可能性があるということです。また処方される薬の量が減る傾向があることもわかりました。

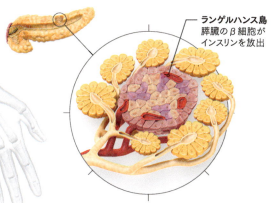

ランゲルハンス島（膵島）
膵臓内の膵島（すいとう）には、さまざまな種類の細胞がある。β細胞からはインスリンが放出される。それによって体細胞はグルコースを使えるようになる。

代謝

ヨガの技法の多くは代謝を遅らせる傾向にあり、人体は代謝を下げて、効率よく働くようになる。ただし、リラックス重視の技法によって代謝が多少低下しても、だからといって、体重が増えるというわけではない。コルチゾールなどのストレスホルモンが減少すれば、体内に脂肪が蓄積されるのを防ぐことにもなる。

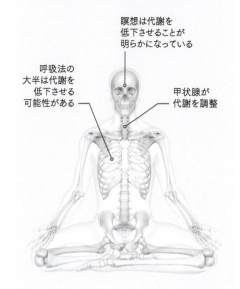

29

人体解剖学

呼吸器系

人間は毎分12〜20回呼吸を行います。呼吸の目的は酸素を細胞に届け、二酸化炭素などの老廃物を取り除くことです。呼吸器系は鼻腔、気管、肺などで構成されます。

概要

意識して呼吸をする必要はありません。呼吸作用は自律神経機能の一部だからです。しかし、ヨガでは、呼吸をコントロールすることによって、あらゆる側面をコントロールできるとされています。また、呼吸が神経系を調整するためのアクセスポイントであることは、科学的にも明らかになっています。

ネティポット

ネティポットは、伝統的なヨガの衛生習慣の一部だ。その要点は、片方の鼻孔に清潔な（濾過または煮沸済みの）温かい塩水を注いで副鼻腔を満たし、もう一方の鼻孔から排出することにある。ネティポットは、アレルギーや呼吸器疾患の改善に効果があるとして、多くの現代医師によって推奨されている。

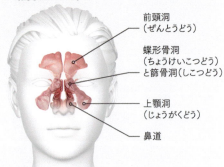

- 前頭洞（ぜんとうどう）
- 蝶形骨洞（ちょうけいこつどう）と篩骨洞（しこつどう）
- 上顎洞（じょうがくどう）
- 鼻道

副鼻腔

頭蓋骨の内部には、空気のつまった空洞がいくつかあって、互いにつながり合っており、その全体を副鼻腔という。副鼻腔は、頭蓋骨を軽くし、声を響かせ、呼吸に影響を及ぼす。

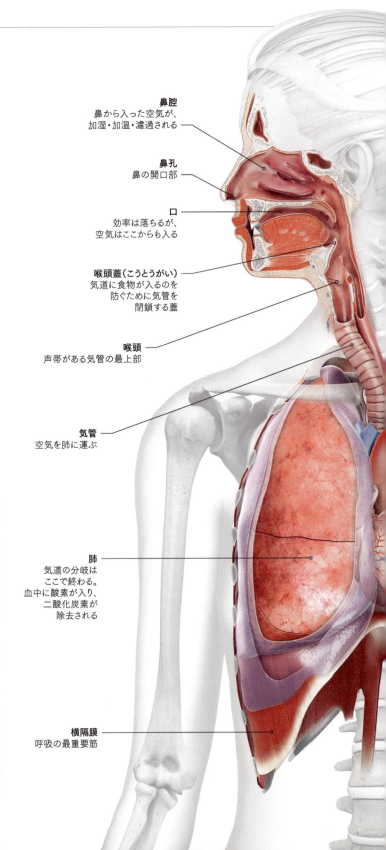

鼻腔
鼻から入った空気が、加湿・加温・濾過される

鼻孔
鼻の開口部

口
効率は落ちるが、空気はここからも入る

喉頭蓋（こうとうがい）
気道に食物が入るのを防ぐために気管を閉鎖する蓋

喉頭
声帯がある気管の最上部

気管
空気を肺に運ぶ

肺
気道の分岐はここで終わる。血中に酸素が入り、二酸化炭素が除去される

横隔膜
呼吸の最重要筋

呼吸のしくみ

息を吸い込むと、空気が鼻からのどを通って、肺に入ります。肺と胸郭はあらゆる方向に立体的に拡張し、横隔膜はぺたんと下がります。息を吐き出すと、横隔膜が弛緩して上昇し、肺と胸郭が圧迫されて、空気がのどを通って鼻から出ます。

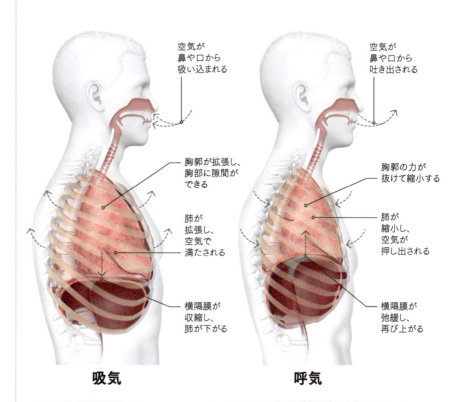

腹式呼吸

「腹式呼吸」とは、実際に腹で呼吸しているという意味ではなく、呼吸につれて腹が自由に動くという意味だ。息を吸い込むと、横隔膜が収縮し、腹部の臓器を圧迫する（下方外側に押す）。そのため、横隔膜呼吸とも呼ばれる。

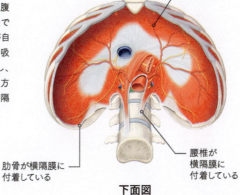

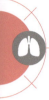

プラーナヤーマ

ヨギ（ヨガ行者）は、プラーナヤーマ（呼吸法）を使って自らのプラーナをコントロールし、今この瞬間に留まります。「プラーナ」という語は、サンスクリットで人体を含む森羅万象に浸透する生命のエネルギーや生命力を意味します。興味深いことに、プラーナは同時に呼吸も意味します。ヨギは、呼吸をコントロールすることによって、体内のエネルギーの流れと質を変えることができると考えています。

吸気と呼気

息を吸い込むと、血液が心臓や肺に流れ込んでそれらを機能させる。圧受容器（→P134）は、この圧力の上昇を感知すると、ブレーキペダルを離せという信号を送り、交感神経活動を瞬間的に増大させる。呼気中は、副交感神経活動の増大に伴い、心臓の収縮がわずかながらゆるむ。プラーナヤーマで呼気を伸ばすとリラックスできるのはそのためだ。

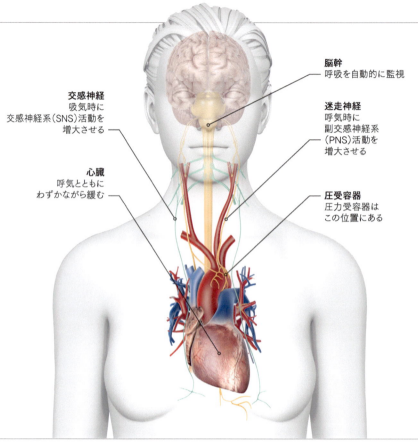

脳幹 呼吸を自動的に監視

交感神経 吸気時に交感神経系（SNS）活動を増大させる

迷走神経 呼気時に副交感神経系（PNS）活動を増大させる

心臓 呼気とともにわずかながら緩む

圧受容器 圧力受容器はこの位置にある

呼吸法の実践

現代のヨギは、不良姿勢やストレス社会における非効率的な呼吸パターンを克服するなど、健康のために呼吸法を利用します。呼吸を変えれば、心の状態も変化するのです。たとえば、落ち着きたいときは左鼻呼吸や蜂の呼吸を、集中したいときには右鼻呼吸や火の呼吸を行うのがよいかもしれません。

火の呼吸（カパラバティ）

これは過呼吸をまねた速い呼吸法で、心拍数増加と血圧上昇を伴う。また、強い火の呼吸は腹筋を引き締める。妊娠中や、不安、特定の眼病、高血圧症を抱えている場合は、この呼吸法を避けること。呼吸を一時的に止める保息（クンバカ）にも同様の効果と注意が当てはまる。

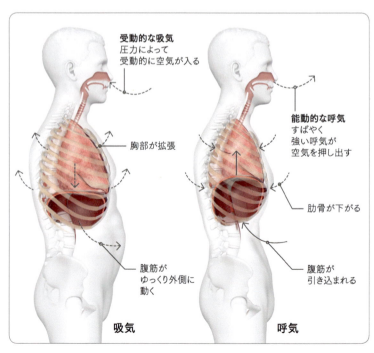

受動的な吸気 圧力によって受動的に空気が入る

能動的な呼気 すばやく強い呼気が空気を押し出す

胸部が拡張

肋骨が下がる

腹筋がゆっくり外側に動く

腹筋が引き込まれる

吸気　呼気

人体解剖学｜呼吸器系

鼻周期

多くの人は、左右の鼻孔を交互に（0.5〜4時間ずつ）使って、空気を循環させています。これを鼻周期といいます。鼻が詰まっていると、このことに気がつきやすいでしょう。開いている箇所は局所血管収縮、腫れている箇所は血管拡張しているのです。この周期をふだんの呼吸をしながら観察するか、目的の効果を得るために意図的に片方の鼻孔を覆ってみてください（下図）。

左脳と右脳

人体の左半身と右半身は、脳の反対側の半球によって制御されている。つまり、たとえば左腕は脳の右半分によって制御されているのだ。鼻孔についても同じことがいえる。その影響は少なくない。たとえば、右鼻呼吸時には交感神経系（SNS）の活動が、左鼻呼吸時には副交感神経系（PNS）の活動がそれぞれごくわずかに増加する。

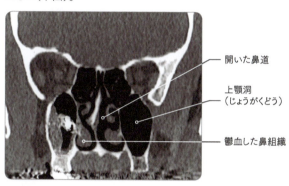

鼻組織
この画像は、右の鼻道が腫れているのに対し、左の鼻道が開いていることを示している。この場合、腫れは鬱血によって悪化している。

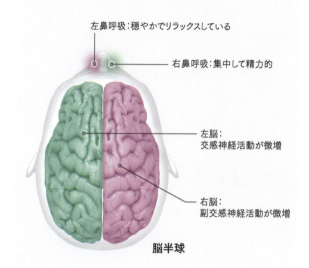

脳半球

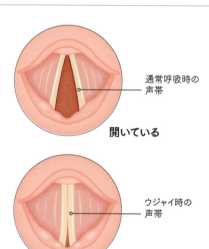

勝利の呼吸（ウジャイ）
勝利の呼吸は、声帯を部分的に収縮させることに特徴がある。これは、そっとささやくときの呼吸に近い。この呼吸法は、海の波音を作り出して、心に焦点をあてる。

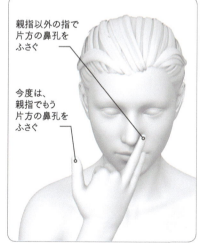

片鼻呼吸
この呼吸法は、心と体を落ち着かせるといわれている。そのポイントは、脳の両側に焦点を合わせて活性化させることにある。この呼吸法を行うには、ただ息を吐いて、吸って、左右の鼻孔を交代させればいい。

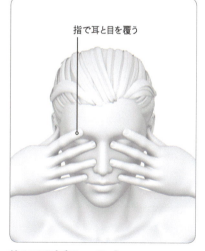

蜂の呼吸（ブラーマリー）
目と耳を覆い、息を長く吐き出すのがこの呼吸法のポイントだ。ヨギは、睡眠を改善するためにこの呼吸法を使った。この呼吸法には心拍数や血圧を下げ、不安を和らげる効果があるとする研究結果もある。

人体解剖学

心臓血管系

心臓血管系をつくり上げているのは、複雑な血管のネットワークである心臓と、血管を通って循環する血液です。

概要

休みなく鼓動しつづける心臓は、全身に血液を送り出して老廃物を取り除き、生命維持に欠かせない酸素を供給しています。ヨガにおける研究結果は、心臓病リスクの減少など、心臓・血管の健康に対する計り知れない効能を示唆しています。ヨガは血圧、コレステロール値、心臓・血管の弾力性を改善することが臨床的に証明されています(→P35)。

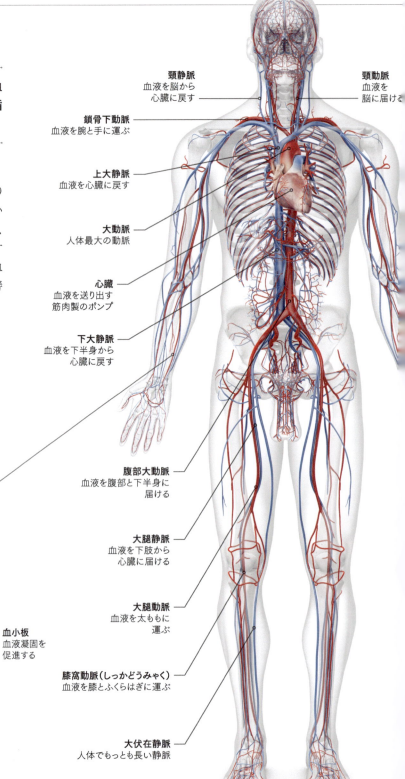

頸静脈 血液を脳から心臓に戻す

頸動脈 血液を脳に届ける

鎖骨下動脈 血液を腕と手に運ぶ

上大静脈 血液を心臓に戻す

大動脈 人体最大の動脈

心臓 血液を送り出す筋肉製のポンプ

下大静脈 血液を下半身から心臓に戻す

腹部大動脈 血液を腹部と下半身に届ける

大腿静脈 血液を下肢から心臓に届ける

大腿動脈 血液を太ももに運ぶ

膝窩動脈(しっかどうみゃく) 血液を膝とふくらはぎに運ぶ

大伏在静脈 人体でもっとも長い静脈

赤血球 酸素を運ぶ

白血球 侵入者と戦う

血小板 血液凝固を促進する

血液の組成

成人の場合、約5リットルの血液が全身を循環している。血液は、血漿という液体の中を浮遊する赤血球、白血球、血小板からなる結合組織で、細胞に酸素や栄養素やホルモンを供給し、細胞から老廃物を除去している。

心臓と循環

循環には、肺循環と体循環の2つがあります。静脈は血液を心臓に運び入れ、動脈は心臓から運び出します。図などでは、静脈は脱酸素化を表す青で、動脈は酸素化を表す赤で色分けされます。ただし、肺動脈（脱酸素化）と肺静脈（酸素化）は例外です。

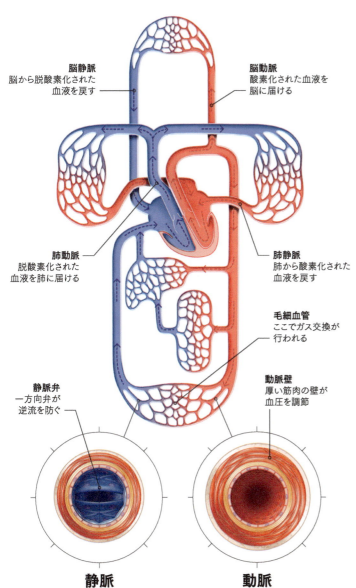

脳静脈 脳から脱酸素化された血液を戻す
脳動脈 酸素化された血液を脳に届ける
肺動脈 脱酸素化された血液を肺に届ける
肺静脈 肺から酸素化された血液を戻す
毛細血管 ここでガス交換が行われる
静脈弁 一方向弁が逆流を防ぐ
動脈壁 厚い筋肉の壁が血圧を調節

静脈
静脈は血液を細胞から心臓に戻す。血液はたいてい脱酸素化されている（酸素が少ない）。

動脈
動脈は血液を心臓から細胞に運ぶ。血液はたいてい酸素化されている（酸素が多い）。

心拍変動

心拍変動（HRV）は、状況にすばやく適応する心臓の能力を表している。脈拍は、常に同じテンポを刻むよりも変化があるほうが望ましい。大きな心拍変動は、自律神経の弾力性の高さを示し、身体的、感情的、認知的機能の改善につながる可能性がある。ヨガは心拍変動を改善すると考えられている。

心臓の鼓動

高血圧

研究によると、ヨガは血圧を有意に下げる可能性がある。高血圧を抱えて生きる10億人以上の人々に、ヨガは副作用を最小限に抑えながらも費用対効果の高い補助療法を提供できる可能性がある。血圧の変動についてはかかりつけの医師に相談のこと。

血圧計

コレステロール

ヨガは「善玉」コレステロール（高比重リポタンパク、HDL）を増加させ、「悪玉」コレステロール（低比重リポタンパク、LDL）を減少させるという調査結果もある。これは動脈狭窄を防ぐことによって心臓病リスクを減らす。

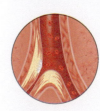

狭窄した動脈

心臓病

メタ分析や長期的臨床試験によれば、ヨガは通常の運動療法以上に心臓病リスクを減らし、アーサナ、瞑想、ソーシャルサポート、植物中心の食生活といったヨガのライフスタイルは心臓病を改善する可能性があるという。

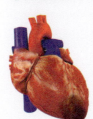

損傷を受けた心臓組織

人体解剖学
リンパ系

リンパ系と免疫系は、互いに連携しつつ侵入者と戦います。急性炎症は、体内で（たとえば、切り傷を負ったときなどに）行われる戦いの一環として起こることがあります。しかし、慢性炎症は、多くの主要な病気の根本的原因です。

概要

リンパ管は体内組織から余分な液体を集めて排出します。また、全身に免疫細胞を運びます。ヨガには慢性炎症を抑える力や、免疫力を高めて、病気になりにくく、また軽くてすむようにする力があることを示唆する証拠があります。身体は自らを治すことができ、ヨガはそれを手助けできるのです。

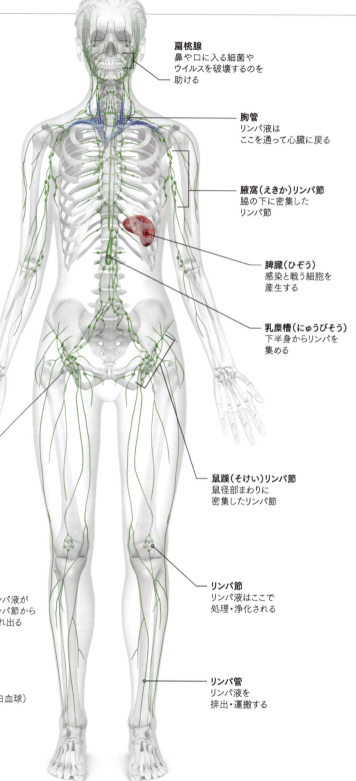

扁桃腺
鼻や口に入る細菌やウイルスを破壊するのを助ける

胸管
リンパ液はここを通って心臓に戻る

腋窩（えきか）リンパ節
脇の下に密集したリンパ節

脾臓（ひぞう）
感染と戦う細胞を産生する

乳糜槽（にゅうびそう）
下半身からリンパを集める

鼠蹊（そけい）リンパ節
鼠径部まわりに密集したリンパ節

リンパ節
リンパ液はここで処理・浄化される

リンパ管
リンパ液を排出・運搬する

弁がリンパ液を一方向に流しつづける

リンパ液がリンパ節から流れ出る

リンパ球（特殊な白血球）

リンパ節

リンパ節は、リンパ液を選別して外からの侵入者を排除するチェックポイントだ。浄化されたリンパ液は血液に戻される。ヨガのアーサナの動き（とくに太陽礼拝や逆転のポーズ）は、リンパ液を流れやすくするのに役立つ。

白血球

白血球は、体内のウイルスや細菌、ガン細胞と戦う戦士のようなものだ。抗原と呼ばれる侵入者の断片が提示されると、この戦士は適切な抗体とサイトカインという化学伝達物質を使って、戦略的に戦うことができる。その際、鍵となるのが情報伝達で、誤った情報が伝えられると、慢性的な炎症を引き起こすおそれがある。

樹状細胞
抗原（体が外からの侵入者だと判断したもの）を提示する細胞。抗原提示によって、T細胞を活性化する。

マクロファージ
貪欲なハンター細胞（→下記「食作用」）。また、サイトカインを放出して炎症を生じさせる。

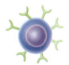

B細胞
抗体（特定の抗原と戦うことに特化したタンパク質）を分泌するリンパ球の一種。

T細胞
リンパ球の一種。抗原提示によって活性化し、抗原と戦う。抗原ごとに特化した多くの種類がある。

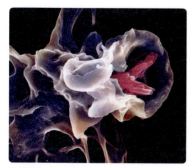

食作用
マクロファージ（白）は、体内を巡回しながら監視し、侵入者（赤）がいれば、飲み込み、食べてしまう。このプロセスを食作用という。

炎症反応

炎症にはたいてい、熱、痛み、赤み、腫れを伴います。これらの症状は白血球が侵入者と戦う際に起きる一連の事象によって生じるものです。自己免疫疾患においては、白血球が誤って体内の組織と戦います。たとえば、関節リウマチ（下図）の場合、再燃して局所炎症および全身炎症を引き起こすことがあります。

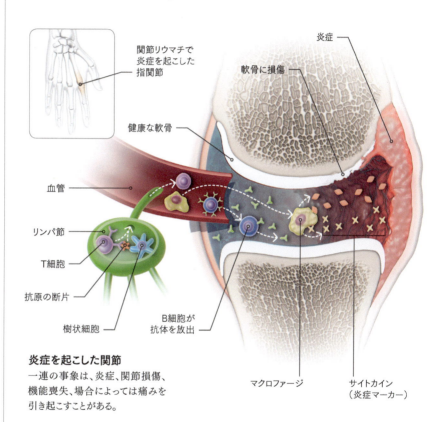

炎症を起こした関節
一連の事象は、炎症、関節損傷、機能喪失、場合によっては痛みを引き起こすことがある。

🧘 ヨガと炎症

ヨガはストレス反応を減らすことによって炎症を軽減する一助となっているらしく、疾病リスクを減らせる可能性もある。あるレビューによれば、ヨガの実践がサイトカイン数を減らし、その結果炎症が抑えられるということだ。科学者は、長期間にわたる定期的な実践がもっとも効果的だろうと予測している。

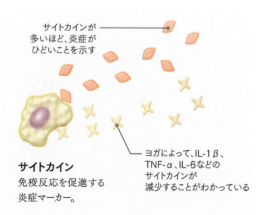

サイトカイン
免疫反応を促進する炎症マーカー。

ヨガによって、IL-1β、TNF-α、IL-6などのサイトカインが減少することがわかっている

37

人体解剖学

消化器系

消化管には選択性の膜があり、体内に取り込むものを制御します。その過程で、栄養素が吸収され、老廃物が排出されます。

概要

食物は、消化器系によって吸収可能な単位に分解されます（まず口で噛み砕かれ、胃で化学的に分解され、腸で絞られます）。栄養素は血液、そして最終的には細胞に入ります。ヨガでは、人間はその人が食べたものになることを認識し、肉体を「食物体（アンナマヤ）」と同一視します。

食物の旅

ヨガのアーサナを実践するのに最適なのは、空腹時だ。つまり、ヨガ教室の始まる2〜4時間前は食事をとらないほうがいい。ただし、とくに低血糖などの症状を起こしやすい場合は、前もって少量のおやつを用意しておく必要があるかもしれない。

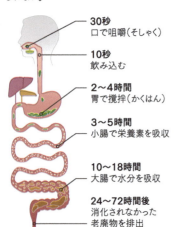

- 30秒　口で咀嚼（そしゃく）
- 10秒　飲み込む
- 2〜4時間　胃で撹拌（かくはん）
- 3〜5時間　小腸で栄養素を吸収
- 10〜18時間　大腸で水分を吸収
- 24〜72時間後　消化されなかった老廃物を排出

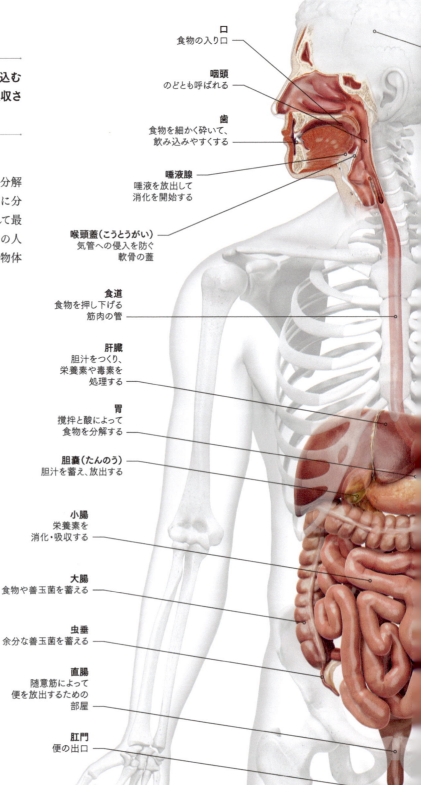

- **口** 食物の入り口
- **咽頭** のどとも呼ばれる
- **歯** 食物を細かく砕いて、飲み込みやすくする
- **唾液腺** 唾液を放出して消化を開始する
- **喉頭蓋（こうとうがい）** 気管への侵入を防ぐ軟骨の蓋
- **食道** 食物を押し下げる筋肉の管
- **肝臓** 胆汁をつくり、栄養素や毒素を処理する
- **胃** 撹拌と酸によって食物を分解する
- **胆嚢（たんのう）** 胆汁を蓄え、放出する
- **小腸** 栄養素を消化・吸収する
- **大腸** 食物や善玉菌を蓄える
- **虫垂** 余分な善玉菌を蓄える
- **直腸** 随意筋によって便を放出するための部屋
- **肛門** 便の出口

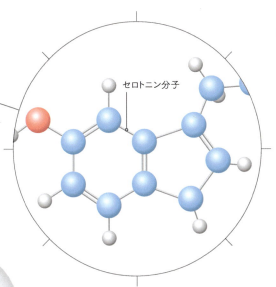

セロトニン分子

第二の脳

気分の調節に必要な化学物質セロトニンは、その約95パーセントが腸に蓄えられているが、腸はその制御も部分的に行っている。「第二の脳」とも呼ばれる腸管神経系（右囲み）が機能不全に陥ると、胃腸障害、過敏性腸症候群（IBS）、抑うつや不安の症状を引き起こす可能性がある。

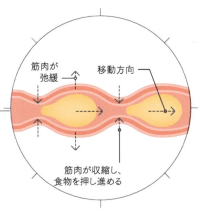

筋肉が弛緩
移動方向
筋肉が収縮し、食物を押し進める

蠕動（ぜんどう）

蠕動は消化管を通る食物に対する平滑筋の不随意運動で、ヨガのアーサナの実践でみられるような、弛緩反応と身体動作によって促進される。

腸管神経系（ENS）

近年、半独立の腸管神経系（ENS）のしくみが明らかになってきている。英語には「feel butterflies in one's stomach（胃の中を蝶が飛び交っている感じがする）」や「gut feeling（腹感覚）」といった表現があるが、こうした感覚には、1億個のニューロンからなる腸管神経系が関与しているのかもしれない。ヨガは心と体のつながりを強めるので、腸内で起こっていることがはっきりと感じとれる。ヨガが消化と気分の両方を大幅に改善できるのは、おそらくこの心と体のつながりのおかげだろう。

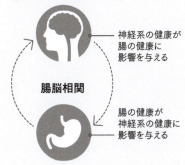

神経系の健康が腸の健康に影響を与える

腸脳相関

腸の健康が神経系の健康に影響を与える

アヒンサー的食生活

ヨギは、自分の体内に入れる食物を意識的に選択する。アヒンサー的食生活とは、「（生物に対する）非暴力」の食生活だ。食生活を植物主体にすれば、心臓病や癌など、主要な死亡原因となっている病気にかかるリスクを減らせる。科学者の予測によれば、野菜中心の食生活は、世界の死亡率を6〜10％減少させ、食物に由来する温室効果ガスの排出を29〜70％削減するとのことで、環境に与える影響もかなり大きい。月曜日には肉を食べない「ミートレスマンデー」のような小さな食生活の変化でさえ、大きな違いを生む可能性がある。

非暴力の食物

人体解剖学

泌尿器系

泌尿器系は、老廃物や余分な水分を濾過して取り除き、適切な血液量を維持します。これは血圧にも影響しますが、ヨガは血圧の調整にも役立つことがわかっています。

概要

腎臓は血中の老廃物を処理して尿にします。尿はその後、膀胱（ぼうこう）で蓄えられます。尿の放出は成人では自発的な行為ですが、一部の人は排尿をコントロールできず、尿失禁に至ります。最近の研究によると、ヨガのレッスンが尿失禁の対処に役立つ可能性があります。

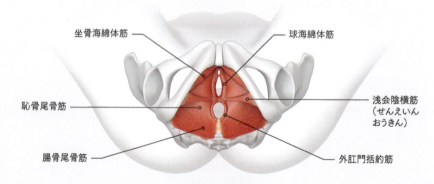

下大静脈 — 血液を腎臓と下半身から戻す

腹部大動脈 — 血液を腎臓と下半身に届ける

副腎 — 水分量を調整

腎臓 — 血液を濾過し、尿をつくる

尿管 — 尿を腎臓から膀胱に運ぶ

膀胱 — 尿を蓄える

前立腺 — 男性の尿道を取り囲んでいる

尿道 — 尿を膀胱から体外まで運ぶ

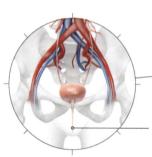

尿道 — 尿道が短いため、感染リスクが高まる

女性　　**男性**

骨盤底筋

骨盤底筋は膀胱の制御に不可欠だ。頻尿、尿意切迫、痛みを伴う排尿、くしゃみをしたときや笑った際に生じる尿もれといった身近な問題は、ヨガの実践によって軽減できるかもしれない。たとえば、激しくないバージョンのムーラ・バンダ（→P153）とリラクゼーションの実践は、骨盤底の健康を改善する可能性がある。

坐骨海綿体筋　　**球海綿体筋**

恥骨尾骨筋　　**浅会陰横筋（せんえいんおうきん）**

腸骨尾骨筋　　**外肛門括約筋**

女性の下面図

生殖器系

生殖器系は、有性生殖によって人類を存続させるのに役立ちます。ヨガは、骨盤底の健康をはじめとする性と生殖に関する健康のさまざまな面に役立つ可能性があります。また、性的満足や陣痛・分娩を改善する可能性もあります。

概要

ヨガは、最適な呼吸の促進などによって、泌尿と生殖の両面における骨盤の健康の諸側面に間接的に対処すると考えられています。また、ヨガはストレスの対処に役立つので、受精・受胎の改善に寄与することも期待できます。もっとも、このことを確かめるにはさらなる研究が必要です。

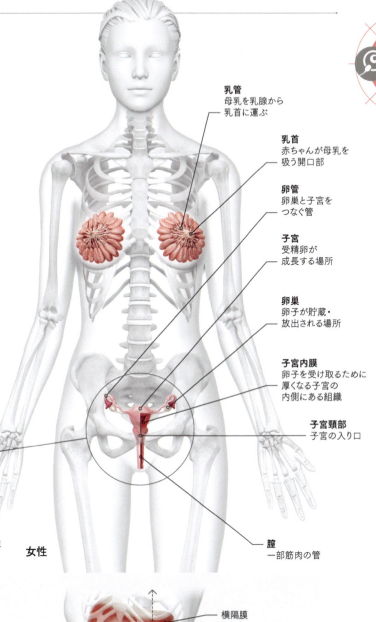

乳管
母乳を乳腺から乳首に運ぶ

乳首
赤ちゃんが母乳を吸う開口部

卵管
卵巣と子宮をつなぐ管

子宮
受精卵が成長する場所

卵巣
卵子が貯蔵・放出される場所

子宮内膜
卵子を受け取るために厚くなる子宮の内側にある組織

子宮頸部
子宮の入り口

膣
一部筋肉の管

女性

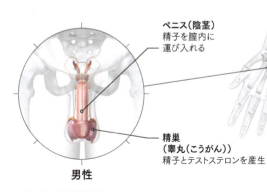

ペニス(陰茎)
精子を膣内に運び入れる

精巣
(睾丸(こうがん))
精子とテストステロンを産生

男性

🧘 骨盤底の動き

健康な骨盤底は、呼吸のたびに動く横隔膜に伴い、その全可動域を動くことができる。ヨガの実践は、神経認識を高め、骨盤底筋をより強くしなやかにし、かつ、弛緩させる可能性がある。このことによって、膀胱、腸管、性と生殖に関する健康が改善されるかもしれない。

呼吸

骨盤底筋は、息を吸い込むにつれて下がり、吐き出すにつれて上がる。

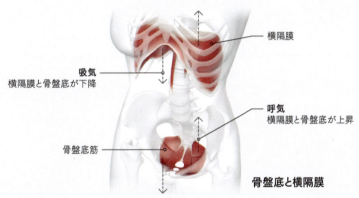

横隔膜

吸気
横隔膜と骨盤底が下降

呼気
横隔膜と骨盤底が上昇

骨盤底筋

骨盤底と横隔膜

41

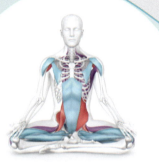

坐位のアーサナ
P44〜83

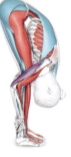

立位のアーサナ
P84〜121

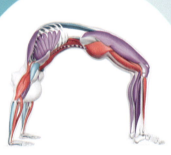

逆転のアーサナ
P122〜143

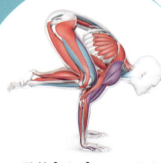

臥位(がい)のアーサナ
P144〜173

アーサナ
THE ASANAS

この章では、瞑想によって、あなた自身の内面の世界を探る方法を手ほどきします。

イメージし、実際に体に触れ、体がどのように感じているかに関心を寄せましょう。

これから紹介する31のアーサナを学んでいけば、

さまざまな筋肉を確実に覚えられるだけでなく、解剖学、生理学、

キネシオロジー（運動学）の基礎をよりよく理解できるはずです。

こうしたポーズやそのバリエーションを実践すれば、

あなた自身の体とのつながりを深めやすくなるでしょう。

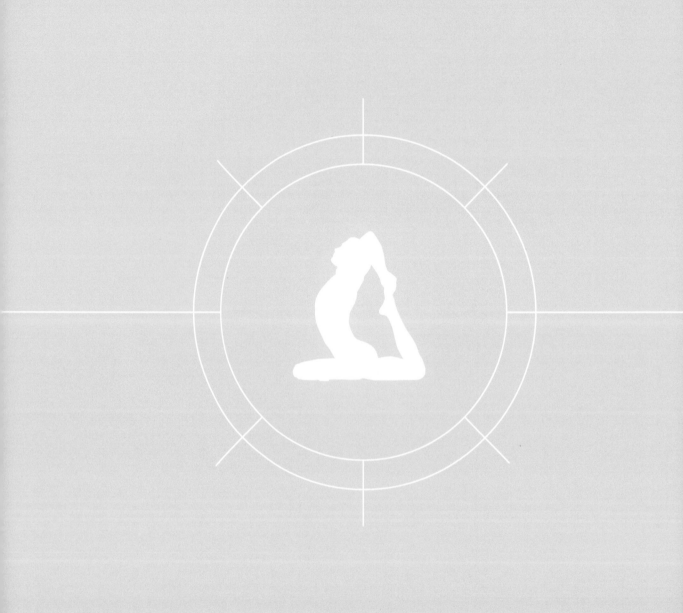

坐位のアーサナ
SEATED ASANAS

坐ったり、膝をついたりするポーズは基礎的な瞑想のポーズなので、

ヨガのセッションの最初と最後によく行われます。

ここで紹介するアーサナから、

体が実際にヨガからさまざまな恩恵を受けることがわかります。

バリエーションを使ったり、自分に合うように調整したりして、心身ともに安定し、

リラックスできるポーズを見つけましょう。

肝心なのは、呼吸ができればヨガができるということです。

坐位のアーサナ

達人坐のポーズ
ACCOMPLISHED

シッダーサナ Siddhasana 【Siddha＝達成された、完成した】

この坐位ポーズが達人坐と呼ばれているのは、ほかのすべてのポーズがもともと、この瞑想のポーズをとれるように体を整えるためのものだからです。脊柱をニュートラルにして腹部を引き締めるので、安定した楽なポーズのはずです。

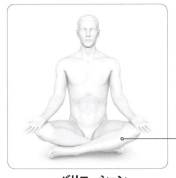

バリエーション
よく行われるバリエーションのスカーサナは「安楽坐」とも呼ばれ、すねの位置で足を交差させる。それほど「安楽」に感じない人も多いだろう。その場合はプロップスの上に坐り、腰の位置を高くすると安定する。

🧘 ポーズの特徴
背筋群と腹部は引き締められ、腰の外側の筋肉は引き伸ばされます。楽にできる人もいるかもしれませんが、脊柱と骨盤をニュートラルに保ち、体になじみのないやり方で筋肉を使うのを難しく感じる人も多いでしょう。

図中の記号
- ●--- 関節
- ○ 筋肉
- ● 引き締められる
- ● 引き伸ばされながらも引き締められる
- ● 引き伸ばされる

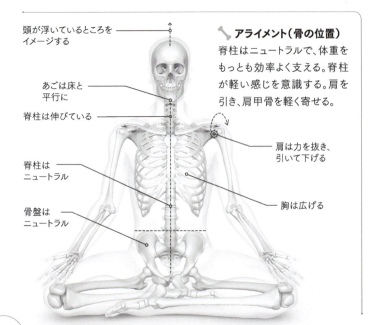

アライメント（骨の位置）
脊柱はニュートラルで、体重をもっとも効率よく支える。脊柱が軽い感じを意識する。肩を引き、肩甲骨を軽く寄せる。

- 頭が浮いているところをイメージする
- あごは床と平行に
- 脊柱は伸びている
- 脊柱はニュートラル
- 骨盤はニュートラル
- 肩は力を抜き、引いて下げる
- 胸は広げる

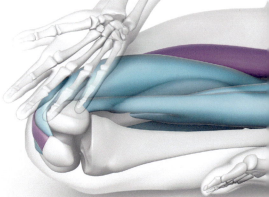

腕
手のひらを上に向け（回外位）、腕の力を抜く。**三角筋後部**が肩の外旋を開始した状態で**三角筋前部**がわずかに引き伸ばされている。

脚を楽に交差させる

肩関節
三角筋

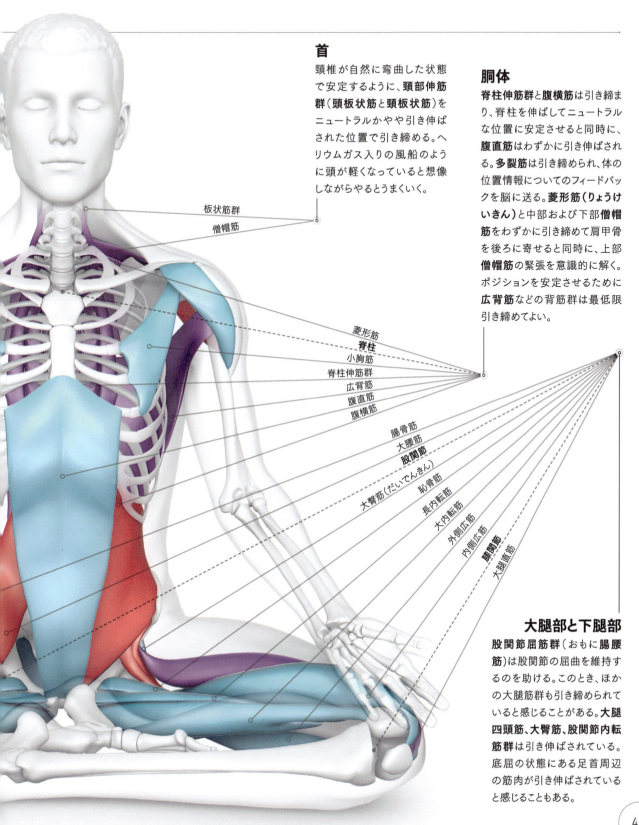

首

頸椎が自然に弯曲した状態で安定するように、**頸部伸筋群**（**頭板状筋**と**頸板状筋**）をニュートラルかやや引き伸ばされた位置で引き締める。ヘリウムガス入りの風船のように頭が軽くなっていると想像しながらやるとうまくいく。

板状筋群
僧帽筋

胴体

脊柱伸筋群と**腹横筋**は引き締まり、脊柱を伸ばしてニュートラルな位置に安定させると同時に、**腹直筋**はわずかに引き伸ばされる。**多裂筋**は引き締められ、体の位置情報についてのフィードバックを脳に送る。**菱形筋**（りょうけいきん）と中部および下部**僧帽筋**をわずかに引き締めて肩甲骨を後ろに寄せると同時に、上部**僧帽筋**の緊張を意識的に解く。ポジションを安定させるために**広背筋**などの背筋群は最低限引き締めてよい。

菱形筋
脊柱
小胸筋
脊柱伸筋群
広背筋
腹直筋
腹横筋
腸骨筋
大腰筋
股関節
大臀筋（だいでんきん）
恥骨筋
長内転筋
大内転筋
外側広筋
内側広筋
膝関節
大腿直筋

大腿部と下腿部

股関節屈筋群（おもに**腸腰筋**）は股関節の屈曲を維持するのを助ける。このとき、ほかの大腿筋群も引き締められていると感じることがある。**大腿四頭筋、大臀筋、股関節内転筋群**は引き伸ばされている。底屈の状態にある足首周辺の筋肉が引き伸ばされていると感じることもある。

達人坐のポーズ｜シッダーサナ

≫ ポーズの効果

達人坐のポーズでは、椎間板は互いに積み重なり、ニュートラルな脊柱が自然に弯曲します。呼吸するとき、胸郭は効率よく拡張、弛緩し、背筋を伸ばしたよい姿勢で坐ると胸郭が楽に動くでしょう。

頸部伸筋群が作用して脊柱を伸ばす

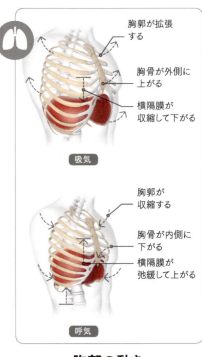

吸気
- 胸郭が拡張する
- 胸骨が外側に上がる
- 横隔膜が収縮して下がる

呼気
- 胸郭が収縮する
- 胸骨が内側に下がる
- 横隔膜が弛緩して上がる

胸郭の動き

息を吸うとき、胸骨が上昇すると同時に、胸郭が全方向に拡張し、横隔膜が下がる。息を吐くとき、胸骨と肋骨は下方、内側の位置に戻り、横隔膜が上昇して二酸化炭素を押し出す。呼吸しながらこの動きを意識しよう。

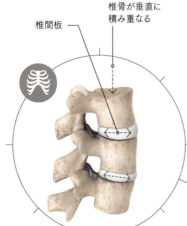

- 椎間板
- 椎骨が垂直に積み重なる
- 股関節は外旋する

椎間板の重なり

脊柱が自然に弯曲しているとき、つまり「ニュートラル」の位置にあるとき（→P14）椎骨は積み重なり、椎間板にかかる重力荷重は均等に分配される。椎間板は柔らかい線維軟骨でできているため、脊柱をしなやかに動かすことができる。

側面から見た図

坐位のアーサナ

菱形筋群の伸張固定

前かがみになるとき、菱形筋などの背筋群は「完全に伸びた状態で固まっている」可能性がある。この場合、肩甲骨は前方に広がり、小胸筋は短縮している。菱形筋群の緊張をほぐすために肩を後ろに回してみよう。こうすると吊り包帯のように肩甲骨を支える筋肉に適度な緊張が生じ、効率的な姿勢がとれる。

脊柱を伸ばそう

「中軸伸張」とは筋肉を引き締めて中軸骨格（脊柱、胸郭、頭蓋骨）を伸ばすことだ。多くのポーズにおいて、この動作は重力と前かがみになる傾向に反作用する。ただし、脊柱の自然な弯曲を損なうほど伸ばしてはいけない。脊柱の自然な弯曲は、伸ばしたバネのように弾力性のある支えとなるからだ。

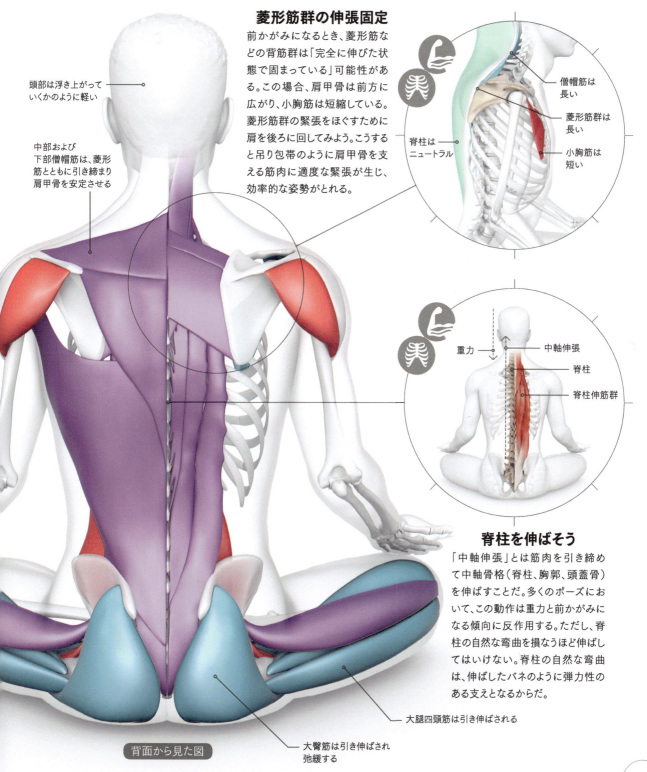

- 頭部は浮き上がっていくかのように軽い
- 中部および下部僧帽筋は、菱形筋とともに引き締まり肩甲骨を安定させる
- 僧帽筋は長い
- 菱形筋群は長い
- 脊柱はニュートラル
- 小胸筋は短い
- 重力
- 中軸伸張
- 脊柱
- 脊柱伸筋群
- 大腿四頭筋は引き伸ばされる
- 大臀筋は引き伸ばされ弛緩する
- 背面から見た図

坐位のアーサナ

合蹠（がっせき）のポーズ
BOUND ANGLE

バッダコナーサナ Baddha Konasana【Baddha＝結んだ】【Kona＝角度】

合蹠のポーズは坐って股関節を開き、鼠蹊（そけい）部を伸ばします。骨盤の緊張を緩和する効果があります。また、ここで紹介するバージョンは足首を柔軟にし、足首への意識を高めるので、さまざまなポーズのバランスをとるのに役立ちます。

ポーズの特徴
内股、とくに鼠蹊部周辺の筋肉が引き伸ばされます。開いた本のように足を開くことができれば、足首の筋肉のストレッチにもなります。

図中の記号
- ●-- 関節
- ○— 筋肉
- ● 引き締められる
- ● 引き伸ばされながらも引き締められる
- ● 引き伸ばされる

アライメント（骨の位置）
脊柱はニュートラルな位置で安定し、このバージョンでは骨盤もニュートラルだ。大腿部は外旋した位置で休止する。

- 脊柱は伸びている
- 肩は力を抜き引いて下げる
- 骨盤はニュートラル
- 股関節は外旋する
- 脊柱はニュートラル
- 足は本のように開く

腕
肘を曲げて足を触るとき、上腕筋が主体となって肘を曲げ、上腕二頭筋と腕橈骨筋（わんとうこつきん）も補助的に作用する。

- 肩関節
- 上腕二頭筋
- 上腕筋
- 腕橈骨筋
- 肘関節

下腿部
前脛骨筋は足首を背屈（足首の関節を甲の方向に反らせること）させ、**指伸筋群**はつま先を開く。手を使って足を反らせる場合は、**腓骨筋群**が引き伸ばされる。

- 足関節
- 腓骨筋群
- 長趾伸筋（ちょうししんきん）
- 前脛骨筋

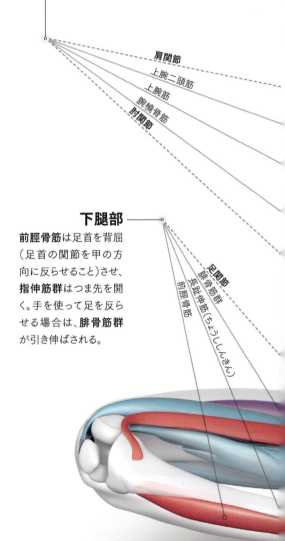

胴体

多くの人は、このポーズで自然な**腰椎前弯**（内側への弯曲）を失いやすい。これを防ぐために、**脊柱伸筋群**を引き締め、脊柱を伸ばし安定させよう。**腹直筋**はわずかに引き伸ばされる。

大腿部

股関節屈筋群（とくに**腸腰筋**）は引き締まって股関節屈曲を維持する。**大腿四頭筋**は**内転筋**と一緒に強く引き伸ばされる。**ハムストリングス**は膝を屈曲させるために最初は引き締まるが、このバージョンのポーズではできるだけハムストリングスの力を抜こう。このポーズの主目的はハムストリングスの強化ではないからだ。

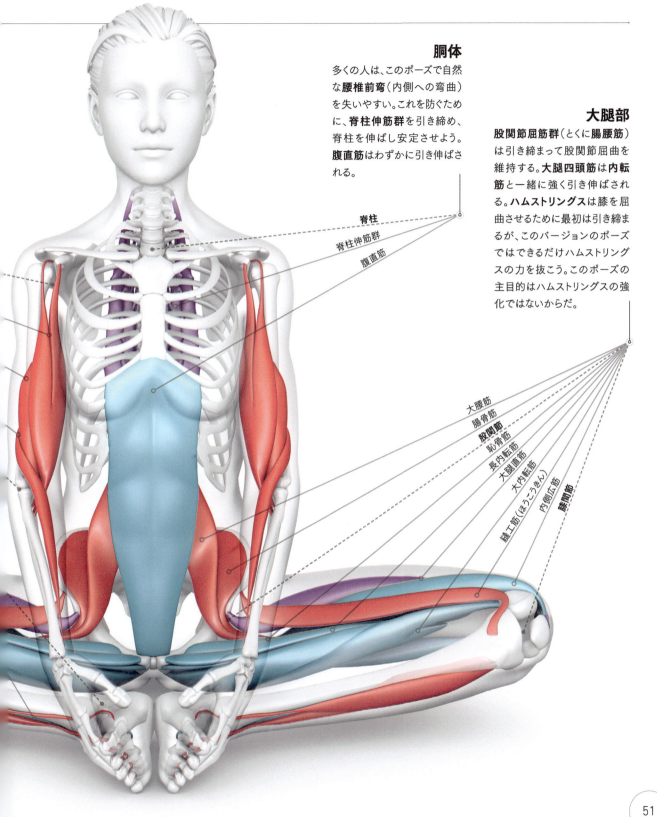

脊柱
脊柱伸筋群
腹直筋

大腰筋
腸骨筋
股関節
恥骨筋
長内転筋
大腿直筋
大内転筋
縫工筋（ほうこうきん）
内側広筋
膝関節

合蹠(がっせき)のポーズ | バッダコナーサナ

≫ ポーズの効果

合蹠のポーズがどのように見えるかは、あなた独自の骨の形と関節の構造によって決まります。膝を床につけられるようにならない人もいますが、それはかまいません。股関節をリラックスさせることに集中しましょう。

大腿骨の違い

合蹠のポーズがとりにくいとしたら、原因は骨だろうか、筋肉のかたさだろうか？ 筋肉が引き伸ばされる感覚がなければ、骨が原因の「ハードストップ」、あれば筋肉のかたさが原因の「ソフトストップ」だ。ソフト・ストップならストレッチで改善することもあるが、ハード・ストップは変えられない。大腿骨の形や角度によって、制限されるポーズもあるのだ。

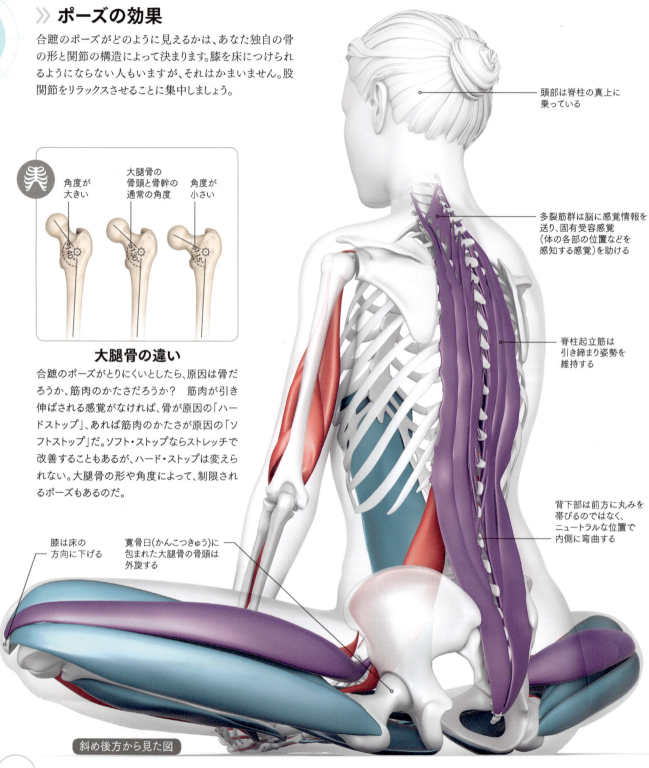

- 角度が大きい
- 大腿骨の骨頭と骨幹の通常の角度
- 角度が小さい
- 頭部は脊柱の真上に乗っている
- 多裂筋群は脳に感覚情報を送り、固有受容感覚（体の各部の位置などを感知する感覚）を助ける
- 脊柱起立筋は引き締まり姿勢を維持する
- 背下部は前方に丸みを帯びるのではなく、ニュートラルな位置で内側に弯曲する
- 寛骨臼(かんこつきゅう)に包まれた大腿骨の骨頭は外旋する
- 膝は床の方向に下げる

斜め後方から見た図

坐位のアーサナ

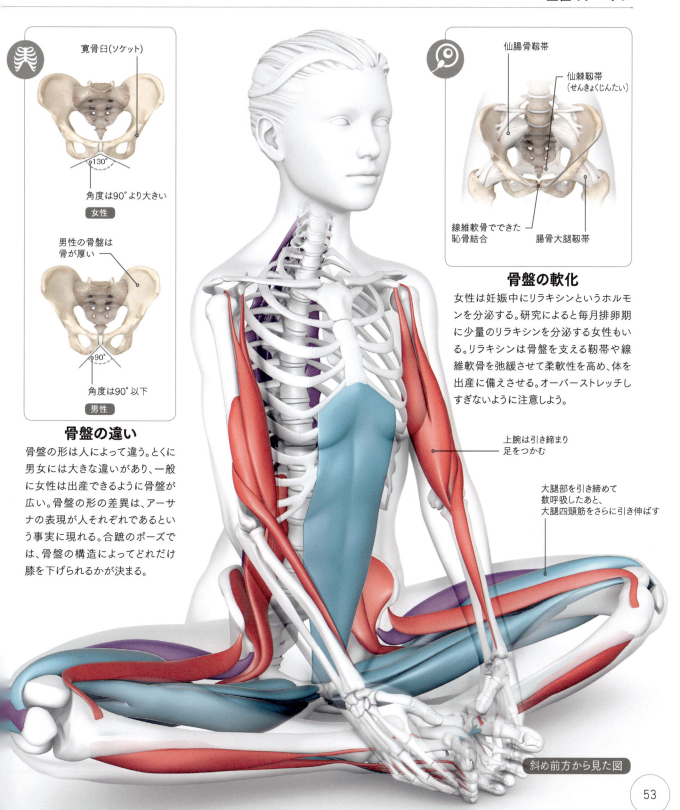

寛骨臼(ソケット)
130°
角度は90°より大きい
女性

男性の骨盤は骨が厚い
90°
角度は90°以下
男性

骨盤の違い
骨盤の形は人によって違う。とくに男女には大きな違いがあり、一般に女性は出産できるように骨盤が広い。骨盤の形の差異は、アーサナの表現が人それぞれであるという事実に現れる。合蹠のポーズでは、骨盤の構造によってどれだけ膝を下げられるかが決まる。

仙腸骨靱帯
仙棘靱帯
(せんきょくじんたい)
線維軟骨でできた恥骨結合
腸骨大腿靱帯

骨盤の軟化
女性は妊娠中にリラキシンというホルモンを分泌する。研究によると毎月排卵期に少量のリラキシンを分泌する女性もいる。リラキシンは骨盤を支える靱帯や線維軟骨を弛緩させて柔軟性を高め、体を出産に備えさせる。オーバーストレッチしすぎないように注意しよう。

上腕は引き締まり足をつかむ

大腿部を引き締めて数呼吸したあと、大腿四頭筋をさらに引き伸ばす

斜め前方から見た図

53

坐位のアーサナ

猫のポーズ CAT

マルジャラーサナ Marjaryasana【Marjar＝猫】

穏やかにひざまずく猫のポーズは、おびえた猫がとるような姿勢であり、脊柱や股関節、肩の関節をウォームアップします。息を吐きながらこのポーズに入りましょう。これは次の牛のポーズと一緒に行われることが多く、息を吐きながら猫のポーズへ、息を吸いながら牛のポーズへと一続きに行われます。

ポーズの特徴

背筋群は引き伸ばされ、体の前面の筋肉（胸筋や腹筋などは）引き締まります。腕の筋肉は体を安定させるために作用します。胸郭は収縮し、ポーズに入りながら息を深く吐き出すのを助けます。

アライメント（骨の位置）

腕と大腿部は正しい位置に固定し、膝は腰の真下に、手は肩の真下（あるいはやや前方）につく。脊柱をできるだけ均等に丸める。

- 脊柱は均等に弯曲する
- 肩甲骨は広く離れる
- 両膝は腰幅に開く
- 両手は肩幅に開く
- 指は開き手のひらを下に押し付ける

下部胴体

腰椎は屈曲して**腰方形筋**を引き伸ばす。**腹筋**は引き締まって腹部を収縮させ、へそを脊柱の方向に強く押し込む。骨盤は後方に傾く。

- 内腹斜筋
- 腹直筋
- 腸腰筋
- 恥骨筋

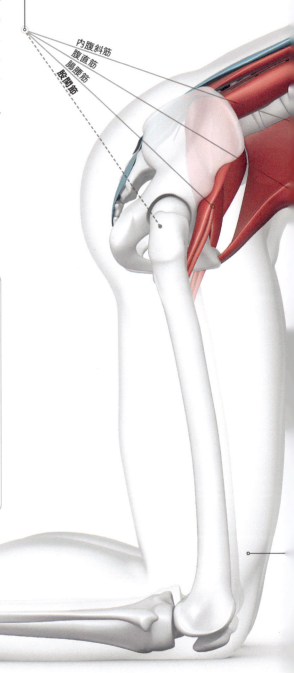

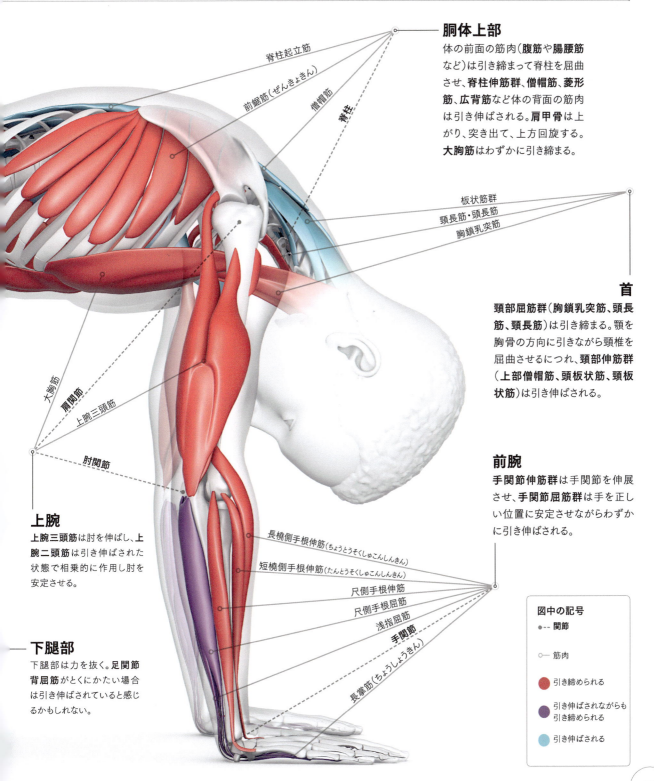

坐位のアーサナ

牛のポーズ COW

ビティラーサナ Bitilasana 【Bitil＝牛】

背中がわずかにくぼんだ牛をまね、穏やかにひざまずく牛のポーズは、後屈を取り入れ、脊柱、腰、肩をウォームアップするために行われます。息を吸いながらこのポーズに入りましょう。呼吸に合わせて、このポーズと猫のポーズを交互に行ってもよいでしょう。

ポーズの特徴

腹筋と胸筋は引き伸ばされ、背筋——脊柱伸筋群などは引き締まります。最大に息を吸えるように胸郭は拡張していきます。後屈ともたげた頭部により、わずかな弯曲が均等に生じます。

アライメント（骨の位置）

腕と大腿部は正しい位置に固定され、膝は腰の真下、手は肩の真下（あるいはやや前方）に置く。後屈はできるだけ均等になるように、首を伸ばし、わずかな弯曲を均等に作ることに集中する。

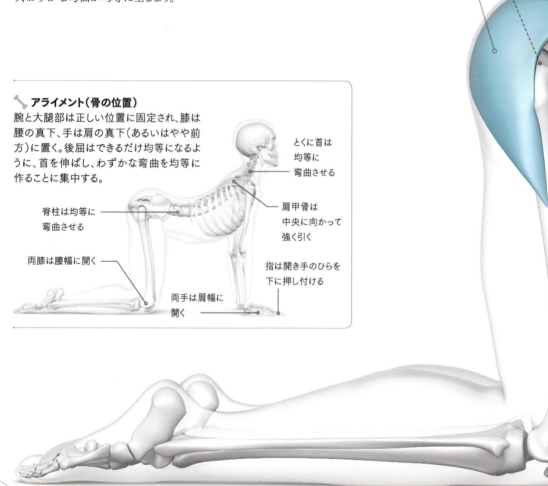

- 脊柱は均等に弯曲させる
- 両膝は腰幅に開く
- とくに首は均等に弯曲させる
- 肩甲骨は中央に向かって強く引く
- 指は開き手のひらを下に押し付ける
- 両手は肩幅に開く
- 菱形筋（りょうけいきん）
- 前鋸筋
- 脊柱伸筋群
- 脊柱
- 腰方形筋
- 外腹斜筋
- 腹直筋
- 腸腰筋
- 大臀筋（だいでんきん）

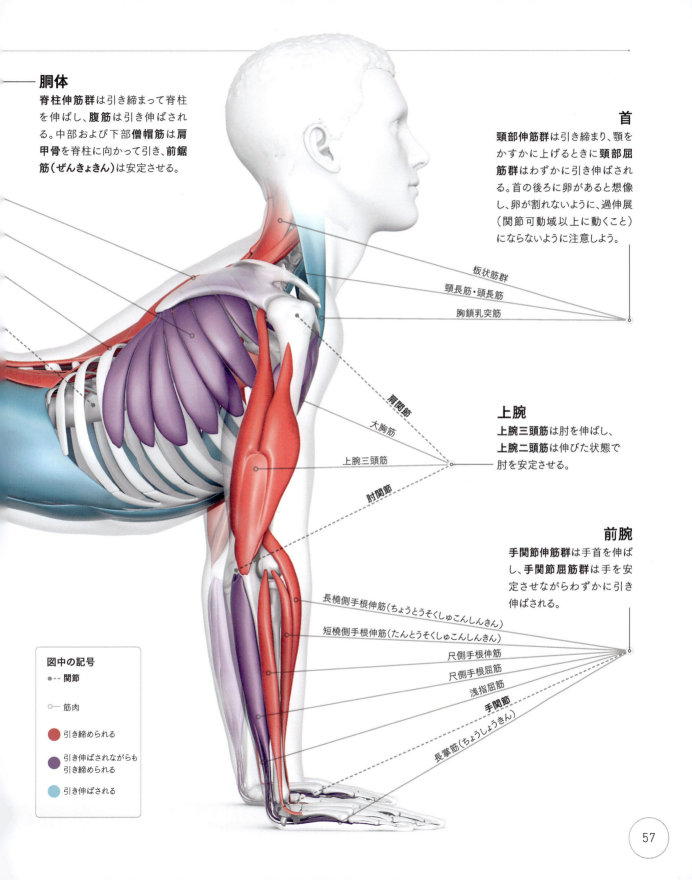

猫のポーズ − 牛のポーズ | マルジャラーサナ − ビティラーサナ

» ポーズの効果

息を深く吐きながら体を曲げる猫のポーズから、息を深く吸いながら体を伸ばす牛のポーズへの流れは、心と体のつながりを改善すると同時に、体に対する意識を高めます。

脊柱の屈曲と伸展

脊柱が前屈するとき、体の前面は引き締まり、背面は引き伸ばされる。後屈に入って脊柱が伸びるとき、体の背面は引き締まり、前面は引き伸ばされる。脊柱伸筋群はこの伸張における主動筋である。

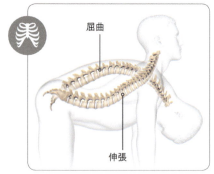

心と体のつながり

一般に脳は筋肉を制御していると考えられている。脳は運動シグナルを発して、筋肉になにをすべきかを命令する。ただし、神経系は双方向のコミュニケーションであるため、体もまた脳に膨大な量の感覚信号を送っているのだ。ヨガは体の「声」に耳を傾けることを促し、心と体のつながりを向上させる。

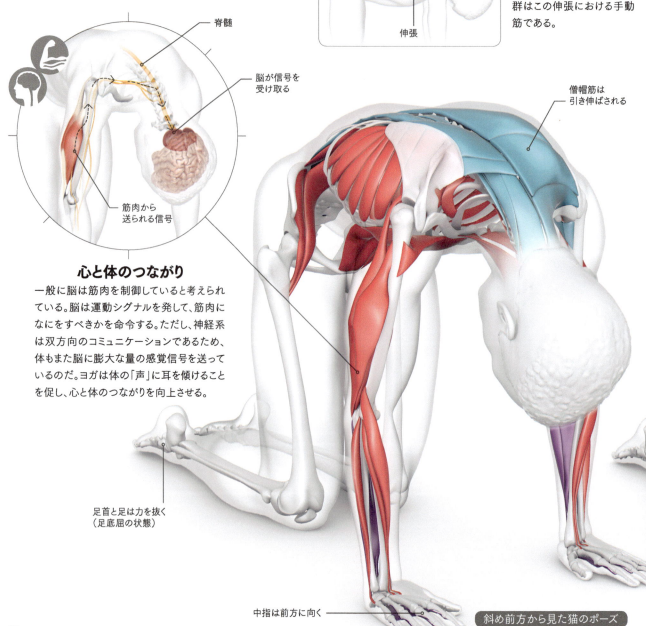

斜め前方から見た猫のポーズ

坐位のアーサナ

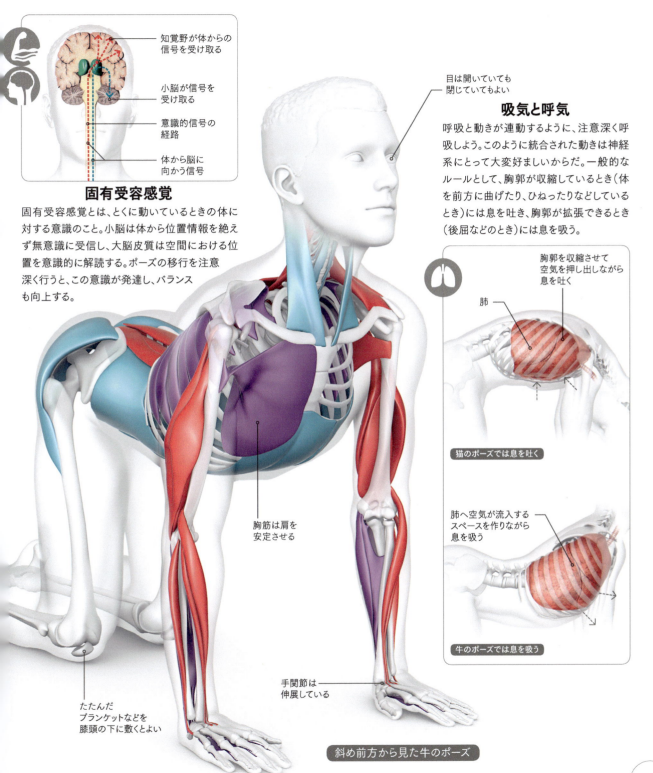

固有受容感覚

- 知覚野が体からの信号を受け取る
- 小脳が信号を受け取る
- 意識的信号の経路
- 体から脳に向かう信号

固有受容感覚とは、とくに動いているときの体に対する意識のこと。小脳は体から位置情報を絶えず無意識に受信し、大脳皮質は空間における位置を意識的に解読する。ポーズの移行を注意深く行うと、この意識が発達し、バランスも向上する。

吸気と呼気

目は開いていても閉じていてもよい

呼吸と動きが連動するように、注意深く呼吸しよう。このように統合された動きは神経系にとって大変好ましいからだ。一般的なルールとして、胸郭が収縮しているとき（体を前方に曲げたり、ひねったりなどしているとき）には息を吐き、胸郭が拡張できるとき（後屈などのとき）には息を吸う。

- 胸郭を収縮させて空気を押し出しながら息を吐く
- 肺

猫のポーズでは息を吐く

- 肺へ空気が流入するスペースを作りながら息を吸う

牛のポーズでは息を吸う

- 胸筋は肩を安定させる
- 手関節は伸展している
- たたんだブランケットなどを膝頭の下に敷くとよい

斜め前方から見た牛のポーズ

坐位のアーサナ

牛の顔のポーズ
COW FACE

ゴムカーサナ Gomukhasana 【Go＝牛】【mukha＝顔】

この坐位のポーズは肩関節の独特な動きを伴います。とくにデスクワークで長時間入力作業をする人は、張っている肩の筋肉を伸ばす効果があります。ただし、回旋筋腱板に損傷がある場合は、このポーズを行ってはいけません。腕を交代して、左右で違いが感じられるかを意識しましょう。

上方の腕
肩関節屈筋群（**前部三角筋**と**大胸筋**）は肩関節を屈曲させる。**中部三角筋**と**棘上筋**（きょくじょうきん）は肩を安定させて外転させ、**棘下筋**、**小円筋**、**後部三角筋**は引き締まり肩を外旋させる。肘関節屈筋群は引き締まり、**上腕三頭筋**は引き伸ばされる。

胴体
脊柱伸筋群と**腹横筋**は引き締まって脊柱をわずかに伸ばして安定させ、**腹直筋**は引き伸ばされる。**菱形筋**（りょうけいきん）は引き締まって肩甲骨を後ろに引く。

ポーズの特徴
この坐位のポーズでは、とくに肩周辺や、腰と臀部（でんぶ）の外側が引き伸ばされます。また、猫背や前かがみになるのを防ぐために、主要な姿勢筋を引き締めます。

図中の記号
- ●-- 関節
- ○ 筋肉
- ● 引き締められる
- ● 引き伸ばされながらも引き締められる
- ● 引き伸ばされる

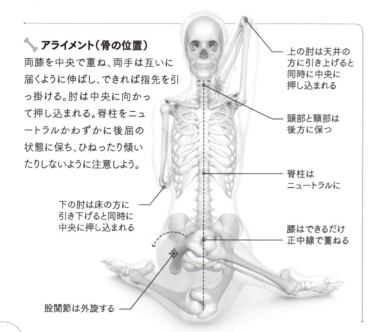

アライメント（骨の位置）
両膝を中央で重ね、両手は互いに届くように伸ばし、できれば指先を引っ掛ける。肘は中央に向かって押し込まれる。脊柱をニュートラルかわずかに後屈の状態に保ち、ひねったり傾いたりしないように注意しよう。

- 上の肘は天井の方に引き上げると同時に中央に押し込まれる
- 頭部と頸部は後方に保つ
- 脊柱はニュートラルに
- 膝はできるだけ正中線で重ねる
- 下の肘は床の方に引き下げると同時に中央に押し込まれる
- 股関節は外旋する

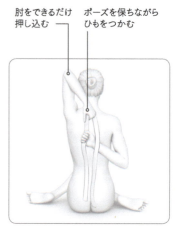

- 肘をできるだけ押し込む
- ポーズを保ちながらひもをつかむ

バリエーション
両手が届かない場合には、ひもやタオルを使って間隔を狭めてみよう。10呼吸ほど姿勢を保ったあとで両手の指先を近づけられることがある。

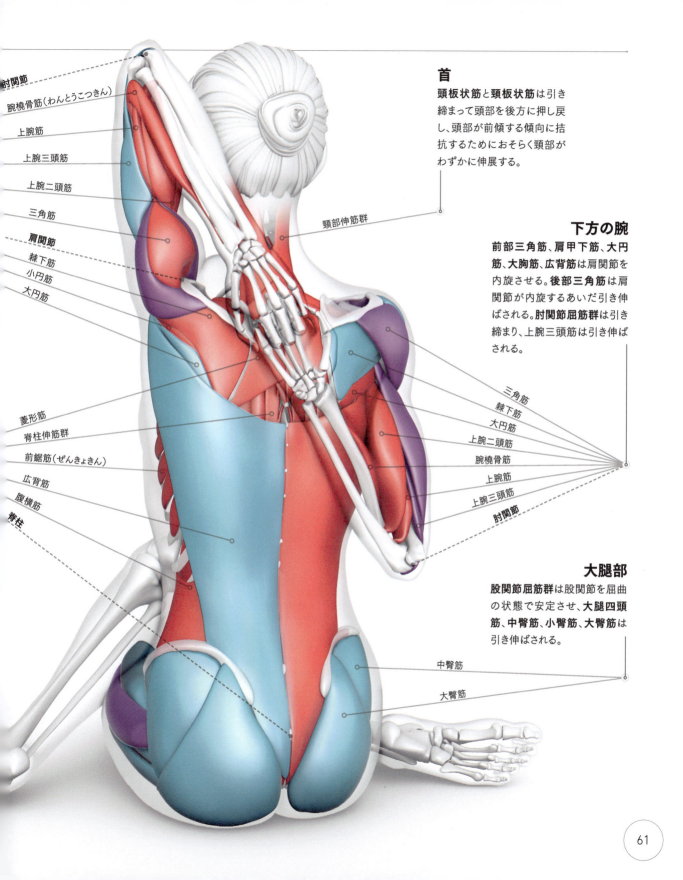

首
頭板状筋と**頸板状筋**は引き締まって頭部を後方に押し戻し、頭部が前傾する傾向に拮抗するためにおそらく頸部がわずかに伸展する。

下方の腕
前部三角筋、**肩甲下筋**、**大円筋**、**大胸筋**、**広背筋**は肩関節を内旋させる。**後部三角筋**は肩関節が内旋するあいだ引き伸ばされる。**肘関節屈筋群**は引き締まり、上腕三頭筋は引き伸ばされる。

大腿部
股関節屈筋群は股関節を屈曲の状態で安定させ、**大腿四頭筋**、**中臀筋**、**小臀筋**、**大臀筋**は引き伸ばされる。

牛の顔のポーズ｜ゴムカーサナ

》ポーズの効果

牛の顔のポーズは三角筋を含む肩に動的に作用します。また、肩関節が圧迫された結果、局所的血管にも心臓血管系全体にも変化を生じさせる効果があります。

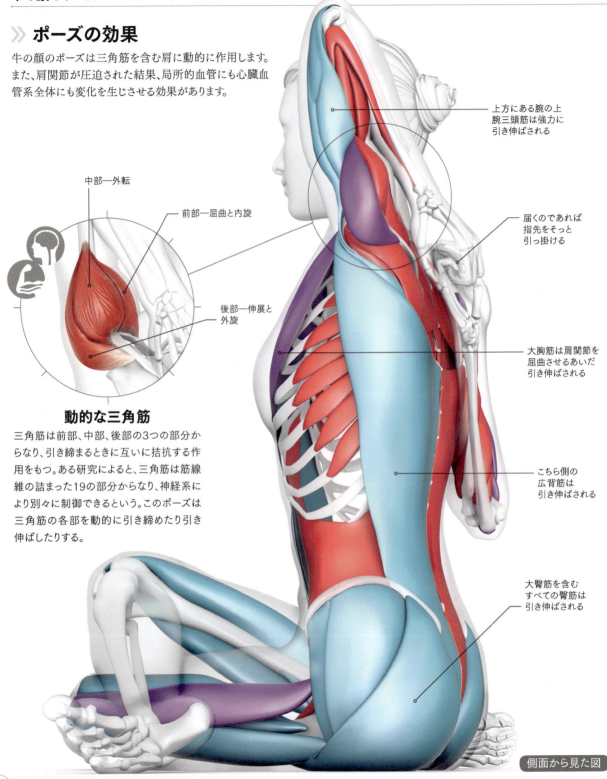

- 中部―外転
- 前部―屈曲と内旋
- 後部―伸展と外旋

動的な三角筋

三角筋は前部、中部、後部の3つの部分からなり、引き締まるときに互いに拮抗する作用をもつ。ある研究によると、三角筋は筋線維の詰まった19の部分からなり、神経系により別々に制御できるという。このポーズは三角筋の各部を動的に引き締めたり引き伸ばしたりする。

- 上方にある腕の上腕三頭筋は強力に引き伸ばされる
- 届くのであれば指先をそっと引っ掛ける
- 大胸筋は肩関節を屈曲させるあいだ引き伸ばされる
- こちら側の広背筋は引き伸ばされる
- 大臀筋を含むすべての臀筋は引き伸ばされる

側面から見た図

62

坐位のアーサナ

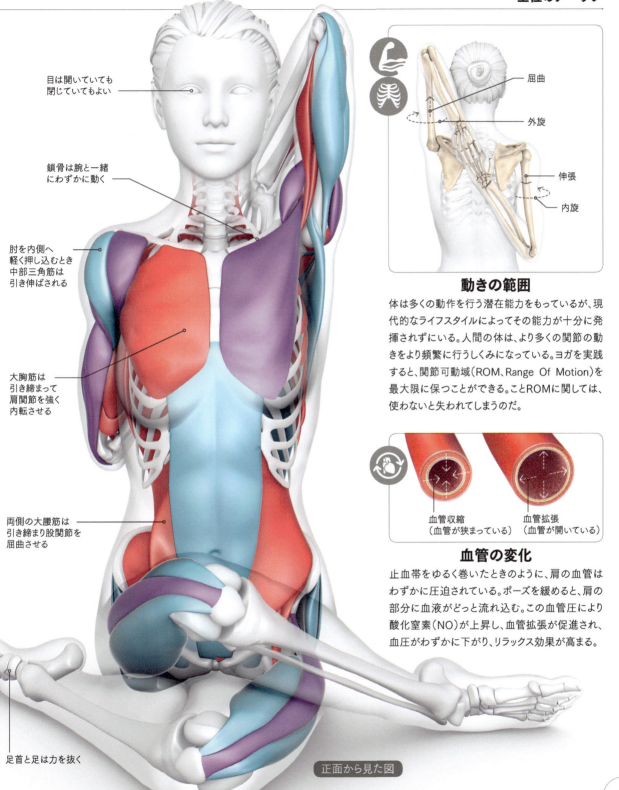

目は開いていても
閉じていてもよい

鎖骨は腕と一緒
にわずかに動く

肘を内側へ
軽く押し込むとき
中部三角筋は
引き伸ばされる

大胸筋は
引き締まって
肩関節を強く
内転させる

両側の大腰筋は
引き締まり股関節を
屈曲させる

足首と足は力を抜く

正面から見た図

屈曲
外旋
伸張
内旋

動きの範囲

体は多くの動作を行う潜在能力をもっているが、現代的なライフスタイルによってその能力が十分に発揮されずにいる。人間の体は、より多くの関節の動きをより頻繁に行うしくみになっている。ヨガを実践すると、関節可動域（ROM、Range Of Motion）を最大限に保つことができる。ことROMに関しては、使わないと失われてしまうのだ。

血管収縮
（血管が狭まっている）

血管拡張
（血管が開いている）

血管の変化

止血帯をゆるく巻いたときのように、肩の血管はわずかに圧迫されている。ポーズを緩めると、肩の部分に血液がどっと流れ込む。この血管圧により酸化窒素（NO）が上昇し、血管拡張が促進され、血圧がわずかに下がり、リラックス効果が高まる。

63

坐位のアーサナ

ねじって膝に
頭をつけるポーズ
SIDE BEND

パリヴルッタ・ジャーヌ・シールシャーサナ

Parivrtta Janu Sirsasana【Parivrtta＝ねじった】【Janu＝膝】

側面を伸展させるこの坐位のポーズでは、おそらく日常生活ではあまり行わない方法で脊柱を動かすことができます。このポーズの斬新な動きは、椎間板や神経系、筋膜を改善する効果があります。

ポーズの特徴

体を横方向に深く曲げるにつれ、脊柱に沿った筋肉がストレッチし強化されます。腕を頭の先へ伸ばして足に届くようにするため、肩の筋肉は引き締まります。大腿部の筋肉は左右で異なる部位が引き伸ばされます。

腕橈骨筋
前鋸筋(ぜんきょきん)
肩関節
三角筋
上腕三頭筋
上腕二頭筋
上腕筋
肘関節

腕

肩関節屈筋群——前部**三角筋**などは引き締まる。中部**三角筋**と**棘上筋**(きょくじょうきん)は引き締まって肩を外転させ、後部**三角筋**、**棘下筋**(きょくかきん)、**小円筋**は肩を外旋させる。**上腕筋**、**上腕二頭筋**、**腕橈骨筋**(わんとうこつきん)は肘を屈曲させる。

図中の記号

- ●-- 関節
- ○— 筋肉
- ● 引き締められる
- ● 引き伸ばされながらも引き締められる
- ● 引き伸ばされる

首

首を回旋させるため、**回旋筋群**、**多裂筋**、**胸鎖乳突筋**、**頸半棘筋**(けいはんきょくきん)は床に近い側(人物の右側)が引き締まり、上を向いている側が引き伸ばされる。**頭板状筋**と**頸板状筋**は上を向いている側(人物の左側)が引き締まり、下を向いている側が引き伸ばされる。

胸鎖乳突筋

伸ばした脚の下腿部

足関節背屈筋群は引き締まって足首を背屈させ、つま先を伸展させる。足をつかんで引っ張っている場合は、**ふくらはぎの筋肉**が、**足底筋**と**足底筋膜**とともにストレッチされているのを感じるはずだ。

足底筋膜
足底筋
前脛骨筋
長趾屈筋
腓腹筋

大腿部

ハムストリングスと**大臀筋**は引き伸ばされ、**大腿四頭筋**は引き締まって膝を伸展させる。また、**内旋筋群**(**中臀筋**、**小臀筋**、**大腿筋膜張筋**など)は引き伸ばされながらも引き締められる。

胴体

外腹斜筋、脊柱起立筋、腰方形筋は床に近い側が引き締まり、上側は伸展して脊柱を横方向に屈曲させる。両側の**回旋筋群**と**多裂筋**は脊柱を回旋させ、脊柱の位置についての信号を脳に送る。**腹横筋**は引き締まり脊柱を安定させる。

脊柱
脊柱伸筋群
外腹斜筋

アライメント（骨の位置）

あたかも背後に壁があり、その壁に向かって肩甲骨を押し付けるかのように上側の肩甲骨を後ろに引いて、前かがみになるのを避けよう。脊柱の長さと胸の広さを意識することに集中すること。

- 頭部を心地よい程度に回転させる
- 脊柱は伸ばす
- 肩甲骨を後ろに引く
- 膝は柔らかくし、ロックしない
- 胸は広く

曲げた脚

内転筋、大腿四頭筋、腸腰筋は引き伸ばされる。**ハムストリングス**は膝を屈曲させるために最初は引き締まるが、ポーズを保っているあいだにできるだけ脚の筋肉をリラックスさせよう。

大臀筋（だいでんきん）
恥骨筋
大腰筋
大内転筋
縫工筋（ほうこうきん）
内側広筋
膝関筋
大腿直筋
外側広筋

半腱様筋
大腿直筋
大内転筋
大腰筋

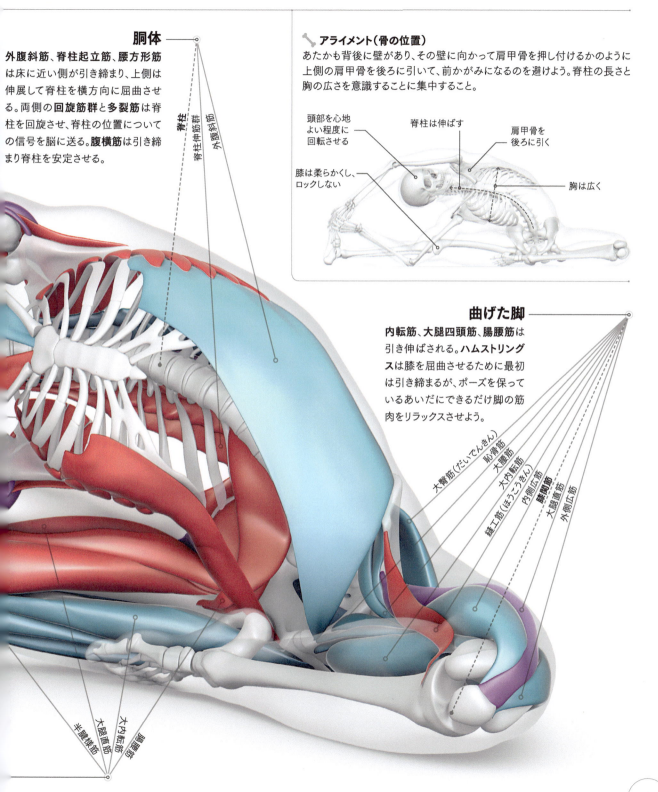

65

ねじって膝に頭をつけるポーズ | パリヴルッタ・ジャーヌ・シールシャーサナ

≫ ポーズの効果

坐位の側屈のポーズであるパリヴルッタ・ジャーヌ・シールシャーサナは、片側に偏った動きで腹筋、背筋、椎間板に強く作用します。このポーズをとるときに手が足に届かなければ、腕を横方向に伸ばすだけでかまいません。

健康な椎間板

側屈（脊柱の側方弯曲）するとき、椎間板は横方向に押される。体を右に曲げると、椎間板は左方向に押され、左に曲げると右方向に動く。椎骨のあいだにある椎間板は線維軟骨なのでこのように自然な動きができる。

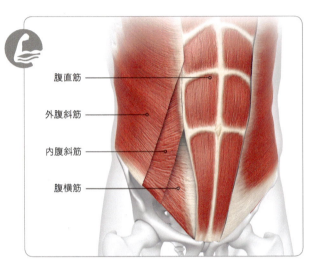

椎骨

椎間板は屈曲と反対の方向へ押される

腹筋の構造

縦横に交差する腹筋群は内臓を重層的に支えるとともに、胴体を動かす。一説によると、後に世界的タイヤメーカー、ダンロップの創業者となるダンロップは、1888年に三輪車に乗っている息子を見ていたところ、三輪車がガタついて頭が痛くなるのはタイヤのデザインが悪いせいだと気がついた。そこで、当時獣医だったダンロップは腹筋の構造にヒントを得て、乗り心地がよく、パンクの少ないタイヤを設計したという。

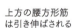

- 腹直筋
- 外腹斜筋
- 内腹斜筋
- 腹横筋

上方の腰方形筋は引き伸ばされる

下方の腰方形筋は引き締まる

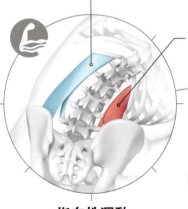

広背筋は上側がストレッチされる

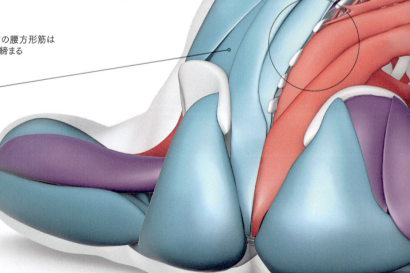

指向性運動

脊柱起立筋を補助する腰方形筋は、小さいながら姿勢の維持に重要だ。腰方形筋を引き伸ばしたり引き締めたりするこのポーズは、同筋肉の疲労や痛みの改善に役立つ。

坐位のアーサナ

圧力とバランス

このポーズでは、床との接点になる部位に意識を向けよう。接点は人により若干異なる。ポーズに入るときとポーズを解くときに圧点がどのように移行するかを意識しよう。

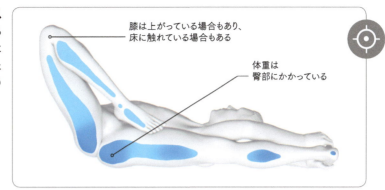

- 膝は上がっている場合もあり、床に触れている場合もある
- 体重は臀部にかかっている

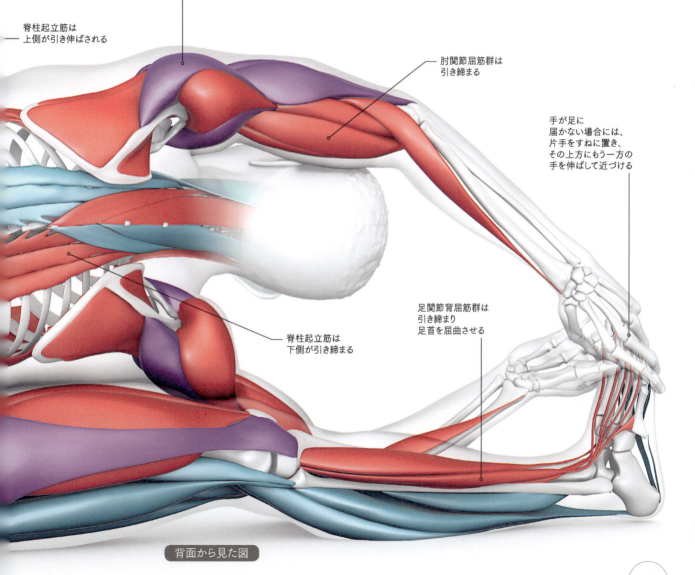

- 後部三角筋は引き伸ばされながらも引き締まり、肩関節の外旋を助ける
- 脊柱起立筋は上側が引き伸ばされる
- 肘関節屈筋群は引き締まる
- 手が足に届かない場合には、片手をすねに置き、その上方にもう一方の手を伸ばして近づける
- 脊柱起立筋は下側が引き締まる
- 足関節背屈筋群は引き締まり足首を屈曲させる

背面から見た図

坐位のアーサナ

半魚王のポーズ
SEATED TWIST

アルダ・マッツェーンドラーサナ　Ardha Matsyendrasana

【Ardha＝半分】　【Matsya＝魚】　【indra＝王】

この坐位の半魚王のポーズは、脊柱に沿った小さな筋肉群をほぐし、消化を促進します。ヨガでよく意識してねじりのポーズを行っていると、日常生活で体をねじったときのケガを防ぎやすくなります。椎間板の故障や骨粗しょう症などがある場合には、あまりねじりすぎないように注意しましょう。

ポーズの特徴

脊柱を回旋させるにつれ、背筋群と腹筋群は強く引き締められたり引き伸ばされたりします。大腿部と腰部はとくに臀部の周囲で、外旋するにつれ引き伸ばされます。下げた腕で床を押すと脊柱をさらに伸ばしやすくなります。

図中の記号
- ●--- 関節
- ○— 筋肉
- ● 引き締められる
- ● 引き伸ばされながらも引き締められる
- ● 引き伸ばされる

首

首を回旋させるため、**回旋筋群、多裂筋、胸鎖乳突筋、頸半棘筋**（けいはんきょくきん）は軸回転の反対側（回転により遠ざかる側、この図の人物では左側）で引き締められ、軸回転の同側（回転により近づく側）では引き伸ばされる。**頭板状筋**と**頸板状筋**は軸回転の同側で引き締められ、反対側では引き伸ばされる。

胸鎖乳突筋

肩関節
小円筋
大円筋
上腕三頭筋
上腕二頭筋
上腕筋
肘関節
腕橈骨筋（わんとうこつきん）

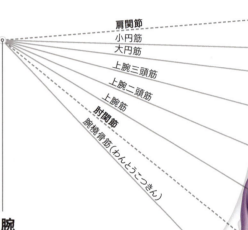

腕

伸ばしたほうの腕では、**小円筋**は引き締まって肩を安定・外旋させ、**大円筋**は肩を伸展させる。**肘関節屈筋群**と**上腕三頭筋**は強く引き締まって腕の位置を保つのを助け、腕は床面を押して脊柱を伸ばしやすくする。曲げたほうの腕では、**肘関節屈筋群**は引き締まり、**上腕三頭筋**はわずかに引き伸ばされる。

アライメント（骨の位置）

より大きく回旋させるよりも脊柱を伸ばすことを優先し、体が傾かないようにする。回旋角度を深くしたい場合には、腕の外力を使って引くのではなく、体幹の筋群を使うようにする。

- 脊柱は伸びている
- できるだけ水平な状態を保って回旋する
- 骨盤はわずかに回旋する
- 腕は床を押す

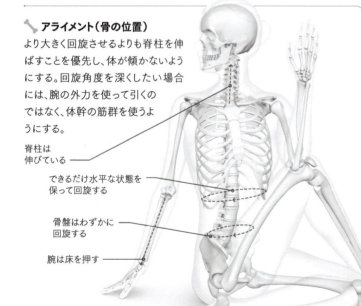

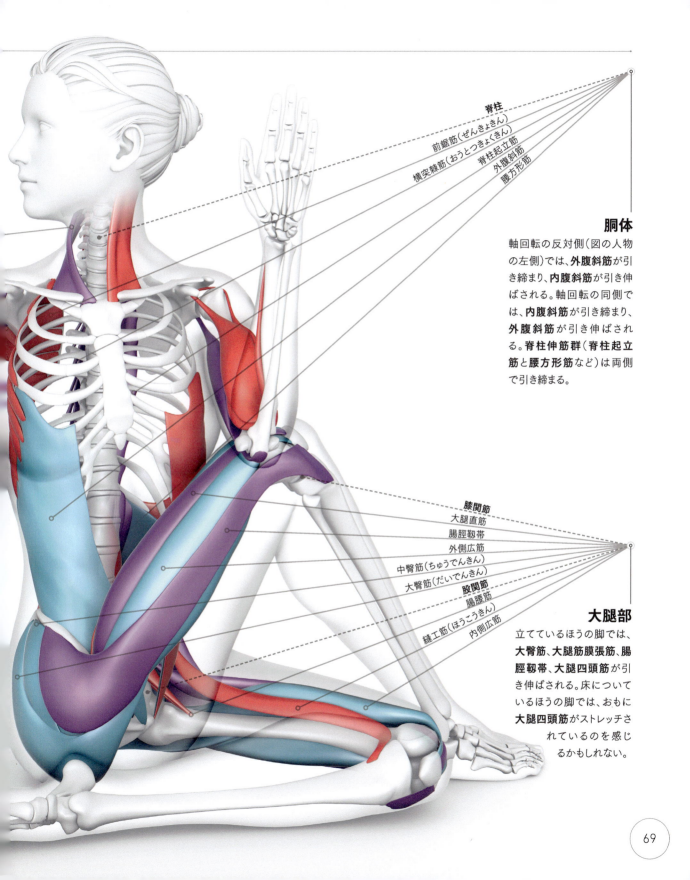

胴体
軸回転の反対側（図の人物の左側）では、**外腹斜筋**が引き締まり、**内腹斜筋**が引き伸ばされる。軸回転の同側では、**内腹斜筋**が引き締まり、**外腹斜筋**が引き伸ばされる。**脊柱伸筋群（脊柱起立筋**と**腰方形筋**など）は両側で引き締まる。

大腿部
立てているほうの脚では、**大臀筋、大腿筋膜張筋、腸脛靱帯、大腿四頭筋**が引き伸ばされる。床についているほうの脚では、おもに**大腿四頭筋**がストレッチされているのを感じるかもしれない。

半魚王のポーズ ｜ アルダ・マッツェーンドラーサナ

》 ポーズの効果

脊柱をねじると椎間板と仙腸関節に効果があります。この動作は、よく言われるような「毒素を絞り出す」効果はないかもしれませんが、小腸における健全な消化管運動（蠕動（ぜんどう））を促す効果があることは確かです。

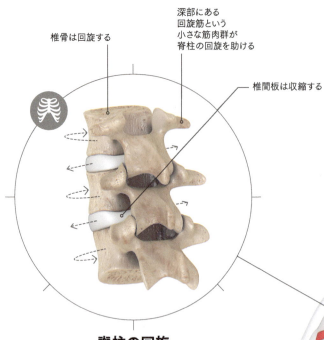

- 椎骨は回旋する
- 深部にある回旋筋という小さな筋肉群が脊柱の回旋を助ける
- 椎間板は収縮する

脊柱の回旋

脊柱の回旋に伴い、椎間板は自然に収縮する。もっとも安全に、最大の効果を引き出すには、まず意識して脊柱を伸ばし、できるだけ体軸を伸張させる。次に筋肉の力で動かせる分だけねじる。腕を支えにして脊柱の長さを維持しよう。呼吸も続けよう。

- 外腹斜筋は体を反対側へねじるにつれ引き締まる
- 殿筋群は引き伸ばされる
- 足はリラックスさせる

坐位のアーサナ

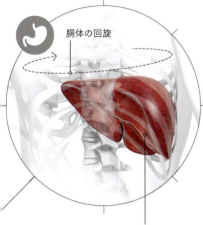

毒素を絞り出す

半魚王のポーズは「毒素を絞り出す」と聞いたことがあるかもしれない。しかし、毒素の処理は肝臓が自動的に効率よく行っている。機械的に臓器を圧迫するとよい効果があるかもしれないが、これに「解毒」作用があるという証拠はない。その代わり、脊柱をねじるのに合わせて、負のエネルギーが絞り出されると想像してみると心理的な効果があるだろう。

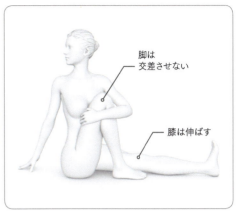

バリエーション

より緩やかにねじるには、片方の脚を伸ばし、膝を立てたほうの脚が正中線を越えないようにする。膝を立てた脚を腕で抱え、背筋を伸ばしたままねじる。

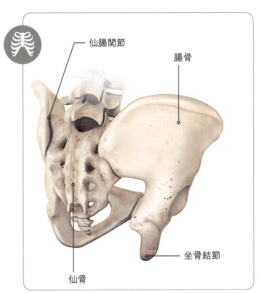

仙腸関節

脊柱をねじるとき、坐骨が床の上をいくらか動けるようにしよう。坐骨を床につけたまま固定すると、脊柱のねじりにより仙腸関節の構造が大きく圧迫され、痛みを生じることがあるからだ。逆に、仙腸関節の動きが大きすぎる場合にも痛みを生じることがある。自分の体にちょうどよいやりかたを見つけよう。

左の斜め後方から見た図

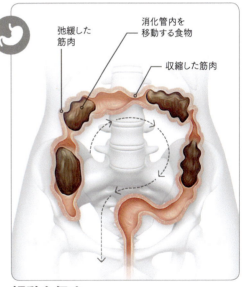

蠕動を促す

消化管において、消化中の食物を移動させるために起こる平滑筋の不随意運動を蠕動と呼んでいる（→P39）。ありがたいことに、胃の中身をすべて小腸に移動させるようにと、意識的に命じる必要はない。ストレスや座りっぱなしのライフスタイルが蠕動に影響して消化に問題が生じることがある。脊柱をねじると健全な蠕動を促すことができる。

坐位のアーサナ

子どものポーズ
CHILD'S POSE

バーラーサナ Balasana 【Bala＝子ども】

胎児のような姿勢で前屈し、体重を床に預ける子どものポーズは、疲労回復に効果があり、多くの人は体の奥までリラックスして、安らぎを感じられるでしょう。背筋群を深く、ただしそっとストレッチさせ、心身を落ち着かせます。

ポーズの特徴

できるだけ筋肉を引き締めないようにして、体の力を抜いて前屈しましょう。とくに背筋、臀部（でんぶ）、足首が引き伸ばされるはずです。深呼吸するたびに胸郭内および周辺の筋肉が力強く引き締められたり引き伸ばされたりします。

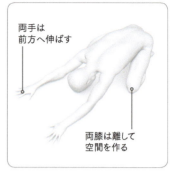

両手は前方へ伸ばす
両膝は離して空間を作る

バリエーション
もうひとつの方法は両膝を離して両手を前方に伸ばすやりかただ。こうすれば胴体をさらに前屈させるための空間ができる。この休止のポーズは、太陽礼拝などのフローシークエンスによく取り入れられている。

首と上腕
首の筋肉は力が抜け、**頸板状筋**と**頭板状筋**がストレッチされている。肩の内旋に伴い後部**三角筋**はわずかにストレッチされる。腕の筋肉は力が抜け、手の甲が床面に支えられるように前腕が回内する。

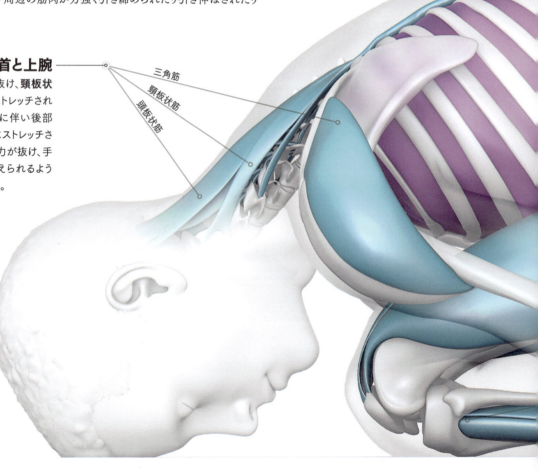

三角筋
頸板状筋
頭板状筋

胴体

脊柱のわずかな屈曲に伴い、**脊柱伸筋群**はストレッチされる。とくに、意識して深呼吸しているとき、脊柱に沿った小さな深層筋肉群はそっとストレッチされる。

ラベル: 肋骨筋、脊柱伸筋群、脊柱、腰方形筋

アライメント（骨の位置）
体の力を抜き体重を床に預けると、腹部が収縮する。頭の力を抜き額を床で支えさせるか、ボルスターやブランケットを使って支える。

- 肩の前面は前方に下がる
- 両足首は揃える
- 額は床に支えられる
- 両膝は合わせて閉じる
- 腕は両脇でリラックスさせる

図中の記号
- ●-- 関節
- ○— 筋肉
- ● 引き伸ばされながらも引き締められる
- ● 引き伸ばされる

大腿部と下腿部

大腿部周辺のすべての筋肉をリラックスさせようとするとき、**大腿四頭筋**と**大臀筋**はストレッチされる。足底屈の状態で足が休止しているとき、**背屈筋**はストレッチされているかもしれない。

ラベル: 大腿直筋、外側広筋、大臀筋（だいでんきん）、前脛骨筋、長趾伸筋（ちょうししんきん）、長母趾伸筋（ちょうぼししんきん）

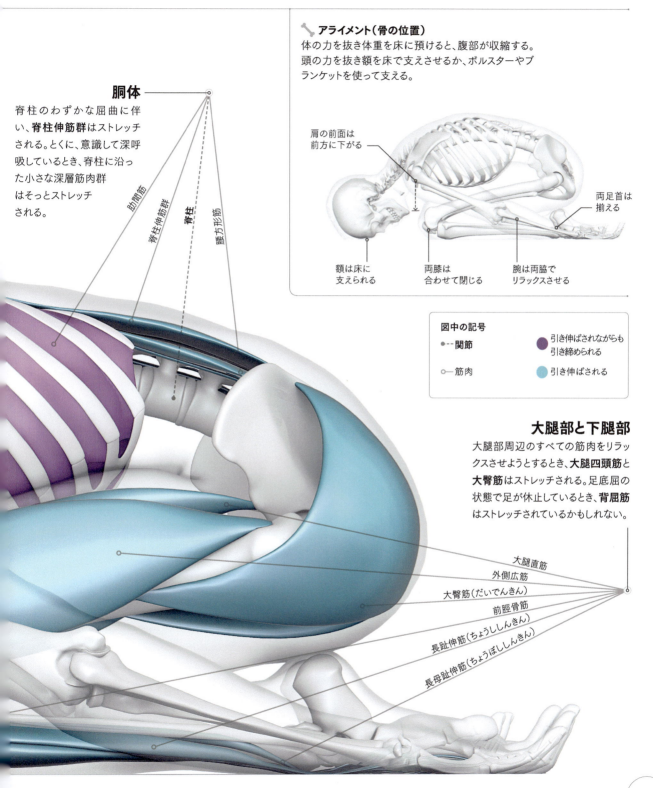

子どものポーズ | バーラーサナ

》ポーズの効果

子どものポーズは、休息したり、深呼吸したり、疲れた筋肉をリラックスさせたりする効果があり、心の底から安心感を得ることもできます。もしこのポーズが快適であれば、難しいポーズのあいだに取り入れて休息と回復を図るとよいでしょう。

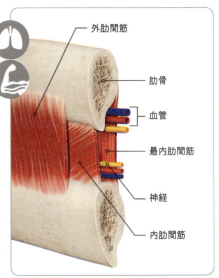

肋間筋群

肋間筋群は腹筋と同じように、交差して重なり合っている。外肋間筋は引き締まり吸気を助ける。内肋間筋は引き締まり力強く呼気を行うのを助ける。最内肋間筋は肋骨を安定させ、息を吸うときに引き伸ばされる。このポーズで深く呼吸するときに、肋骨の動きがどれほど力強いかを意識しよう。

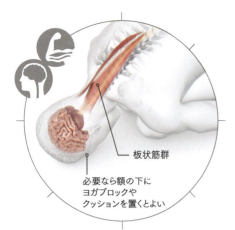

板状筋群

必要なら額の下にヨガブロックやクッションを置くとよい

頭部の休息

一日中、首の筋肉は頭を支える仕事をしている。これは5kgのボウリングの球を持ち上げているようなものだ。この筋肉運動は神経系をわずかに緊張させた状態に保つ。首と頭の筋肉を完全にリラックスさせると、安全なので休んでよいというメッセージが神経系に伝わる。

首の筋肉は完全にリラックスさせる

斜め上方から見た図

大腿四頭筋はストレッチされる

坐位のアーサナ

胎位

このポーズに安らぎを感じさせる効果があるのは、母親の子宮内にいる胎児を思わせるからかもしれない。胎位では、ほとんどの関節は屈曲し、腹部器官を保護している。呼吸するたびに体がどのように動くかを意識しよう。息を吸うたびに胴体は上昇して幅が広がり、息を吐くたびに弛緩して元の状態に戻る。

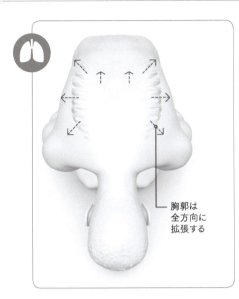

- 胸郭は全方向に拡張する

圧点

体の力を完全に抜き、すね、足、前腕、手、額はすべて床に支えられて休息する。体をこの形にできない場合は、ブランケットなどプロップスを使って支えよう。

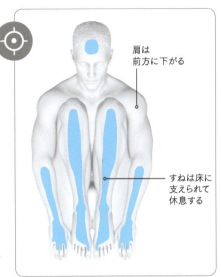

- 肩は前方に下がる
- すねは床に支えられて休息する

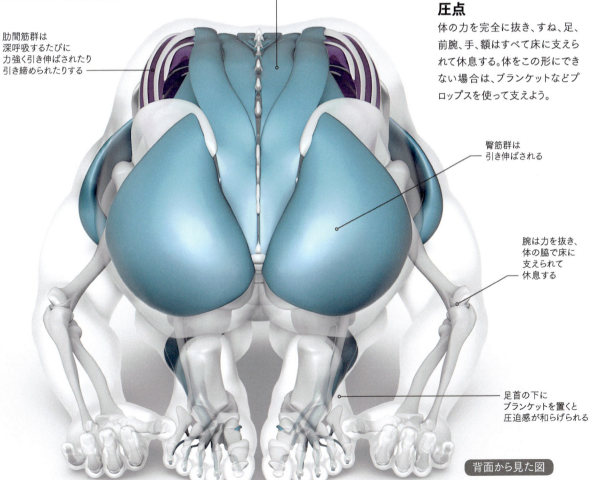

- 肋間筋群は深呼吸するたびに力強く引き伸ばされたり引き締められたりする
- 脊柱起立筋はゆったりと屈曲した状態で引き伸ばされる
- 臀筋群は引き伸ばされる
- 腕は力を抜き、体の脇で床に支えられて休息する
- 足首の下にブランケットを置くと圧迫感が和らげられる

背面から見た図

坐位のアーサナ

ラクダのポーズ CAMEL

ウシュトラーサナ Ustrasana [Ushutra＝ラクダ]

激しい後屈の姿勢であるラクダのポーズは、「今日一日がんばるぞ」と、元気にしてくれる効果があります。このポーズは胸部を広げることにより、前かがみの姿勢になりがちな現代のライフスタイルの影響を和らげます。前屈より難しいポーズですが、手で足を触るのが難しい人にもできるバリエーションがあります。

⚠ ポーズの特徴

体の前面（腹筋や大腿部など）は引き伸ばされます。背面（背筋、臀部、大腿部など）は引き締められます。また、つま先を立てるときに足の裏がストレッチされていると感じるかもしれません。

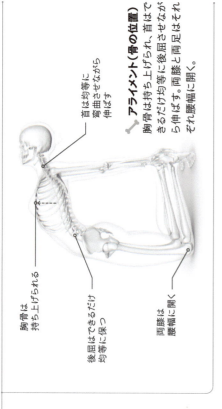

胸骨は持ち上げられる

首は均等に彎曲させながら伸ばす

アライメント（骨の位置） 胸骨は持ち上げられ、首はできるだけ均等に後屈させながら伸ばす。両膝と両足はそれぞれ腰幅に開く。

後屈はできるだけ均等に保つ

両膝は腰幅に開く

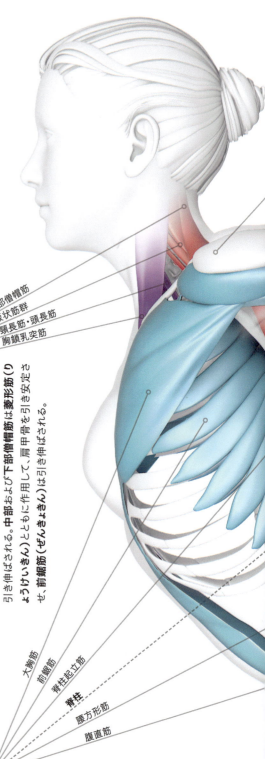

首

頸部伸筋群は引き締まって首を伸展させ、頸部屈筋群は安定し、頭が反りかえるのを防ぐとともに、均等な彎曲が生じるように制御する。

上部僧帽筋
板状筋群
頸長筋・頭長筋
胸鎖乳突筋

胴体

脊柱起立筋は引き締まって脊柱を伸展させ、腹筋は引き伸ばされる。中部および下部僧帽筋は菱形筋（りょうけいきん）とともに作用して、肩甲骨を引き安定させ、前鋸筋（ぜんきょきん）は引き伸ばされる。

大胸筋
前鋸筋
脊柱起立筋
脊柱
腰方形筋
腹直筋

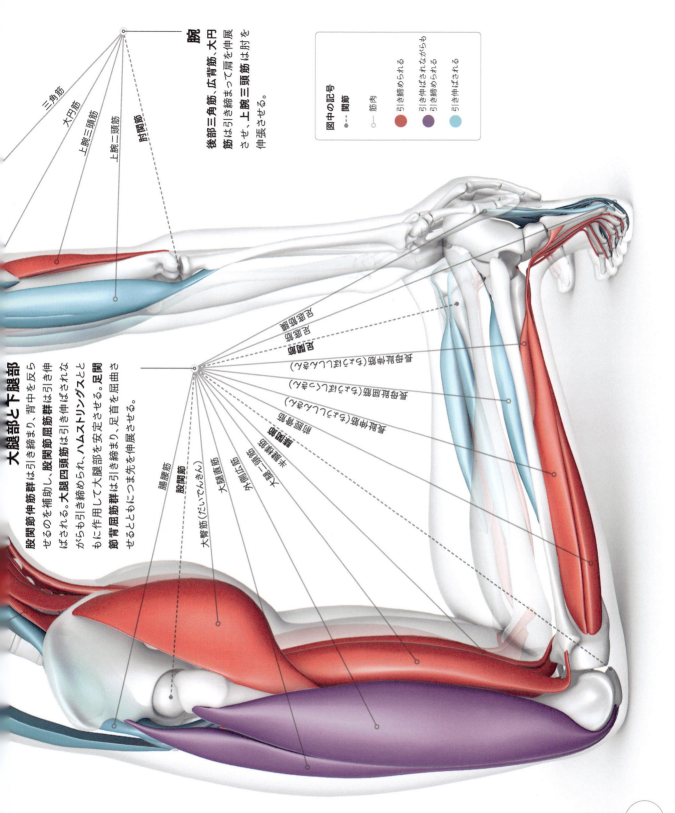

腕

後部三角筋、広背筋、大円筋は引き締まって肩まで伸展させ、上腕三頭筋は肘を伸張させる。

- 三角筋
- 大円筋
- 上腕三頭筋
- 上腕二頭筋
- 肘関節

大腿部と下腿部

股関節伸筋群は引き締まり、背中を反らせるのを補助し、大腿四頭筋は引き伸ばされる。股関節屈筋群は引き伸ばされながらも引き締められ、大腿部とともに作用して大腿部を安定させる。足関節屈筋群は引き締まり、足首を屈曲させるとともにつま先を伸展させる。

- 腸腰筋
- 股関節
- 大臀筋（だいでんきん）
- 大腿直筋
- 外側広筋
- 大腿二頭筋
- 半腱様筋
- 半膜様筋
- 腓腹筋（ひふくきん）
- 膝関節（しつかんせつ）
- 前脛骨筋（ぜんけいこつきん）

図中の記号
- ---- 関節
- ─○ 筋肉
- 🔴 引き締められる
- 🟣 引き伸ばされながらも引き締められる
- 🔵 引き伸ばされる

77

ラクダのポーズ ｜ ウシュトラーサナ

》ポーズの効果

ラクダのポーズは椎間板を健康に保ち姿勢を良くする優れた効果があります。ただし、かならずウォームアップしてから行い、首の位置に注意しましょう。

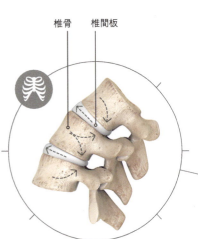

椎骨　椎間板

脊柱の伸展

後屈（脊柱伸展）は椎間板をわずかに前方に押し、背筋を強化する。このポーズは椎間板の健康を保つために優れた効果があり、椎間板に問題がある場合に治療として用いることができる。

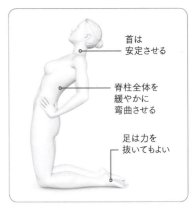

首は安定させる
脊柱全体を緩やかに弯曲させる
足は力を抜いてもよい

バリエーション
両手を腰に当てて軽く背中を反らすか、すねの両脇にブロックを置き、両手で触るようにすると後屈の負荷を軽減できる。

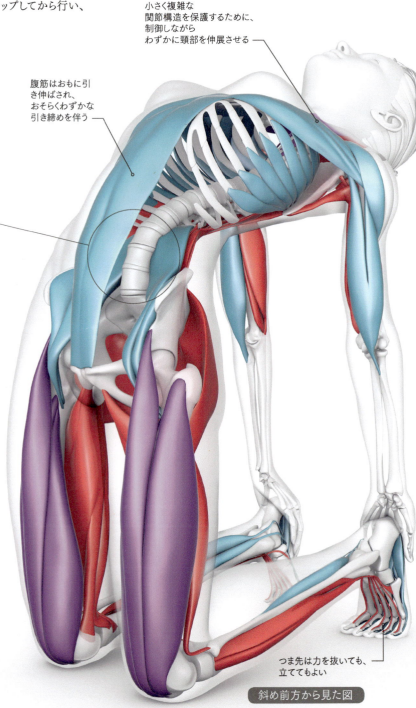

小さく複雑な関節構造を保護するために、制御しながらわずかに頸部を伸展させる

腹筋はおもに引き伸ばされ、おそらくわずかな引き締めを伴う

つま先は力を抜いても、立ててもよい

斜め前方から見た図

78

坐位のアーサナ

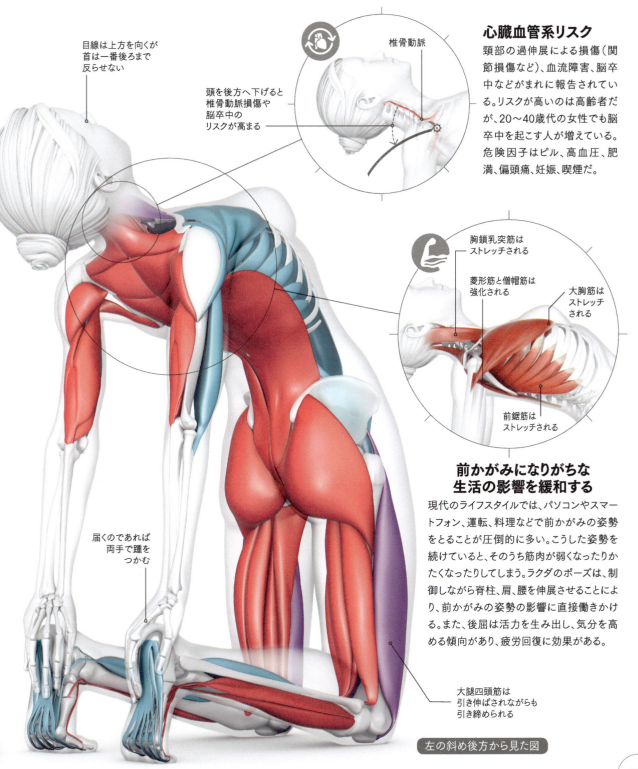

目線は上方を向くが首は一番後ろまで反らせない

頭を後方へ下げると椎骨動脈損傷や脳卒中のリスクが高まる

椎骨動脈

心臓血管系リスク

頸部の過伸展による損傷（関節損傷など）、血流障害、脳卒中などがまれに報告されている。リスクが高いのは高齢者だが、20～40歳代の女性でも脳卒中を起こす人が増えている。危険因子はピル、高血圧、肥満、偏頭痛、妊娠、喫煙だ。

胸鎖乳突筋はストレッチされる

菱形筋と僧帽筋は強化される

大胸筋はストレッチされる

前鋸筋はストレッチされる

前かがみになりがちな生活の影響を緩和する

現代のライフスタイルでは、パソコンやスマートフォン、運転、料理などで前かがみの姿勢をとることが圧倒的に多い。こうした姿勢を続けていると、そのうち筋肉が弱くなったりかたくなったりしてしまう。ラクダのポーズは、制御しながら脊柱、肩、腰を伸展させることにより、前かがみの姿勢の影響に直接働きかける。また、後屈は活力を生み出し、気分を高める傾向があり、疲労回復に効果がある。

届くのであれば両手で踵をつかむ

大腿四頭筋は引き伸ばされながらも引き締められる

左の斜め後方から見た図

坐位のアーサナ

ハトのポーズ
KING PIGEON

エーカ・パーダ・ラージャカポターサナ Eka Pada Rajakapotasana

【Eka＝1】【kapota＝ハト】

現在行われているハトのポーズは、伝統的なヨガのアーサナではありません。膝をついて後屈する現代のハトのポーズは、坐骨神経痛や腰痛に治療効果があるように、だれでも自分に合ったやりかたに変更できます。かならずウォームアップを行ってから、ゆっくり体を動かしながらこのポーズに入りましょう。

ポーズの特徴

このバージョンのハトのポーズでは、腰、臀部（でんぶ）、大腿部、腹部、胸部、肩を深くストレッチします。腕、背中、腰の筋肉は引き締まり、ポーズを保ち倒れないように支えます。

図中の記号
- ●-- 関節
- ○ 筋肉
- 赤 引き締められる
- 紫 引き伸ばされながらも引き締められる
- 水色 引き伸ばされる

腕

肩屈筋群は引き締まる。**三角筋**は力強く引き締まり、ポーズに入る動きと脚を引き寄せる動きを助ける。**上腕筋、上腕二頭筋、腕橈骨筋（わんとうこつきん）**は引き締まって肘を屈曲させ、**上腕三頭筋**は引き伸ばされる。

腕橈骨筋
上腕筋
上腕三頭筋
上腕二頭筋
三角筋
肩関節

後方の脚の大腿

股関節伸筋群が作用して股関節を伸展させ、**大腿二頭筋**は膝の屈曲を維持する。**股関節屈筋群**は強くストレッチされる。

大臀筋（だいでんきん）
大腿筋膜張筋
大腿二頭筋
半腱様筋
大腿直筋
腰関節

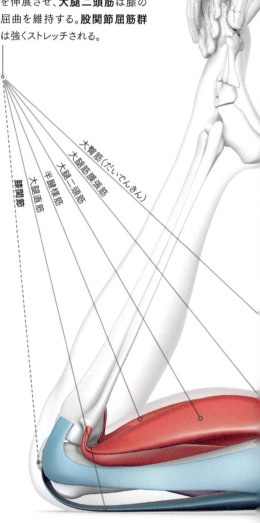

アライメント（骨の位置）

ヒップポイントは前を向く。背下部に痛みを感じるようであれば、より緩やかなバリエーションを試してみよう。目線は上げ、前方の壁と天井が交わるあたりを見る。

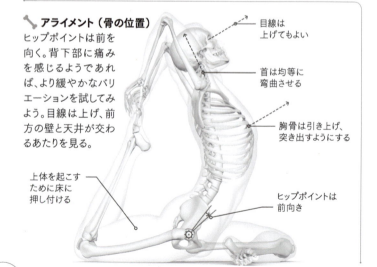

- 目線は上げてもよい
- 首は均等に弯曲させる
- 胸骨は引き上げ、突き出すようにする
- ヒップポイントは前向き
- 上体を起こすために床に押し付ける

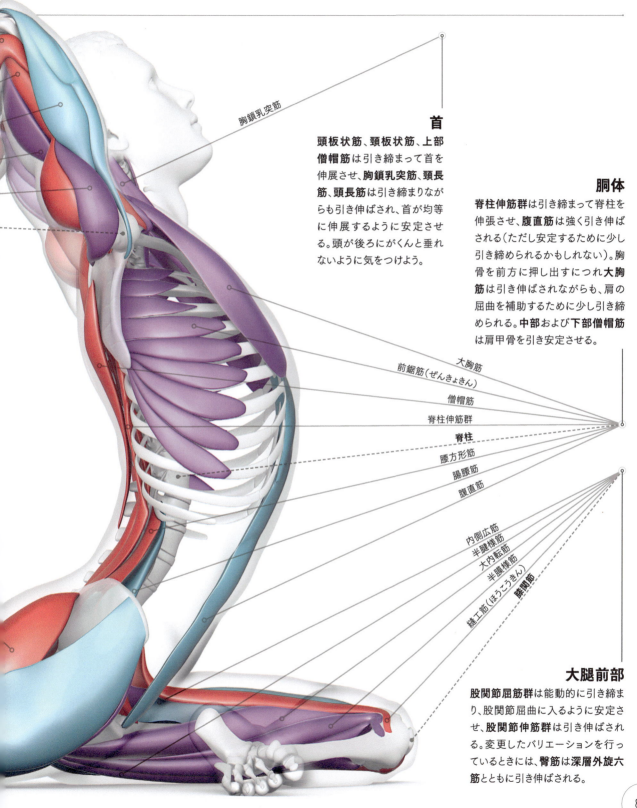

首

頭板状筋、頸板状筋、上部僧帽筋は引き締まって首を伸展させ、**胸鎖乳突筋、頸長筋、頭長筋**は引き締まりながらも引き伸ばされ、首が均等に伸展するように安定させる。頭が後ろにがくんと垂れないように気をつけよう。

胴体

脊柱伸筋群は引き締まって脊柱を伸張させ、**腹直筋**は強く引き伸ばされる（ただし安定するために少し引き締められるかもしれない）。胸骨を前方に押し出すにつれ**大胸筋**は引き伸ばされながらも、肩の屈曲を補助するために少し引き締められる。**中部**および**下部僧帽筋**は肩甲骨を引き安定させる。

大腿前部

股関節屈筋群は能動的に引き締まり、股関節屈曲に入るように安定させ、**股関節伸筋群**は引き伸ばされる。変更したバリエーションを行っているときには、**臀筋**は深層外旋六筋とともに引き伸ばされる。

ハトのポーズ ｜ エーカ・パーダ・ラージャカポターサナ

ポーズの効果

ハトのポーズが難しいと感じる人は、横たわったり、プロップスを使ったりして、ゆったりしたバリエーションを見つけるとよいでしょう。こうしたバリエーションでは、関節の圧迫が緩和されることがあります。

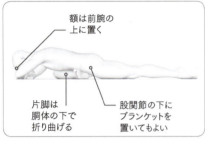

額は前腕の上に置く
片脚は胴体の下で折り曲げる
股関節の下にブランケットを置いてもよい

バリエーション

より力を抜いたバージョンは、体を前方に倒す。このポーズでも手や前腕に十分な伸展を感じられる。股関節の下にブランケットなど置いてもよい。仰向けに横たわり、脚を4の字のポジションに置いても同様の効果が得られる。

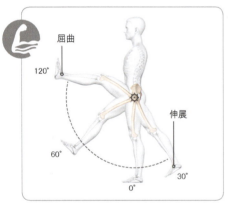

梨状筋（りじょうきん）

梨状筋は通常、股関節を外旋させる。ただし、股関節が60°よりも屈曲しているときは、梨状筋は内旋筋として働く。つまり、ハトのポーズの多くのバージョンにおける前方の脚の股関節のように、外旋かつ屈曲の状態で深く伸展する。

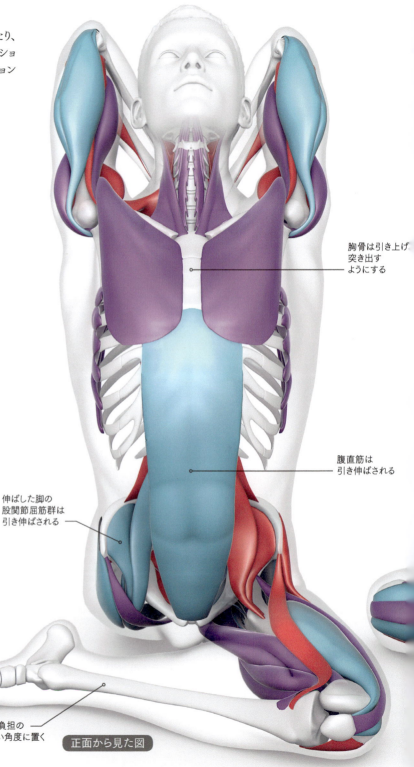

胸骨は引き上げ突き出すようにする

腹直筋は引き伸ばされる

伸ばした脚の股関節屈筋群は引き伸ばされる

脚は膝に負担のかからない角度に置く

正面から見た図

坐位のアーサナ

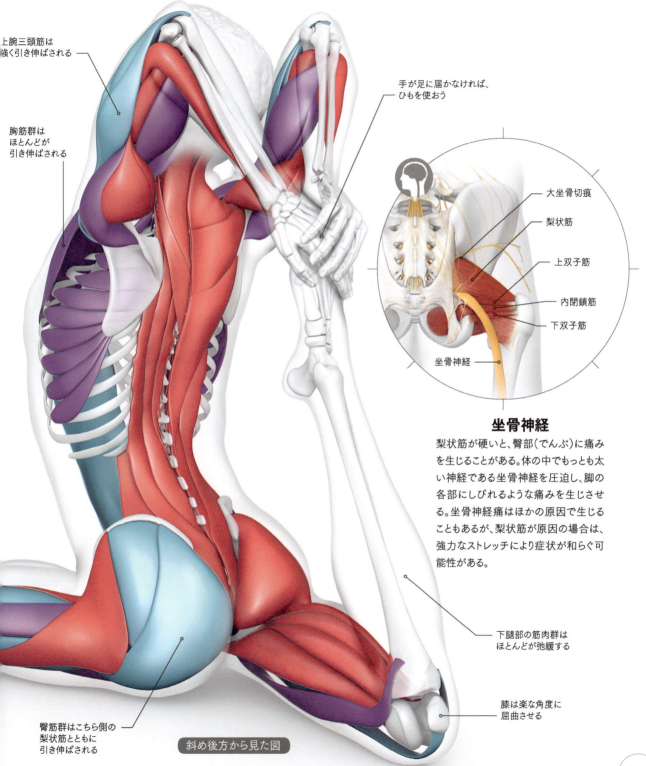

上腕三頭筋は強く引き伸ばされる

胸筋群はほとんどが引き伸ばされる

手が足に届かなければ、ひもを使おう

大坐骨切痕
梨状筋
上双子筋
内閉鎖筋
下双子筋
坐骨神経

坐骨神経

梨状筋が硬いと、臀部（でんぶ）に痛みを生じることがある。体の中でもっとも太い神経である坐骨神経を圧迫し、脚の各部にしびれるような痛みを生じさせる。坐骨神経痛はほかの原因で生じることもあるが、梨状筋が原因の場合は、強力なストレッチにより症状が和らぐ可能性がある。

下腿部の筋肉群はほとんどが弛緩する

膝は楽な角度に屈曲させる

臀筋群はこちら側の梨状筋とともに引き伸ばされる

斜め後方から見た図

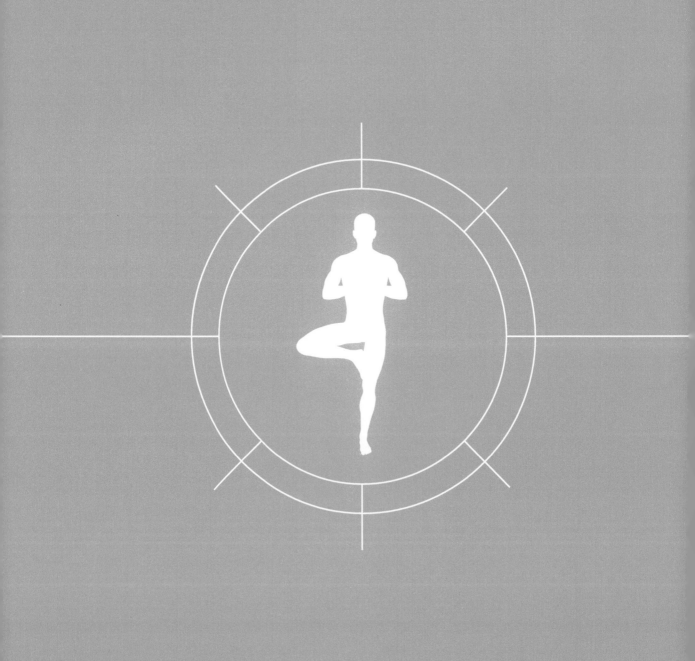

立位のアーサナ
STANDING ASANAS

これらの立位のアーサナは、姿勢とバランスを改善する目的で選んだものです。

体をどのように支えるかは、解剖学的なあらゆるシステムだけでなく、

エネルギーレベル、認知、そして自信にも影響を与えます。

これらのポーズが意図しているのは、痛みを和らげる、ケガを減らす、姿勢を改善する、

そしてあらゆる動作で最適な動きを実現することです。

立位のアーサナ

山のポーズ MOUNTAIN

タダアーサナ Tadasana [Tada＝山]

この立位ポーズは、解剖学的基本姿勢と同じです。万物のなかで、自分の体をどう支えているか、姿勢のアライメントを表しています。このポーズは、大地との安定したつながりをつくり出し、重力に抵抗して直立を保つために、多くの筋肉が少しずつ引き締められています。

⚠ ポーズの特徴

緊張する筋肉をできるだけ少なく、かつ緊張をできるだけ小さくすることが望ましいのですが、どの方向へも倒れたり傾いたりしないように、多くの筋肉がわずかに引き伸ばされ、ニュートラルあるいは引き伸ばされた状態に保たれています。下肢、大腿部、腰、背中の筋肉、および腹部は、このわずかな引き締めと引き伸ばしによって細かな緊張を感じることでしょう。

胴体

脊柱の伸展筋と腹横筋を引き締め、脊柱を引き伸ばして安定させる。菱形筋(りょうけいきん)と、中部および下部僧帽筋を引き締め、肩甲骨を適切な位置に安定させる。小胸筋は、肋骨を引き上げるために引き締められている。

首

頸部伸展筋は、引き伸ばされるか、あるいはニュートラルの位置で、内側に脊曲した自然なカーブを描き首を長く保つ。

腕

後部三角筋は、肩を外旋させるためにわずかに引き締められ、前部三角筋は引き伸ばされる。回外筋を引き締めることで、掌を正面に向ける。

板状筋

肩甲挙筋

三角筋

肘関節

回外筋

棘上筋

棘下筋

小円筋

脊柱起立筋

脊柱伸展筋

腰方形筋

腹横筋

腹直筋

下肢

大腿部

直立姿勢では、大腿部はわずかに引き締められる。**大臀筋（だいでんきん）**と大腿筋膜張筋は腰の周囲を安定させる。**大腿四頭筋**は伸展して、膝を安定させる。ハムストリングスは引き伸ばされつつも、重力への抵抗のためにわずかに引き締められている。

前頭骨筋と腓腹筋が引き締められるのは、ニュートラルな位置を保ちながら重力に抵抗するためであり、とくに体が揺れたときにバランスをとる。

- 前頭骨筋
- 腓腹筋
- ヒラメ筋

- 大臀筋
- 半腱様筋
- 半膜様筋
- 大腿直筋
- 内側広筋
- 外側広筋
- 腸脛靱帯
- 膝関節

図中の記号
- 関節
- 筋肉
- 引き締められる（赤）
- 引き伸ばされながらも引き締められる（紫）
- 引き伸ばされる（水色）

アライメント（骨の位置）

骨は体重を支え、その重みはかかとにかかっている。膝はロックされないようにする。脊柱は緩やかに引き伸ばされ、ニュートラルなカーブを保っている。

- 脊椎はニュートラル
- 骨盤はニュートラル
- 膝は緩やかに保つ
- より大きな体重がかかとにかかる
- 重心
- 足指を広げて母指に体重を乗せる
- 体重を両足で均等に支える

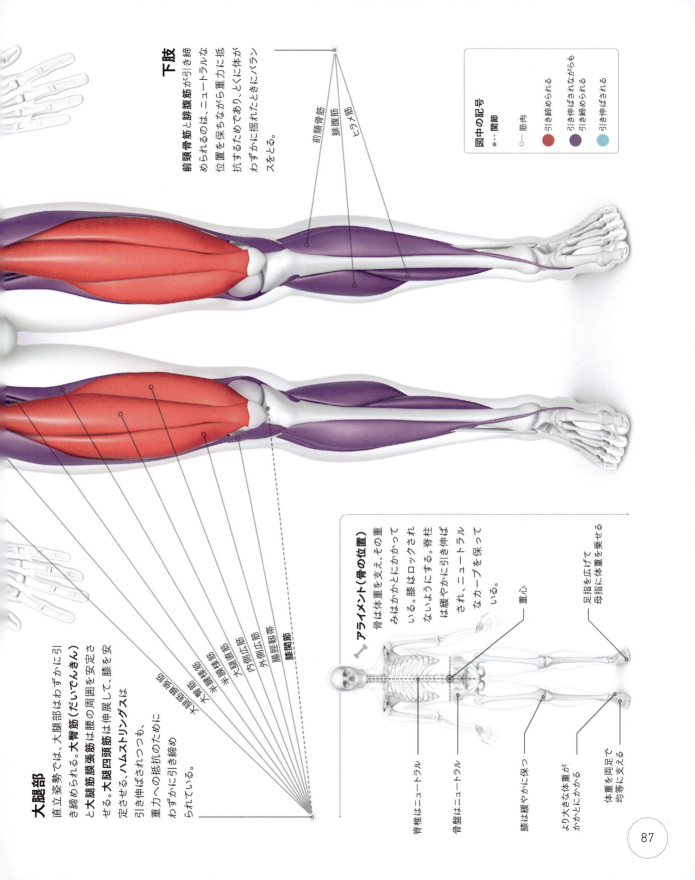

山のポーズ｜タダアーサナ

》ポーズの効果

山のポーズでは、安定した、構造的に堅固な土台を感じ取る経験を得られます。足の構造と位置が、その土台の基礎作りを容易にしてくれます。

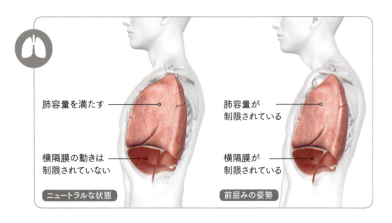

- 肺容量を満たす
- 横隔膜の動きは制限されていない
- ニュートラルな状態

- 肺容量が制限されている
- 横隔膜が制限されている
- 前屈みの姿勢

呼吸と姿勢

前屈みになっていると、横隔膜の動きとともに肺容量も制限される。ヨガの考え方では、うまく呼吸ができていないと、プラーナ、すなわち生命のエネルギーが適切に流れない。生理学的にみると、呼吸器系が効率的に機能しなければ、心血管系、消化器系、内分泌系、そして神経系もまたうまく機能しない。そのため、背筋を伸ばすように立ち、身体機能を最適にしなければならない。

両足間を腰幅にとる

ヨガのやり方によっては、山のポーズで足を揃える場合もある。現代の多くのアーサナは、インドで青年期前の少年のために編み出されたものであり、少年期は比較的腰幅が狭い。しかし、今ではヨガは主に腰幅がより広い成人女性が実践している。多くの人々にとって、足の幅を腰幅程度にして立つ方が、Q角（左図）を小さくし膝へのストレスを軽減するため、より安定するのである。

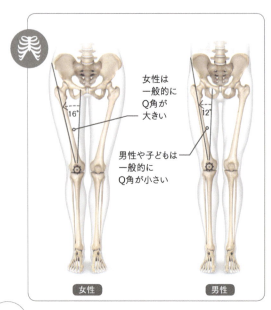

- 女性は一般的にQ角が大きい（16°）
- 男性や子どもは一般的にQ角が小さい（12°）
- 女性
- 男性

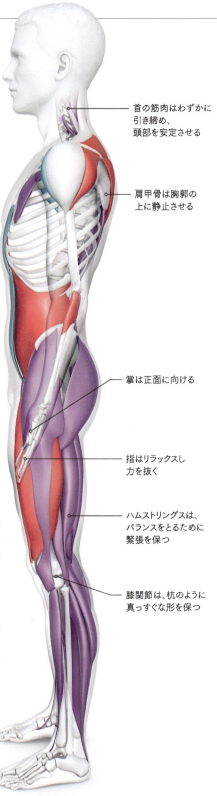

- 首の筋肉はわずかに引き締め、頭部を安定させる
- 肩甲骨は胸郭の上に静止させる
- 掌は正面に向ける
- 指はリラックスし力を抜く
- ハムストリングスは、バランスをとるために緊張を保つ
- 膝関節は、杭のように真っすぐな形を保つ
- 側面から見た図

立位のアーサナ

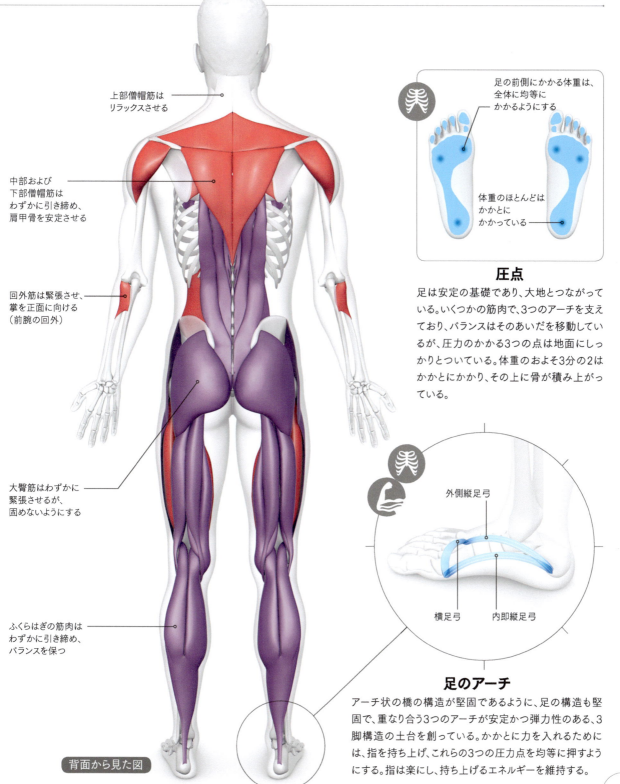

- 上部僧帽筋はリラックスさせる
- 中部および下部僧帽筋はわずかに引き締め、肩甲骨を安定させる
- 回外筋は緊張させ、掌を正面に向ける（前腕の回外）
- 大臀筋はわずかに緊張させるが、固めないようにする
- ふくらはぎの筋肉はわずかに引き締め、バランスを保つ

背面から見た図

足の前側にかかる体重は、全体に均等にかかるようにする

体重のほとんどはかかとにかかっている

圧点

足は安定の基礎であり、大地とつながっている。いくつかの筋肉で、3つのアーチを支えており、バランスはそのあいだを移動しているが、圧力のかかる3つの点は地面にしっかりとついている。体重のおよそ3分の2はかかとにかかり、その上に骨が積み上がっている。

外側縦足弓
横足弓
内即縦足弓

足のアーチ

アーチ状の橋の構造が堅固であるように、足の構造も堅固で、重なり合う3つのアーチが安定かつ弾力性のある、3脚構造の土台を創っている。かかとに力を入れるためには、指を持ち上げ、これらの3つの圧力点を均等に押すようにする。指は楽にし、持ち上げるエネルギーを維持する。

立位のアーサナ

前屈のポーズ FOWRARD FOLD

ウッタナーサナ Uttanasana [Ut=強く][tana=伸ばす]

前屈のポーズは、柔軟性を高めることができます。大陽礼拝のようにポーズをとったり解いたりを繰り返します。このポーズは、1日を通じて行う一般的な動作の準備をするとも言えます。あまり深く曲げずに行うえば、どんなレベルの人でも行うことができます。

⚠ ポーズの特徴

ふくらはぎの筋肉、大腿部、臀部、背筋群を含めた、体の背面全体がストレッチされます。体の前面、とくに脚では、筋肉が深い前屈で体を安定させるためにはたらいています。

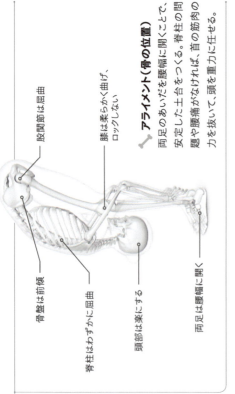

- 股関節は屈曲
- 膝は柔らかく曲げ、ロックしない
- 骨盤は前傾
- 脊柱はわずかに屈曲
- 頭部は楽にする
- 両足は腰幅に開く

🦴 アライメント（骨の位置）

両足のあいだを腰幅に開くことで、安定した土台をつくる。脊柱の間や腰痛がなければ、頭を重力に任せて力を抜いて、首の筋肉の力を任せる。

首と胴体

上体を重力に任せると、すべての脊柱伸筋群と広背筋がストレッチされる。

- 脊柱
- 広背筋
- 脊柱伸筋群 板状筋群

大腿部

このポーズでは大臀筋（だいてん筋）、中臀筋、小臀筋、ハムストリングス、大腿内転筋は強くストレッチされ、同時に臀部の屈筋は引き締められる。大腿四頭筋を使って膝を伸ばし、体を支える土台を安定させる。

- 大臀筋
- 中臀筋
- 大腰筋
- 腸骨筋
- 大腿筋膜張筋
- 大腿直筋
- 外側広筋
- 大腿二頭筋
- 縫工筋

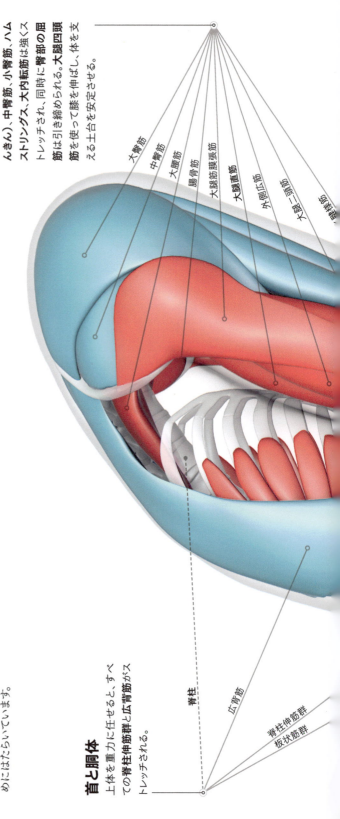

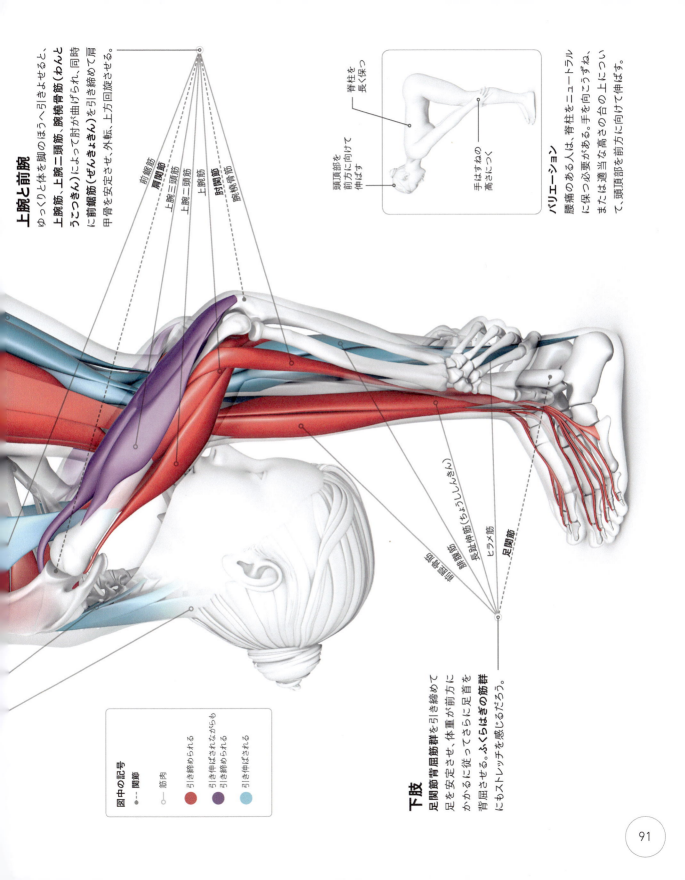

上腕と前腕

ゆっくりと体を脚のほうへ引きよせると、上腕三頭筋、上腕二頭筋、腕橈骨筋（わんとうこつきん）によって肘が曲げられ、同時に前鋸筋（ぜんきょきん）を引き締めて肩甲骨を安定させ、外転、上方回旋させる。

- 前鋸筋
- 肩関節
- 上腕三頭筋
- 上腕二頭筋
- 上腕筋
- 肘関節
- 腕橈骨筋

バリエーション

腰痛のある人は、脊柱をニュートラルに保つ必要がある。手を向こうずね、または適当な高さの台の上において、頭頂部を前方に向けて伸ばす。

- 脊柱を長く保つ
- 頭頂部を前方に向けて伸ばす
- 手はすねの合いの高さにつく

下肢

足関節背屈筋群を引き締めて足を安定させ、体重が前方にかかるに従ってさらに足首を背屈させる。ふくらはぎの筋群にもストレッチを感じるだろう。

- 脛骨筋
- 腓腹筋
- 腓腹筋（ちょうしんきん）
- 長趾伸筋
- ヒラメ筋
- 足関節

図中の記号

- —— 関節
- ○ 筋肉
- 引き締められる
- 引き伸ばされながらも引き締められる
- 引き伸ばされる

91

前屈のポーズ｜ウッタナーサナ

≫ ポーズの効果

前屈のポーズでは脊柱が強くストレッチされ、背部の筋もストレッチすることで、腰痛を軽減します。しかし、椎間板に問題を抱えている人では、腰への負荷を小さくするよう注意が必要です。

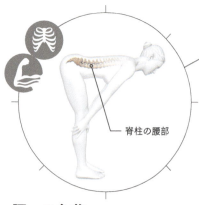

脊柱の腰部

腰への負荷

立位の前屈ポーズでは、腰にかなりの負荷がかかる。ポーズをとったり解いたりするときには、とくに下背部を痛めやすい。もし腰痛、関節炎、椎間板の問題、骨量の減少または骨粗しょう症があるなら、脊柱はニュートラルに保つようにし、ポーズをとったり解いたりする際には膝を曲げ、体幹を引き締めて行うようにする。

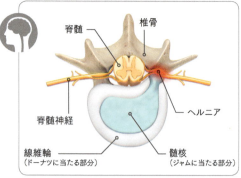

脊髄　椎骨
脊髄神経
線維輪（ドーナツに当たる部分）
ヘルニア
髄核（ジャムに当たる部分）

ヘルニアを起こした椎間板

椎間板ヘルニアは、ジャム入りドーナツの中身（髄核）が生地（かたい線維軟骨）の外へ漏れたような状態だ。たいてい前屈時に後外側に起こるため、ヘルニアの人はゆっくり動き、深く曲げないこと。

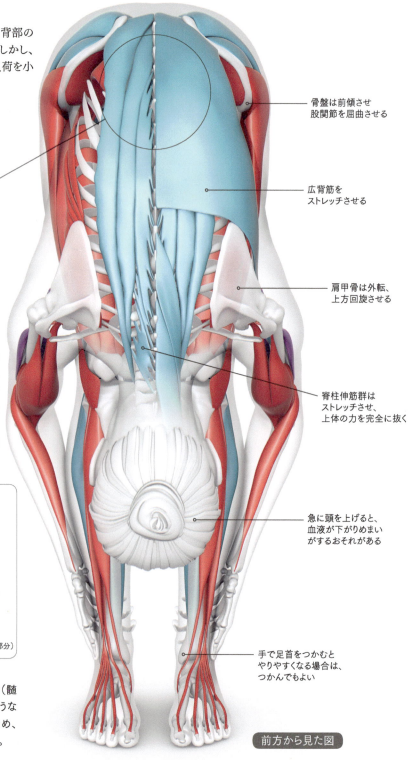

- 骨盤は前傾させ股関節を屈曲させる
- 広背筋をストレッチさせる
- 肩甲骨は外転、上方回旋させる
- 脊柱伸筋群はストレッチさせ、上体の力を完全に抜く
- 急に頭を上げると、血液が下がりめまいがするおそれがある
- 手で足首をつかむとやりやすくなる場合は、つかんでもよい

前方から見た図

立位のアーサナ

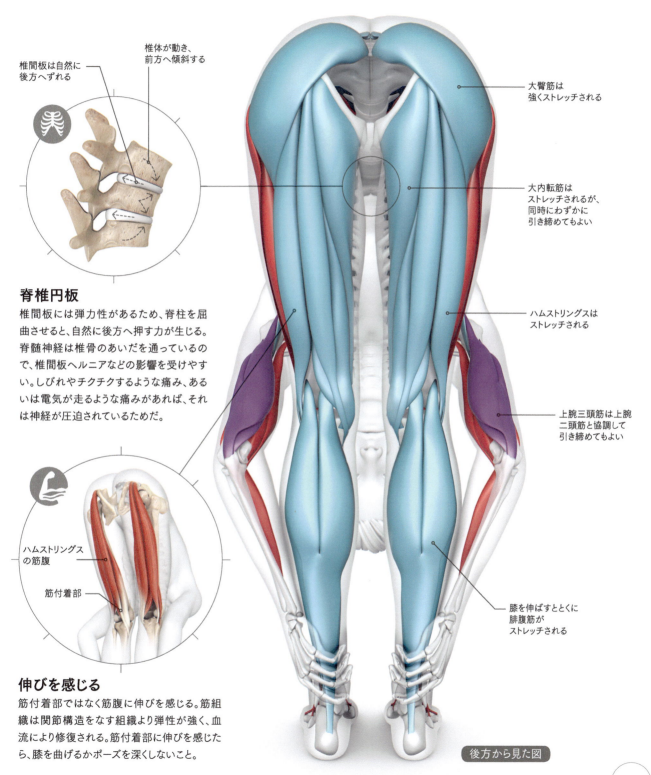

椎間板は自然に後方へずれる

椎体が動き、前方へ傾斜する

大臀筋は強くストレッチされる

大内転筋はストレッチされるが、同時にわずかに引き締めてもよい

ハムストリングスはストレッチされる

上腕三頭筋は上腕二頭筋と協調して引き締めてもよい

膝を伸ばすとともに腓腹筋がストレッチされる

ハムストリングスの筋腹

筋付着部

脊椎円板
椎間板には弾力性があるため、脊柱を屈曲させると、自然に後方へ押す力が生じる。脊髄神経は椎骨のあいだを通っているので、椎間板ヘルニアなどの影響を受けやすい。しびれやチクチクするような痛み、あるいは電気が走るような痛みがあれば、それは神経が圧迫されているためだ。

伸びを感じる
筋付着部ではなく筋腹に伸びを感じる。筋組織は関節構造をなす組織より弾性が強く、血流により修復される。筋付着部に伸びを感じたら、膝を曲げるかポーズを深くしないこと。

後方から見た図

93

立位のアーサナ

椅子のポーズ CHAIR

ウッカターサナ Utkatasana【Utkata＝力強い】

椅子のポーズは、体の一番大きな筋肉群を収縮させ、心拍数を上げ、体幹を強く引き締めます。エネルギーを高めるこの立位ポーズは、いくつかの研究で寿命を延ばすうえで重要であることが示されている大腿部を強化します。

⚠ ポーズの特徴

大腿部、股関節、体幹の周囲の筋肉を強く引き締め、スクワットの姿勢を維持します。両腕は頭上へ持ち上げることで、体幹をさらに強化し、肩の筋肉を引き締めます。手を腰に当てて行えば、負荷を軽くすることもできます。

胴体

脊柱伸筋群と腹横筋を引き締め、背柱の自然なカーブを保つ。腹直筋は最大限に伸ばされている。菱形筋（りょうけいきん）は、中部・下部僧帽筋とともに引き締められ、肩甲骨を内転、安定させる。肩の屈曲とともに広背筋はストレッチされる。

首

上部僧帽筋はわずかに引き締められ、肩甲骨を挙上させているが、首周りの部分は意識的に柔らかく保つように、余分な緊張を抜く。頸部伸筋群を引き締め、頭が前方に倒れないようにする。

腕

肩の屈筋群を引き締め、腕を頭上に持ち上げる。三角筋は力強く引き締め、腕を外転させて適切な位置に保つように、かつ肩が屈曲している状態での腕の支持を助ける。上腕三頭筋は肘を伸展させる。

腕橈骨筋（わんとうこっきん）
肘関節
上腕筋
上腕三頭筋
三角筋
肩関節
大胸筋
前鋸筋（ぜんきょきん）

頸部伸筋群

僧帽筋（中部／下部）
広背筋
背柱
腰方形筋
腹直筋
腹横筋

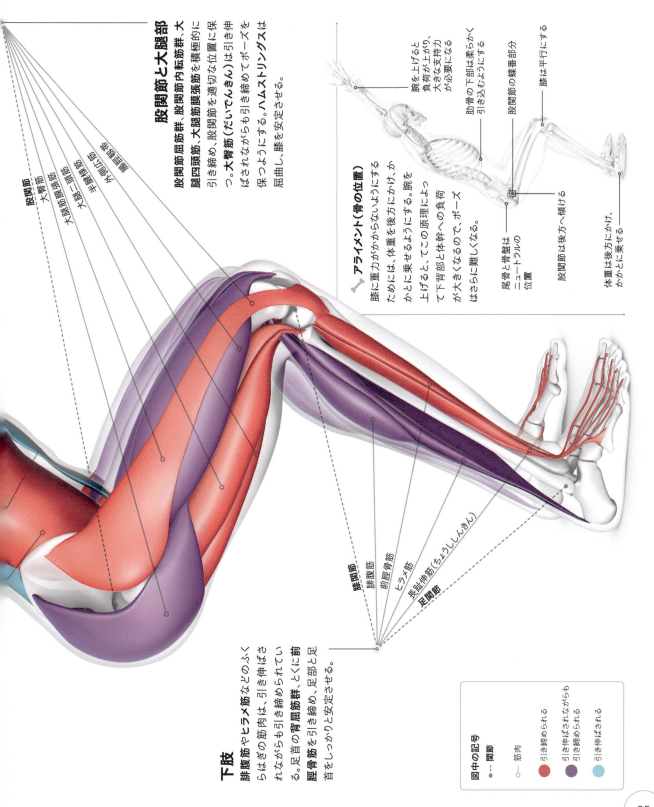

股関節と大腿部

股関節屈筋群、股関節内転筋群、大腿四頭筋、大腿筋膜張筋を積極的に引き締め、股関節を適切な位置に保つ。大臀筋（だいでんきん）は引き伸ばされながらも引き締めてポーズを保つようにする。ハムストリングスは屈曲し、膝を安定させる。

- 股関節
- 大臀筋
- 大腿筋膜張筋
- 大腿二頭筋
- 半腱様筋
- 内側広筋
- 膝関節

下肢

腓腹筋やヒラメ筋などのふくらはぎの筋肉は、引き伸ばされながらも引き締められている。足首の背屈筋群、とくに前脛骨筋を引き締め、足部と足首をしっかりと安定させる。

- 膝関節
- 腓腹筋
- 前脛骨筋
- ヒラメ筋
- 長趾伸筋（ちょうししんきん）
- 足関節

アライメント（骨の位置）

膝に重力がかからないようにするためには、体重を後方にするかたむけに乗せるようにする。腕を上げると、てこの原理による下背部と体幹への負荷が大きくなるので、ポーズがさらに難しくなる。

- 腕を上げると、負荷が上がり、大きな支持力が必要になる
- 肋骨の下部は柔らかく引き込むようにする
- 股関節の蝶番部分
- 膝は平行にする
- 尾骨と骨盤はニュートラルの位置
- 股関節は後方へ傾ける
- 体重は後方にかけ、かかとに乗せる

図中の記号

- ● 関節
- ○ 筋肉
- 引き締められる
- 引き伸ばされながらも引き締められる
- 引き伸ばされる

95

椅子のポーズ｜ウッカターサナ

》 ポーズの効果

椅子のポーズは、全身に影響を与えます。例えば、腕を上げることで血圧が上がります。また、腕を上げると腰への負荷が上がり、心臓血管系や体幹の筋肉への負荷にもなります。

血圧

どんなポーズでも、腕を頭より上に上げると、より高い位置になった指先まで血液を押し上げるために血圧を上げなければならないので、すぐに心拍数が増大する。これらの身体的な変化には気をつけなければならない。高血圧の人は、腕を上げず手を腰に当てて行うとよい。

大腿四頭筋の強さ

大腿四頭筋の強さは寿命の指標である。バランスのとれた方法で大腿四頭筋を強化することは、膝や股関節の痛みを和らげ、バランスを改善する。椅子や床から立ち上がるために不可欠な筋肉なので、「自立した生活を保つための筋肉」だと考えられる。研究者は「坐位・立位のテスト」(左図)を、機能と寿命を知る方法として使っている。

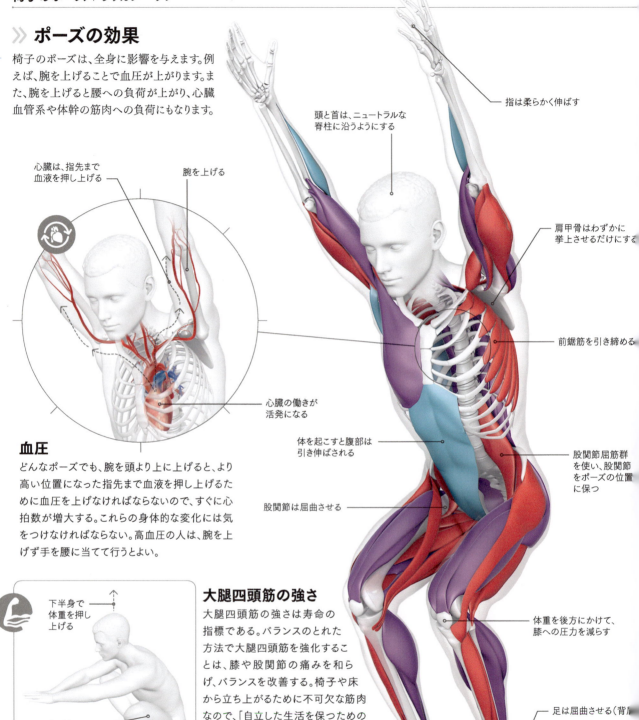

- 指は柔らかく伸ばす
- 頭と首は、ニュートラルな脊柱に沿うようにする
- 肩甲骨はわずかに挙上させるだけにする
- 前鋸筋を引き締める
- 体を起こすと腹部は引き伸ばされる
- 股関節屈筋群を使い、股関節をポーズの位置に保つ
- 股関節は屈曲させる
- 体重を後方にかけて、膝への圧力を減らす
- 足は屈曲させる(背屈)
- 心臓は、指先まで血液を押し上げる
- 腕を上げる
- 心臓の働きが活発になる
- 下半身で体重を押し上げる
- 大腿部の筋肉の力で立ち上がる

斜め前方から見た図

立位のアーサナ

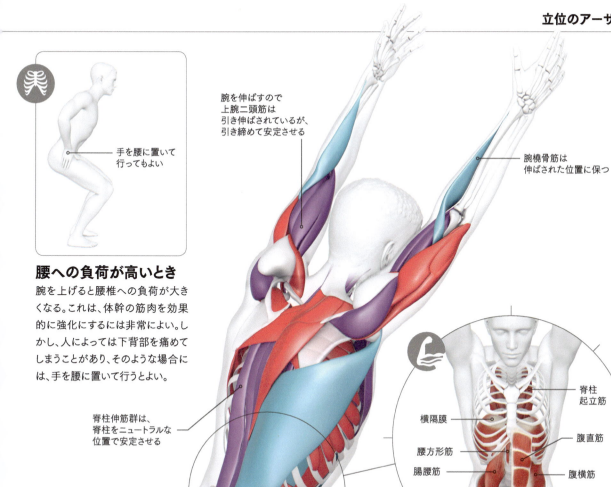

腕を伸ばすので上腕二頭筋は引き伸ばされているが、引き締めて安定させる

手を腰に置いて行ってもよい

腕橈骨筋は伸ばされた位置に保つ

腰への負荷が高いとき
腕を上げると腰椎への負荷が大きくなる。これは、体幹の筋肉を効果的に強化にするには非常によい。しかし、人によっては下背部を痛めてしまうことがあり、そのような場合には、手を腰に置いて行うとよい。

脊柱伸筋群は、脊柱をニュートラルな位置で安定させる

股関節は後方に引き、床に向けて下げる

脊柱起立筋

横隔膜

腰方形筋

腸腰筋

骨盤底

腹直筋

腹横筋

体幹の強さ
「体幹」とはどこを指すかについては多くの定義があるが、一般的には腹部全体、骨盤底、脊柱起立筋などの背部の筋肉、横隔膜を含み、腸腰筋が含まれることもある。椅子のポーズのようなアーサナは体幹の機能と意識を高め、その結果、姿勢やバランス、そして1日を通じての機能的な動作を改善することができる。

圧力とバランス
体重を後ろにかけ、かかとに乗せることで、膝に力がかからないようにする。足指を広げ、持ち上げてみよう。体重を後方に保ったまま、足指をゆっくり床につける。

膝を保護するために、体重を後方へ移動させる

足指は広げ、曲げたり力を入れたりせず、リラックスさせて下ろす

斜め後方から見た図

97

立位のアーサナ

三日月のポーズ
CRESCENT LUNGE

アンジャネーヤーサナ
Anjaneyasana 【Anjaneya＝礼拝、賛美】

このランジ（足を踏み出した姿勢）は、坐っている時間が長い生活の弊害を解消するのに適しています。また、踏み出しを強く力強く、股関節屈筋群をストレッチするので、ランナーや、ランニングを含む競技をしている人にも効果があります。

⚠ ポーズの特徴

このポーズでは、股関節の筋肉と臀筋（でんきん）群がストレッチされ、力強く緊張してバランスを保ちます。大腿部の筋肉を強く引き締めて股関節と膝を安定させながら、体幹の筋肉は、脊柱をやや後方に反らせて安定させます。

首

頸部の伸筋群は引き締めて頸椎を伸展させ、同時に頸部の屈筋群は引き締めつつ長く保って首を安定させ、頭が後ろに傾かないようにする。

腕

肩の伸筋群を引き締める。前部三角筋は肩の屈曲を助け、同時に後部三角筋は引き続けばるが、筋線維の一部は肩を安定させ、外旋させている。上腕三頭筋は肘を伸展させている。

顎を軽く上げる

脊柱はわずかに反らす

膝は足首の真上にくるようにする

内転筋群は寄せ合う

足をしっかり踏みしめ、体幹の引き締めを感じる

母趾球（ぼしきゅう）で地面を踏む

両足は腰幅に開く

アライメント（骨の位置）

足は腰幅に開きバランスを保つ。安全のために、前方の脚の膝は足首の真上より前に出ないようにする。

肘関節
腕橈骨筋（わんとうこつきん）
上腕筋
上腕二頭筋
烏口腕筋（うこうわんきん）
三角筋
肩関節
前鋸筋（ぜんきょきん）

頸長筋・頭長筋
胸鎖乳突筋
板状筋群

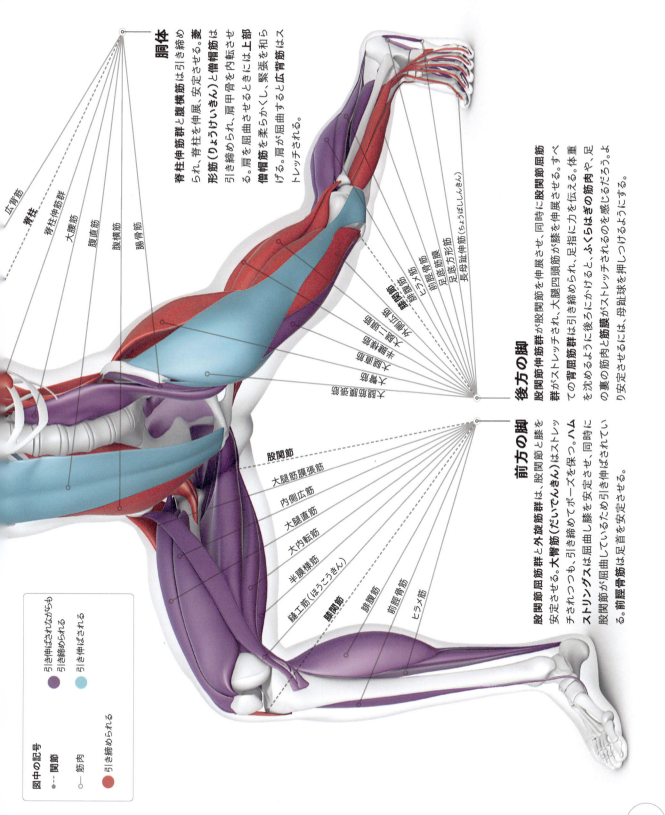

胴体

脊柱伸筋群と腹横筋は引き締められ、脊柱を伸展、安定させる。菱形筋（りょうけいきん）と僧帽筋は引き締められ、肩甲骨を内転させる。肩を屈曲させるときには**上部僧帽筋**を柔らかくし、緊張を和らげる。肩が屈曲すると広背筋はストレッチされる。

- 広背筋
- 脊柱
- 脊柱伸筋群
- 大腰筋
- 腹直筋
- 腹横筋
- 腸腰筋

後方の脚

股関節伸筋群が股関節を伸展させ、同時に股関節屈筋群がストレッチされ、大腿四頭筋が膝を伸展させる。すべての背屈筋群は引き締められ、足指に力を伝える。体重を沈めるように後ろにかけると、ふくらはぎの筋肉や、足の裏の筋膜がストレッチされるのを感じるだろう。より安定させるためには、母趾球を押しつけるようにする。

- 膝関節
- ヒラメ筋
- 腓腹筋
- 前脛筋膜
- 足底筋膜
- 長母趾伸筋（ちょうぼししんきん）
- 大腿二頭筋長頭
- 大腿二頭筋短頭
- 半腱様筋
- 半膜様筋
- 外側広筋
- 大殿筋

前方の脚

股関節屈筋群と外旋筋群は、股関節と膝を安定させる。大臀筋（だいでんきん）はストレッチされつつも、引き締めてポーズを保つ。ハムストリングスは膝を屈曲し膝を安定させ、同時に股関節が屈曲しているため引き伸ばされている。前脛骨筋は足首を安定させる。

股関節
- 大腿筋膜張筋
- 内側広筋
- 大腿直筋
- 大内転筋
- 半膜様筋
- 縫工筋（ほうこうきん）

膝関節
- 腓腹筋
- 前脛骨筋
- ヒラメ筋

図中の記号
- --- 関節
- ― 筋肉
- ● 引き締められる
- ● 引き伸ばされながらも引き締められる
- ● 引き伸ばされる

三日月のポーズ｜アンジャネーヤーサナ

立位のアーサナ

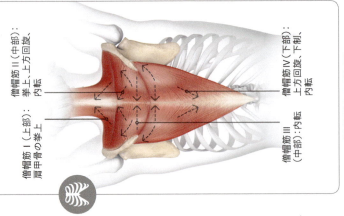

僧帽筋I（上部）：肩甲骨の挙上
僧帽筋II（中部）：挙上、上方回旋、内転
僧帽筋III（中部）：内転
僧帽筋IV（下部）：上方回旋、下制、内転

僧帽筋の動員

僧帽筋は3つの部分に分けられ、方向の異なる4種類の筋線維からなる。肩を屈曲させるときには、これらすべての筋線維ができるな程度で引き締められる。上部僧帽筋はわずかに引き締められて肩甲骨を挙上させるが、これらを引き締めすぎて緊張させてしまう人が多い。このアーサナでは中部と下部僧帽筋がおもにはたらく。

》ポーズの効果

快適で効果的なアライメントを見つけるために、軽減バージョンを試してもよいでしょう。このポーズは、上部僧帽筋や大臀筋のような、一般的に「ストレス」や「恐れ」の影響で引き締められる筋肉を意識的に解放します。

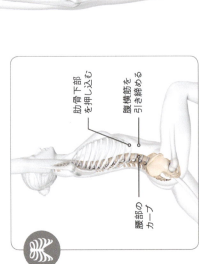

指は柔らかく伸ばす

頭はやや上に向ける

僧帽筋は引き締める

広背筋はストレッチされる

僧帽筋より深いところにある菱形筋は、肩甲骨を安定させる

両側の脊柱伸筋群を引き締める

脊柱の柔軟性

非常に体の柔らかい人では、器状の骨盤を前傾させて、脊柱で完全なアーチをつくることができる（→P14〜15）。もしこれができるなら、肋骨下部を押し込むようにして腹部、とくに腹横筋を引き締める。しかし、そのために尾骨をすくい上げるような動作で腰部のカーブをなくしてはいけない。

肋骨下部を押し込む
腹横筋を引き締める
腰部のカーブ

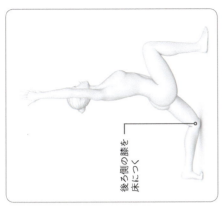

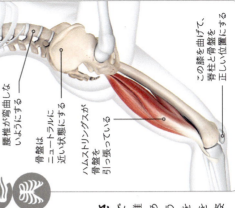

ハムストリングスのかたさ

ハムストリングスがかたい人では、骨盤が引かれて後傾し、腰椎が湾曲する。このような場合、あるいは下背部に圧迫されるような痛みを感じるなら、後方の膝を曲げてハムストリングスの牽引を弱めれば、よりニュートラルな姿勢がとれるようになる。

バリエーション

強度を下げるには、膝を床に折りたたんだ毛布の上についても行う。こうすればバランスをとる必要がなくなり、ストレッチに集中することができる。

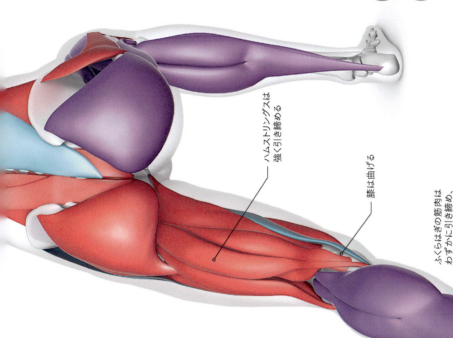

斜め後方から見た図

- ハムストリングスは強く引き締める
- 膝は曲げる
- ふくらはぎの筋肉はわずかに引き締め、ストレッチされながらもバランスを保つ
- 足底筋膜は足裏をストレッチさせる
- 後ろ側の脚は屈曲させる（背屈）

股関節の屈筋群

座っている時間が長いと、股関節の屈筋が堅くなっているかもしれない。大腰筋の恐れや緊張が反映される筋肉だと考えられているので、このアーサナを行うと、深い解き放たれるような感覚を感じることがあるだろう。古代の人々は、大腰筋を常に走って逃げるために、ストレスを受けたり、コンピューターの前に座っていたりしたときに、この筋肉を引き締めているのだ。

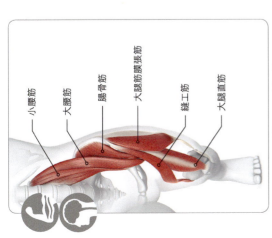

- 小腰筋
- 大腰筋
- 腸骨筋
- 大腿筋膜張筋
- 縫工筋
- 大腿直筋

後ろ側の膝を床につく

101

立位のアーサナ

戦士のポーズ II
WARRIOR II

ヴィーラバッドラーサナ II　Virabhadrasana II　【Virabhadra＝神話にでてくる戦士の名】

力強い立位ポーズで、大地を踏みしめ、安定を生み出します。しばらく戦士のポーズIIをしていると、バランスのとれた安定感が感じられます。感情を高ぶらせて物事に挑んでいるときの精神がどんな反応を示すかを見つめる、素晴らしい時間となるのです。

🧘 ポーズの特徴

このポーズでは、大腿部周辺と体幹の大きな筋肉群を引き締めます。腕は両方向へ伸ばし、肘や指は固めてロックするのではなく、関節にスペースをつくるようにします。

図中の記号
- ●---関節
- ○— 筋肉
- 引き締められる
- 引き伸ばされながらも引き締められる
- 引き伸ばされる

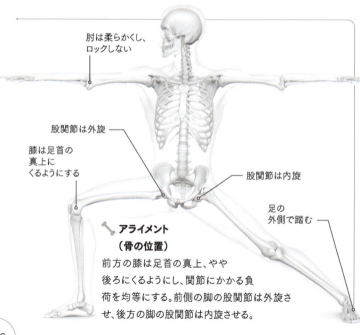

- 肘は柔らかくし、ロックしない
- 股関節は外旋
- 膝は足首の真上にくるようにする
- 股関節は内旋
- 足の外側で踏む

アライメント（骨の位置）
前方の膝は足首の真上、やや後ろにくるようにし、関節にかかる負荷を均等にする。前側の脚の股関節は外旋させ、後方の脚の股関節は内旋させる。

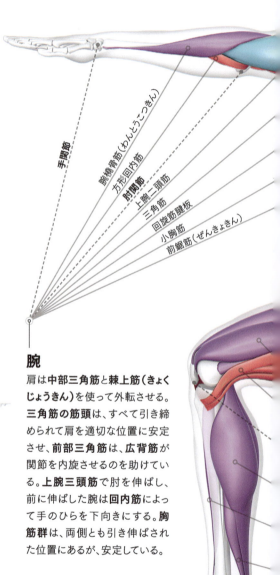

手関節／腕橈骨筋（わんとうこっきん）／方形回内筋／肘関節／上腕二頭筋／三角筋／回旋筋腱板／小胸筋／前鋸筋（ぜんきょきん）

腕
肩は中部三角筋と棘上筋（きょくじょうきん）を使って外転させる。三角筋の筋頭は、すべて引き締められて肩を適切な位置に安定させ、前部三角筋は、広背筋が関節を内旋させるのを助けている。上腕三頭筋で肘を伸ばし、前に伸ばした腕は回内筋によって手のひらを下向きにする。胸筋群は、両側とも引き伸ばされた位置にあるが、安定している。

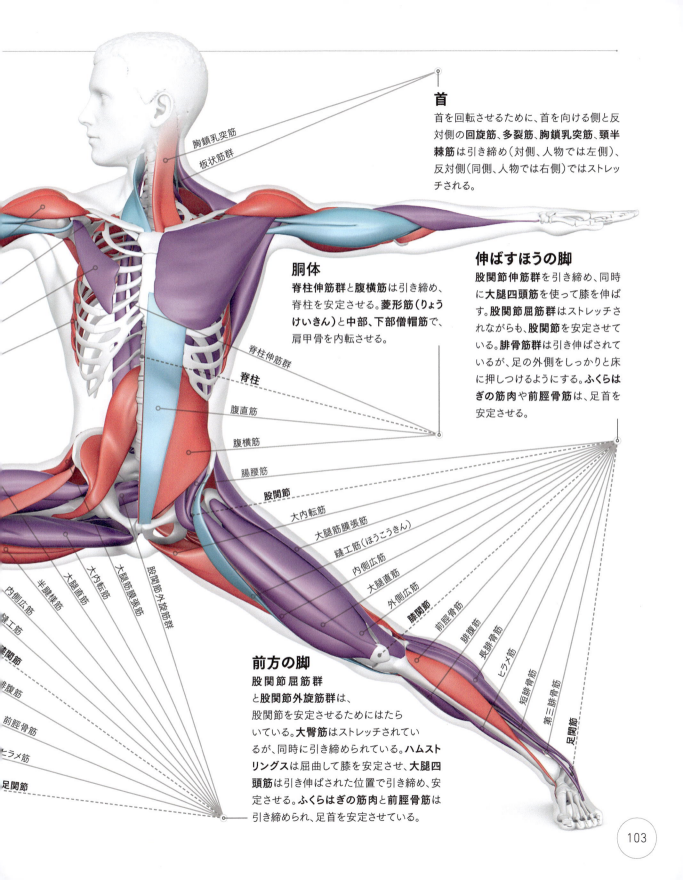

立位のアーサナ

戦士のポーズII｜ヴィーラバッドラーサナII

戦士のポーズIIでは、とくに適切なアライメントを保つことで、膝関節の損傷を防ぐようにします。膝は、人体でもっとも機械的で複雑な関節のひとつであるため、非常に重要なポイントです。

》 ポーズの効果

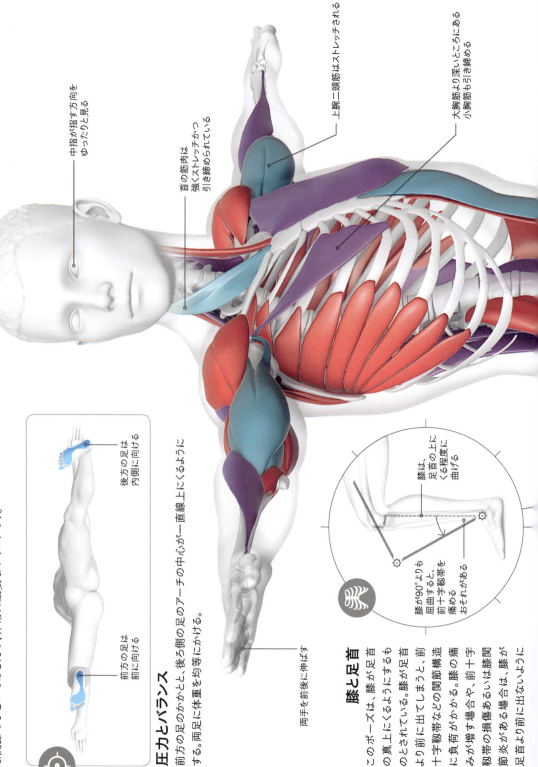

- 中指が指す方向をゆったりと見る
- 首の筋肉は強くストレッチかつ引き締められている
- 上腕二頭筋はストレッチされる
- 大胸筋より深いところにある小胸筋も引き締める
- 両手を前後に伸ばす
- 前方の足は前に向ける
- 後方の足は内側に向ける
- 膝は、足首のくる程度の上に曲げる
- 膝が90°よりも屈曲すると、前十字靭帯を痛める
- 膝が足首のくるより前上になるようにする

圧力とバランス

前方の足のかかとと、後ろ側の足のアーチの中心が一直線上にくるようにする。両足に体重を均等にかける。

膝と足首

このポーズは、膝が足首の真上にくるようにするのともっとも安定している。膝が足首より前に出てしまうと、前十字靭帯などの関節構造に負荷がかかる。膝の痛みが増す場合や、前十字靭帯の損傷あるいは膝関節炎がある場合は、膝が足首より前に出ないように。

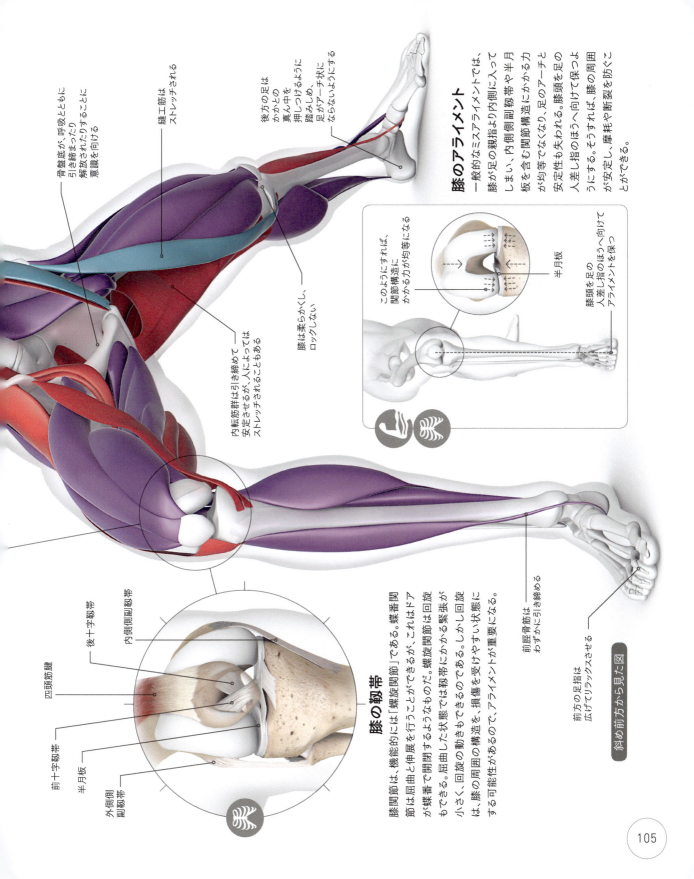

膝のアライメント

一般的なミスアライメントでは、膝が足の親指より内側に入ってしまい、内側側副靱帯や半月板を含む関節構造にかかる力が均等でなくなり、足のアーチと安定性も失われる。膝頭を足の人差し指のほうへ向けて保つようにする。そうすれば、膝の周囲が安定し、摩耗や断裂を防ぐことができる。

膝の靱帯

膝関節は、機能的には「蝶番関節」である。蝶番関節は屈曲と伸展を行うことができるが、これは扉が蝶番で開閉するようなものだ。蝶旋関節は回旋もできる。屈曲した状態では靱帯にかかる緊張が小さく、回旋の動きもできるのである。しかし回旋は、膝の周囲の構造を、損傷を受けやすい状態にする可能性があるので、アライメントが重要になる。

斜め前方から見た図

105

立位のアーサナ

戦士のポーズⅢ
WARRIOR Ⅲ

ヴィーラバッドラーサナⅢ Virabhadrasana Ⅲ

【Virabhadra＝神話にでてくる戦士の名】

戦士のポーズⅢは、立位でバランスを保つ力強いポーズで、集中力や筋肉の共同作用を高めます。頭を床と平行にすると、姿勢を感知し、正しい姿勢を保つことを助ける内耳内部の構造に影響を与えるので、さらにバランスをとるのが難しくなります。

バリエーション

バランスをとることが難しいが、土台はより安定している。四つん這いから始め、片方の腕を肩の高さまで上げ、反対側の脚を股関節の高さまで上げる。

ポーズの特徴

片足でバランスを保とうとするので、大腿部、下腿、足首の筋肉が強化されます。股関節周囲、体幹、肩の筋肉が強くはたらき、体のその他の部分を水平に保ちます。

アライメント（骨の位置）

ヒップポイントは下向きになっている。これで背中に痛みがあるようであれば、手を腰に当て、後方の脚をあまり高く持ち上げないようにして行うとよい。

上げている脚

股関節伸筋群は引き締められ、股関節屈筋群はストレッチされる。大腿四頭筋を引き締めて膝を伸ばし、ハムストリングスは引き締めながらも引き伸ばされている。踵で後ろに押すようにし、足首背屈筋群が、緊張しているのを感じる。こうすることで、バランスと全体的な安定を助ける。

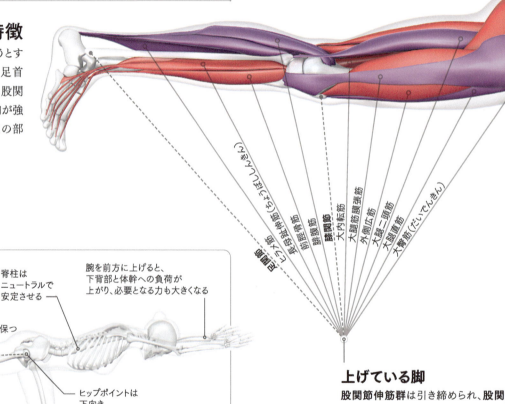

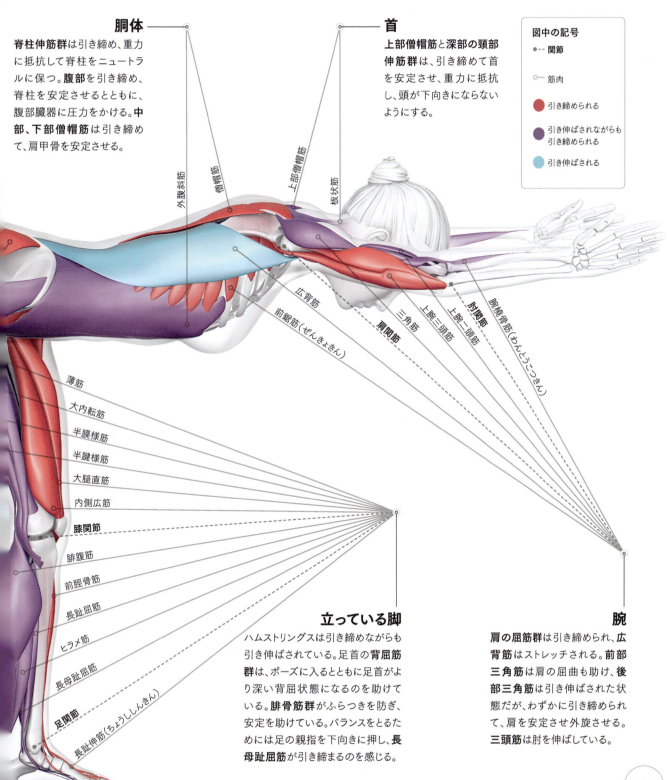

戦士のポーズⅢ ｜ ヴィーラバッドラーサナⅢ

≫ ポーズの効果

バランスの維持には、内耳、視覚、固有受容器からの情報入力という3つのメカニズムがはたらいています。戦士のポーズⅢでは、ポーズに入るとき、そしてポーズを維持するあいだの静的なバランスにおいて、これらのしくみのそれぞれに負荷をかけることで、動的なバランスを改善します。

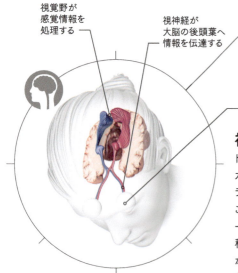

- 視覚野が感覚情報を処理する
- 視神経が大脳の後頭葉へ情報を伝達する
- 眼

視覚からの情報入力

ドリシュティ（Drishti）とは、ヨガ用語で「視点」を意味し、バランスと集中の両方を助けることができる。前方の静止した一点を柔らかく見つめる。数秒間目を閉じてみれば、視覚からの情報がバランスにとってどれほど重要かすぐにわかるだろう。

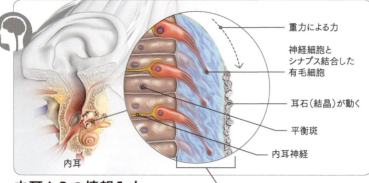

- 重力による力
- 神経細胞とシナプス結合した有毛細胞
- 耳石（結晶）が動く
- 平衡斑
- 内耳神経
- 耳石膜はゼラチン状の液体を含む
- 内耳

内耳からの情報入力

骨迷路内には、空間があって平衡またはバランスを調節している。有毛細胞と結合した神経細胞は、頭がどの方向へ動いているかを脳に伝え、バランスが調整される。

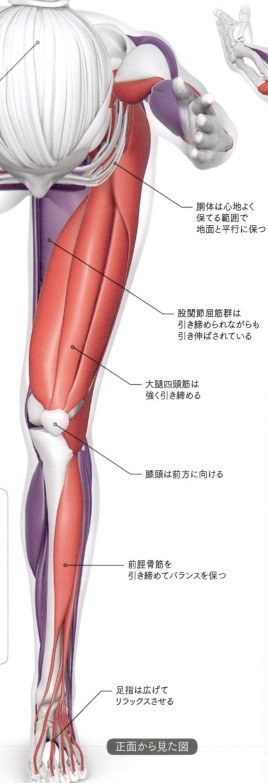

- 胴体は心地よく保てる範囲で地面と平行に保つ
- 股関節屈筋群は引き締められながらも引き伸ばされている
- 大腿四頭筋は強く引き締める
- 膝頭は前方に向ける
- 前脛骨筋を引き締めてバランスを保つ
- 足指は広げてリラックスさせる

正面から見た図

108

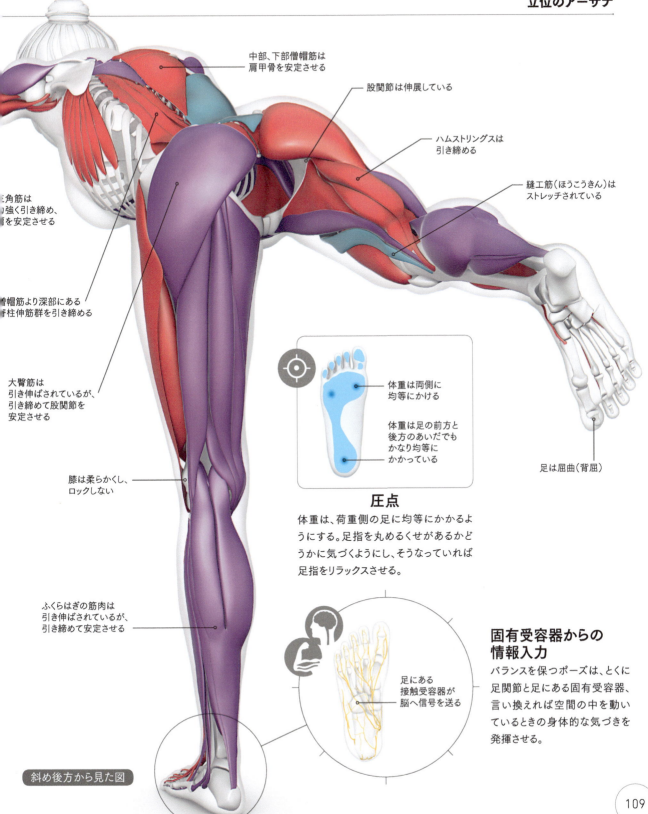

立位のアーサナ

中部、下部僧帽筋は肩甲骨を安定させる

股関節は伸展している

ハムストリングスは引き締める

縫工筋(ほうこうきん)はストレッチされている

三角筋は強く引き締め、肩を安定させる

僧帽筋より深部にある脊柱伸筋群を引き締める

大臀筋は引き伸ばされているが、引き締めて股関節を安定させる

足は屈曲(背屈)

膝は柔らかくし、ロックしない

体重は両側に均等にかける

体重は足の前方と後方のあいだでもかなり均等にかかっている

圧点

体重は、荷重側の足に均等にかかるようにする。足指を丸めるくせがあるかどうかに気づくようにし、そうなっていれば足指をリラックスさせる。

ふくらはぎの筋肉は引き伸ばされているが、引き締めて安定させる

足にある接触受容器が脳へ信号を送る

固有受容器からの情報入力

バランスを保つポーズは、とくに足関節と足にある固有受容器、言い換えれば空間の中を動いているときの身体的な気づきを発揮させる。

斜め後方から見た図

109

立位のアーサナ

木のポーズ
TREE
ヴルクシャーサナ Vrksasana【Vrksa＝木】

木のポーズは静的なバランスをつくり上げますが、これはなめらかで落ち着いた呼吸と精神の集中によって促すことができます。ヨガを代表するこのポーズをとっているとき、不安定になるのはまったく自然なことです。ふらついているときも、関節の安定性に欠かせない筋肉は強化されているのです。

■ ポーズの特徴

立っている脚の大腿部と下腿部の大きな筋肉群を引き締め、安定した脚の大腿部を体の土台とします。胴体を引き上げている脚の大腿部は、脚を持ち上げ外旋させるためにはたらいています。上体はニュートラルに安定させます。

脊柱伸筋群と腹横筋を引き締め、脊柱を引き伸ばして、ニュートラルな位置で安定させる。菱形筋（りょうけいきん）と中部、下部僧帽筋を引き締め、肩甲骨を内旋させる。

腕

上腕二頭筋と腕橈骨筋（わんとうこつきん）は肘を曲げ、大胸筋は肩の内転を助ける。胸骨の位置で手のひらを強く押し合うようにすると、手首の屈筋群はストレッチされ、手首の伸筋群は引き締められる。

- 肩関節
- 大胸筋
- 上腕三頭筋
- 手関節
- 上腕二頭筋
- 上腕筋

胴体
- 菱形筋群
- 脊柱
- 腹直筋
- 腹横筋

バリエーション
腕を頭の上に上げる
腕を頭の上に上げると、重心がより高い位置になる。目線を上げることで、バランスはよりとりにくくなる。腕を広めのV字型に開いて行うこともできる。

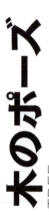

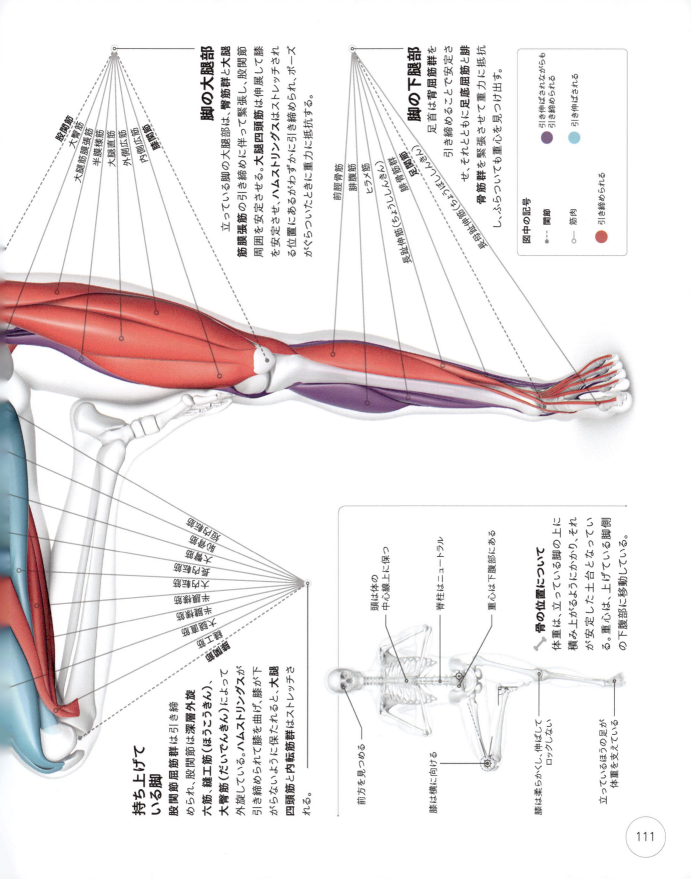

木のポーズ｜ヴルクシャーサナ

》ポーズの効果
木のポーズは、股関節を独特な位置で安定させます。ポーズを保つことで、身体、とくに立っている足の足底についての気づきが深められます。一定のペースで呼吸し、集中するようにします。

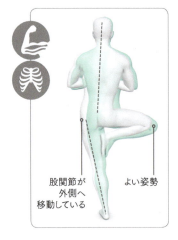

股関節外転筋群

立っているほうの脚の大腿部の上の股関節外転筋群、とくに中臀筋を引き締めていないと、股関節がずり上がって正しい位置から外れてしまう。これを防ぐには、立っているほうの脚の股関節を内側に押すようにして、骨盤を真ん中にもってくる。

股関節が外側へ移動している／よい姿勢

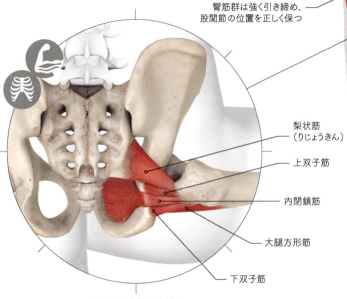

- 上部僧帽筋はリラックスさせる
- 両手が心臓の位置に保たれると、上腕二頭筋は引き締められる
- 膝を屈曲させるので大腿四頭筋はストレッチされる
- 脊柱伸筋群は引き締め、姿勢を維持する
- 臀筋群は強く引き締め、股関節の位置を正しく保つ
- 梨状筋（りじょうきん）
- 上双子筋
- 内閉鎖筋
- 大腿方形筋
- 下双子筋
- 足と大腿部は、逆向きに同じ力で互いに押し合う
- ハムストリングスは引き締め、バランスを維持する
- 足首周辺の靭帯は安定を助けている

後方から見た図

深層外旋六筋

股関節を横方向に回旋させるには、6つで1組となった小さな筋肉を引き締める。このような強い立位ポーズは、深層外旋六筋を力強くストレッチさせて強化する。これらの筋肉をより深くストレッチするには、ハトの王のポーズなどのストレッチを試してみるとよい。

立位のアーサナ

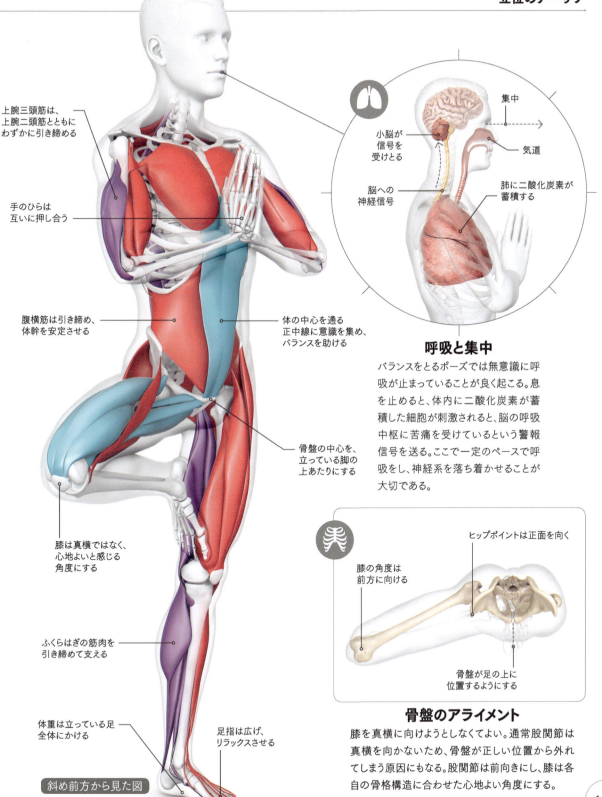

- 上腕三頭筋は、上腕二頭筋とともにわずかに引き締める
- 手のひらは互いに押し合う
- 腹横筋は引き締め、体幹を安定させる
- 体の中心を通る正中線に意識を集め、バランスを助ける
- 骨盤の中心を、立っている脚の上あたりにする
- 膝は真横ではなく、心地よいと感じる角度にする
- ふくらはぎの筋肉を引き締めて支える
- 体重は立っている足全体にかける
- 足指は広げ、リラックスさせる

斜め前方から見た図

（呼吸と集中の図）
- 集中
- 小脳が信号を受けとる
- 気道
- 脳への神経信号
- 肺に二酸化炭素が蓄積する

呼吸と集中

バランスをとるポーズでは無意識に呼吸が止まっていることが良く起こる。息を止めると、体内に二酸化炭素が蓄積した細胞が刺激されると、脳の呼吸中枢に苦痛を受けているという警報信号を送る。ここで一定のペースで呼吸をし、神経系を落ち着かせることが大切である。

（骨盤のアライメントの図）
- ヒップポイントは正面を向く
- 膝の角度は前方に向ける
- 骨盤が足の上に位置するようにする

骨盤のアライメント

膝を真横に向けようとしなくてよい。通常股関節は真横を向かないため、骨盤が正しい位置から外れてしまう原因にもなる。股関節は前向きにし、膝は各自の骨格構造に合わせた心地よい角度にする。

立位のアーサナ

踊り子のポーズ DANCER
ナタラージャーサナ Natarajasana【Nata＝ダンサー】

踊り子のポーズは難しいポーズで、バランスをとって静止します。強さや柔軟性、敏捷性も高められます。ポーズを優雅にとったり解いたりするためには、動的なバランスの技能が必要ですが、壁や椅子で安定させて行うことも可能です。

ポーズの特徴

立っている脚の側の股関節、大腿部、脚の大きな筋肉が力強く引き締められ、片足でのバランスを助けます。バランスを釣り合わせるために後ろへ蹴り上げるほど、上げている脚の股関節と大腿部の前側がストレッチされます。背中の筋肉は引き締められ、後ろに反った状態になり、胸部と腹部はストレッチされます。首は長く伸ばし、肩はリラックスさせます。

図中の記号
- ●-- 関節
- ○ 筋肉
- ● 引き締められる
- ● 引き伸ばされながらも引き締められる
- ● 引き伸ばされる

腕
前に伸ばした腕は、**前部三角筋、大胸筋、烏口腕筋（うこうわんきん）**が肩を屈曲させ、同時に**三頭筋**で肘を伸ばす。後方の腕は、**後部三角筋、広背筋、大円筋**を引き締めて肩を伸展させ、**三頭筋**で肘を伸ばしている。**肘屈筋群**も引き伸ばされた位置にあるが引き締められ、同じ長さを保ちながらも力を出して脚を内側に引いている。

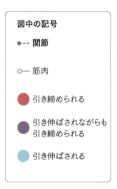

腕橈骨筋（わんとうこつきん）
肘関節
上腕二頭筋
上腕三頭筋
三角筋
肩関節
大胸筋

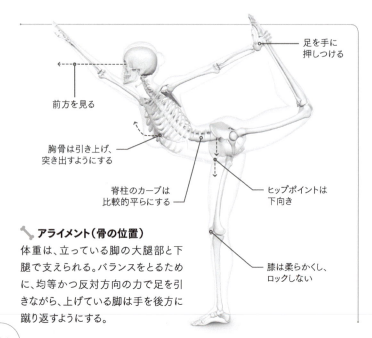

- 足を手に押しつける
- 前方を見る
- 胸骨は引き上げ、突き出すようにする
- 脊柱のカーブは比較的平らにする
- ヒップポイントは下向き
- 膝は柔らかくし、ロックしない

アライメント（骨の位置）
体重は、立っている脚の大腿部と下腿で支えられる。バランスをとるために、均等かつ反対方向の力で足を引きながら、上げている脚は手を後方に蹴り返すようにする。

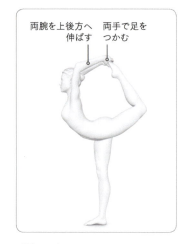

両腕を上後方へ伸ばす　両手で足をつかむ

バリエーション
強度を上げるには、両腕を上後方へ伸ばして足の親指をつかむ。下背部にはさまれるような痛みを感じたら、深く曲げないようにする。足首にストラップをつけ、それを引くようにして行うこともできる。

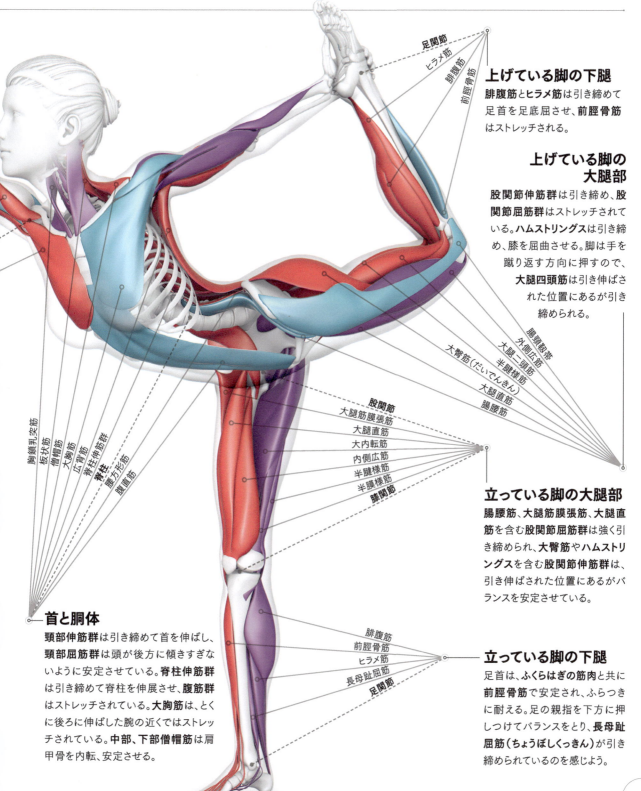

踊り子のポーズ｜ナタラージャーサナ

≫ ポーズの効果

踊り子のポーズは、力を入れることと緩めること、そして安定性と可動性のあいだのバランスを鍛え上げます。このような強化につながるポーズをとることで、微小な断裂ができ、それが修復されるときに筋肉はつくられるのです。

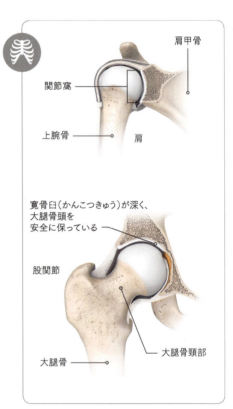

- 肘は柔らかくし、ロックしない
- 首の筋肉は顎を安定させ、わずかに持ち上げる
- 内転筋群は引き締められているが、引き伸ばされている

正面から見た図

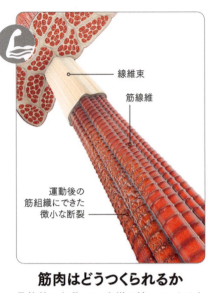

- 線維束
- 筋線維
- 運動後の筋組織にできた微小な断裂

筋肉はどうつくられるか

骨格筋の細胞は一生増え続けることはない。その代わりに、細胞の直径は大きくなる。運動後の筋細胞は、損傷を受けていて、微小な断裂がたくさんできているが、それは組織への有益なストレスへの反応である。体は損傷部分に栄養を送って修復し、さらに前よりも強くしているのである。

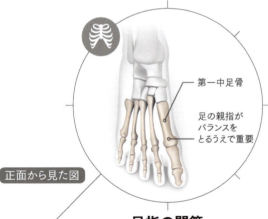

- 肩甲骨
- 関節窩
- 上腕骨
- 肩
- 寛骨臼（かんこつきゅう）が深く、大腿骨頭を安全に保っている
- 股関節
- 大腿骨頸部
- 大腿骨
- 第一中足骨
- 足の親指がバランスをとるうえで重要

球関節

肩関節と股関節は、どちらも球関節（→P16〜17）である。肩関節は浅いので可動域が大きく、靱帯と筋肉でのみ制限されます。股関節は対照的に深く、関節構造の関節を正しい位置に安全に保つはたらきはより大きい。

足指の関節

踊り子のポーズのようなポーズでは、足指を広げるとバランスをとりやすい。また、足の親指の関節が内側に弯曲して関節周囲の骨の変形や炎症につながる外反母趾（腱膜瘤）を防ぐこともできる。

立位のアーサナ

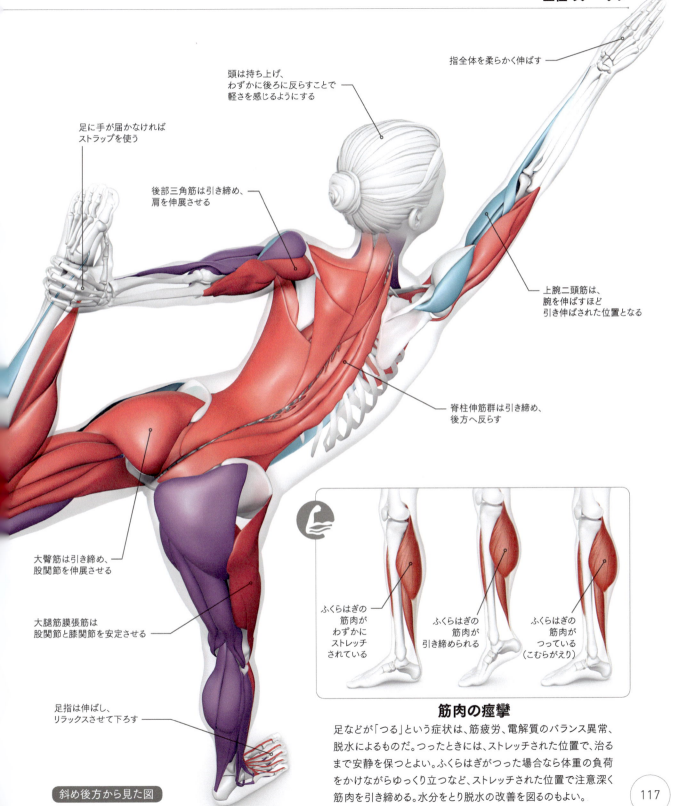

- 指全体を柔らかく伸ばす
- 頭は持ち上げ、わずかに後ろに反らすことで軽さを感じるようにする
- 足に手が届かなければストラップを使う
- 後部三角筋は引き締め、肩を伸展させる
- 上腕二頭筋は、腕を伸ばすほど引き伸ばされた位置となる
- 脊柱伸筋群は引き締め、後方へ反らす
- 大臀筋は引き締め、股関節を伸展させる
- 大腿筋膜張筋は股関節と膝関節を安定させる
- 足指は伸ばし、リラックスさせて下ろす

斜め後方から見た図

- ふくらはぎの筋肉がわずかにストレッチされている
- ふくらはぎの筋肉が引き締められる
- ふくらはぎの筋肉がつっている（こむらがえり）

筋肉の痙攣

足などが「つる」という症状は、筋疲労、電解質のバランス異常、脱水によるものだ。つったときには、ストレッチされた位置で、治るまで安静を保つとよい。ふくらはぎがつった場合なら体重の負荷をかけながらゆっくり立つなど、ストレッチされた位置で注意深く筋肉を引き締める。水分をとり脱水の改善を図るのもよい。

立位のアーサナ

三角のポーズ
TRIANGLE
トリコーナーサナ Trikonasana【Trikona＝三角】

三角のポーズは体を強化することができる、しっかりと足をついて行う立位のポーズです。重力に抵抗し、前方に傾かないようにするために、脊柱と胸郭をひねる動作も含まれます。このような強度の高いポーズは、筋肉と骨の両方を強化します。

⚠ ポーズの特徴

このポーズは、とくに体幹、大腿部、脚を強化します。脊柱に近いところにある深部の筋肉は、脊柱を安定させるために引き締められ、脳へフィードバックを送って、心と体のつながりを高めます。

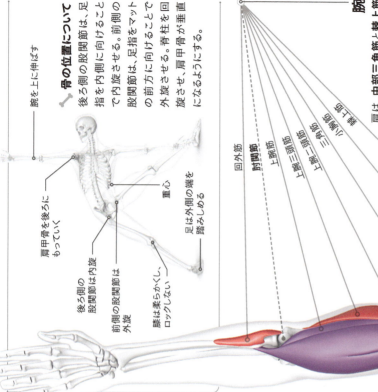

骨の位置について
後ろ側の股関節は、足指を内側に向けることで内旋させ、足指をマットの前方に向けることで外旋させ、脊柱を回旋させ、肩甲骨が垂直になるようにする。

腕を上に伸ばす

肩甲骨を後ろにもっていく

後ろ側の股関節は内旋

前側の股関節は外旋

膝は柔らかくし、ロックしない

重心

足は外側の端を踏みしめる

腕
肩は、中部三角筋と棘上筋（きょくじょうきん）によって外転させ、回旋筋腱板の筋肉によって安定させる。後部三角筋は肩を外旋させる。肘は上腕三頭筋で伸ばし、前腕は回外筋を使って手のひらを前に向ける。

回外筋
肘関節
上腕筋
上腕三頭筋
上腕二頭筋
三角筋
小胸筋

首と胴体
首を回旋させるために、下になる側では、胸鎖乳突筋、頸半棘筋、多裂筋、頭半棘筋は引き締められ、上側はストレッチされる。頭板状筋と頚板状筋は上側では引き締められ、下側ではストレッチされている。腹横筋は引き締められ、脊柱を安定させる。上に向ける側では、外腹斜筋がストレッチされて脊柱を回旋させる。下になる側では、内腹斜筋は引き締められて脊柱を回旋させる。外腹斜筋が引き締められて、脊柱を回旋させる。

胸鎖乳突筋
脊柱起立筋群
脊柱
腹斜筋
腹横筋

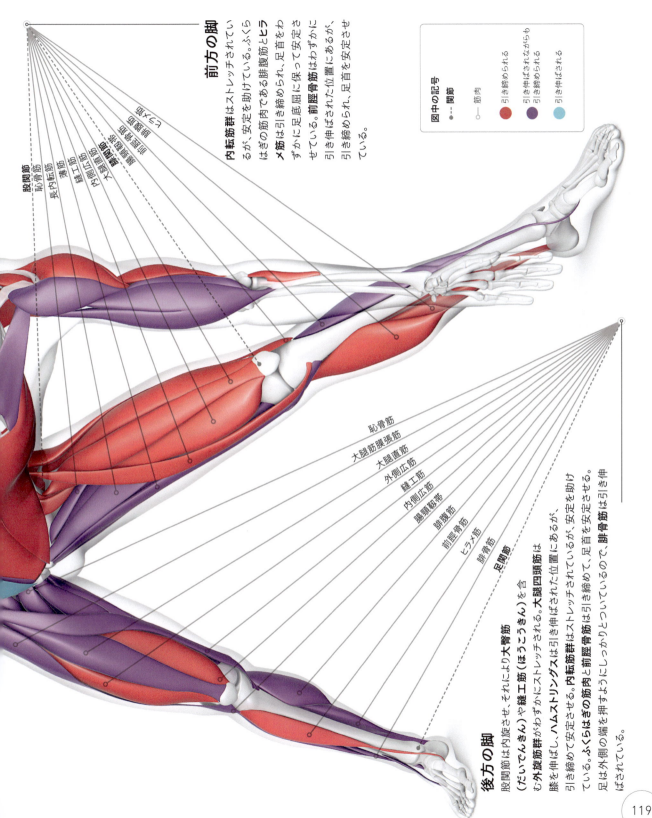

前方の脚

内転筋群はストレッチされているが、安定を助けている。ふくらはぎの筋肉である腓腹筋とヒラメ筋は引き締められ、足首をわずかに足底屈に保って安定させている。前脛骨筋はわずかに引き伸ばされた位置にあるが、引き締められ、足首を安定させている。

後方の脚

股関節は内旋させ、それにより大臀筋（だいでんきん）や縫工筋（ほうこうきん）を含む外旋筋群がわずかにストレッチされる。大腿四頭筋は膝を伸ばし、ハムストリングスは引き伸ばされる。内転筋群と前脛骨筋はストレッチされているが、安定を助けている。ふくらはぎの筋肉は引き締めて、足首を安定させる。足は外側の端を押すようにしっかりとついているので、腓骨筋は引き伸ばされている。

三角のポーズ｜トリコーナーサナ　　立位のアーサナ

》ポーズの効果

三角のポーズのようなポーズでは、大腿部、股関節、背中の筋肉を強化することで、骨密度を高めるという効果もあると考えられる。このポーズで効果を得るにはポーズを緩めます。また、関節に問題があればポーズを緩めます。また、膝関節に問題があれば自分の体の声に耳を傾けようにしてください。

圧点

どんなポーズでも、しびれやピリピリする感じ、電気が走るような痛みが起こったら、緩める、またはポーズを解く。刺すような痛みや冷たさ、または鈍いしびれたときのような鈍い、感覚がないような感じがある場合、中止すべきである。これは、血流が圧迫されて血流が妨げられたために起こることがある。

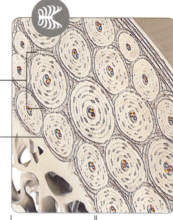

骨単位

緻密骨の骨端にある骨芽細胞

海綿骨

緻密骨

骨の成長

大腿部の大きな筋肉群がかたく引き締められると、骨に対して効果的なストレスがかかる。これによって骨芽細胞が刺激され、骨の形成を引き起こす。10年間にわたる試験で、ヨガは脊柱と大腿骨で骨密度を上昇させると思われるという結論が得られた。

上腕神経叢

斜角筋が神経を圧迫している可能性

回旋筋腱板の筋肉群は肩を安定させる

横突棘筋（回旋筋と多裂筋を含む）は、引き締めて意識的に回旋させる

首の筋肉は力強く引き締められ、かつストレッチされている

バリエーション

ねじりの三角のポーズでは、このポーズに胴体のねじりを加え、安定を難しくする。右足を前に出している場合は、前側の脚の胴体に向かって手を伸ばすように、胴体を右側に回旋させる。このポーズに問題がある場合には、左手を足で合わせ、たは床についても行ってもよい。

胴体はひねって上に向ける

後ろ側の足は外側を押しつけるように踏む

手は下に向かって伸ばす

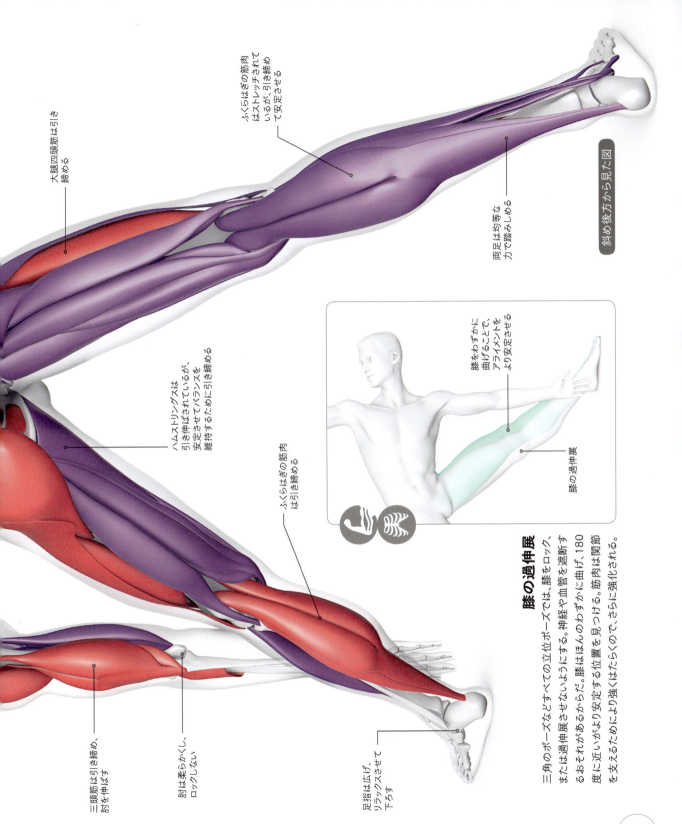

膝の過伸展

三角のポーズなどすべての立位ポーズでは、膝をロック、または過伸展させないようにする。神経や血管を遮断するおそれがあるからだ。膝はほんのわずかに曲げ、180度に近いがより安定する位置を見つける。筋肉は関節を支えるためにより強くはたらくので、さらに強化される。

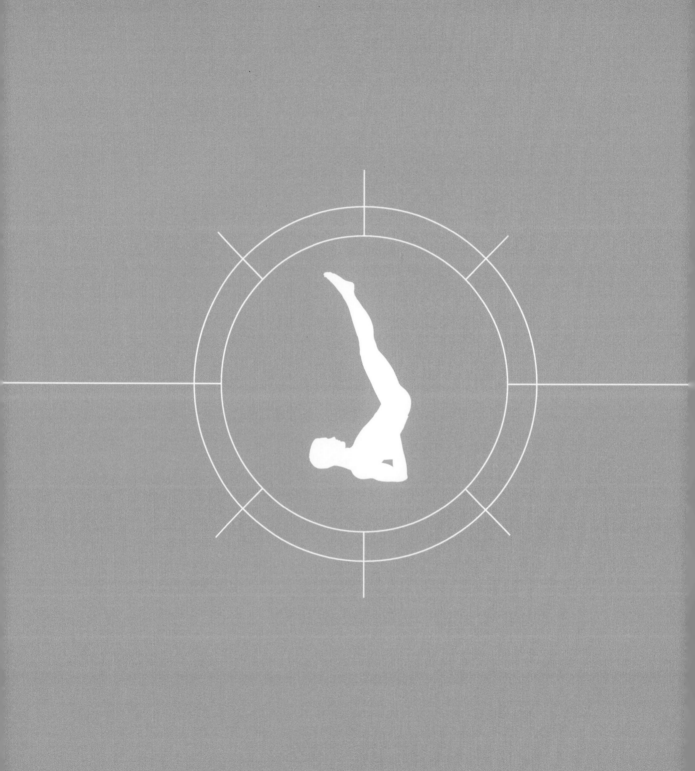

逆転のアーサナ
INVERSION ASANAS

逆転のアーサナは、体が逆さまになるポーズです。

頭を心臓より下にすることで、

血行が良くなり、リンパ排液が促進されるなどの、

特定の生理的効果や恩恵が得られます。

完全な逆位は、いわば素晴らしい探究の旅であり、

文字通りにも比喩的にも、新しい視点が得られるでしょう。

逆転のアーサナ

下向きの犬のポーズ
DOWNWARD-FACING DOG

アドームカシュヴァーナーサナ Adho Mukka Svanasana
【Adhas＝下】【Mukha＝向く】【Svana＝犬】

「ダウンドッグ」とも呼ばれ、現代のヨガのレッスンでよく行われるポーズで、とくに太陽礼拝などのフローシークエンスに欠かせないものです。上半身を前に倒して腕でバランスをとった部分的逆位のポーズで、脚の後ろを伸ばして、肩を強化します。

ポーズの特徴

このポーズでは、体(臀部、大腿部、ふくらはぎの筋肉)の後面を伸ばします。また、床を強く押すことで肩が鍛えられます。

胴体

腹横筋は脊柱と体幹を安定させる。脊柱伸筋群は、脊柱がニュートラル、あるいはやや伸展している状態で引き締まる。中部および下部僧帽筋が引き締められて肩甲骨を安定させ、肩甲骨をやや押し下げる。広背筋はストレッチされる。

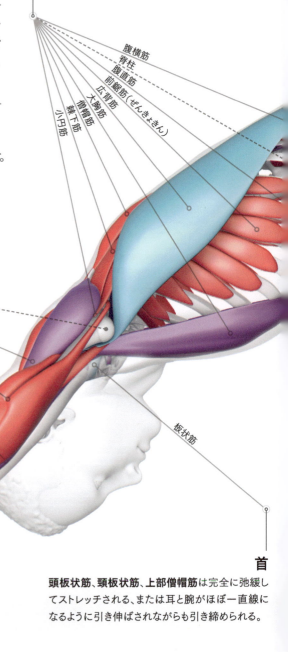

腹横筋
脊柱
腹直筋
前鋸筋(ぜんきょきん)
広背筋
大胸筋
僧帽筋
棘下筋
小円筋

腕

肩関節屈筋群を引き締める。そのひとつが大胸筋で、肩関節の外旋やわずかな外転によって筋線維が引き伸ばされる。三角筋が力強く引き締められて肩を正しい位置で安定させ、棘下筋(きょくかきん)や小円筋の助けを借りて肩関節を外旋させる。回旋筋腱板が緊張し、肩を安定させる。上腕三頭筋は肘関節を伸展させる。

肩関節
三角筋
上腕三頭筋
上腕二頭筋
肘関節
円回内筋
腕橈骨筋(わんとうこつきん)
方形回内筋
手関節

板状筋

首

頭板状筋、頸板状筋、上部僧帽筋は完全に弛緩してストレッチされる、または耳と腕がほぼ一直線になるように引き伸ばされながらも引き締められる。

124

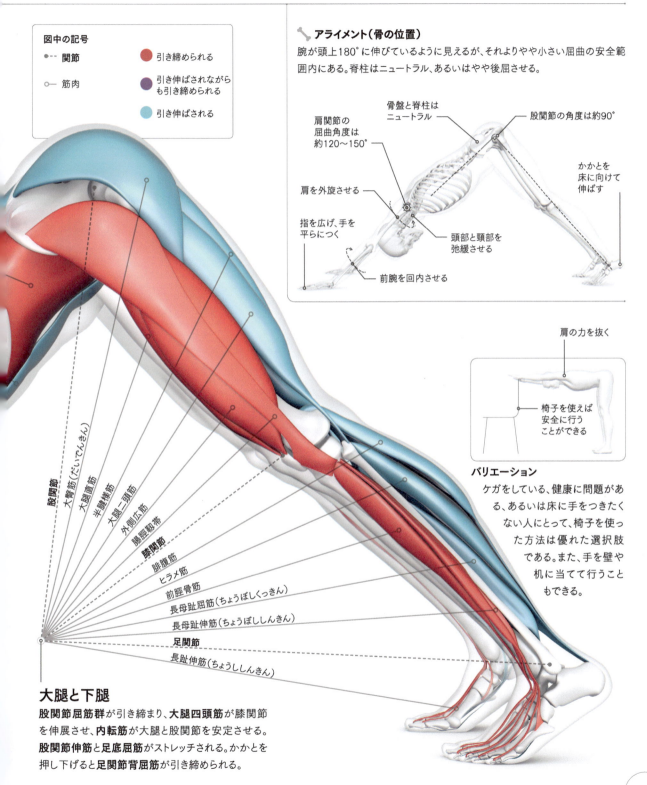

下向きの犬のポーズ | アドームカシュヴァーナーサナ

》ポーズの効果

下向きの犬のポーズの効果的なアライメントを見つけるのは、体がかたすぎる人にとっても柔らかすぎる人にとってもなかなか難しいですが、手を加えることで、誰でもできるようになります。

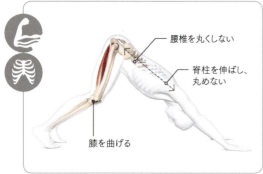
- 腰椎を丸くしない
- 脊柱を伸ばし、丸めない
- 膝を曲げる

ハムストリングスがかたい

ハムストリングスがかたいと、骨盤が引っ張られ背中が丸くなる。このポーズでは、脚を真っすぐにするよりも脊柱を適切な状態に保つことのほうが重要なため、脊柱を伸ばして骨盤をニュートラルに近づけるために、膝を曲げて床に近づける。

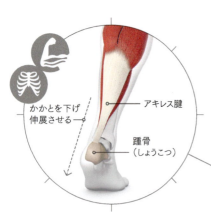
- かかとを下げ伸展させる
- アキレス腱
- 踵骨（しょうこつ）

アキレス腱

この腱は、ギリシャ神話のアキレスにちなんで名づけられた。多くの人はアキレス腱が非常にかたく、このポーズで踵を床につけることができない。アキレス腱がかたいほうが弾性力による位置エネルギーを蓄えられるという機能的利点がある。

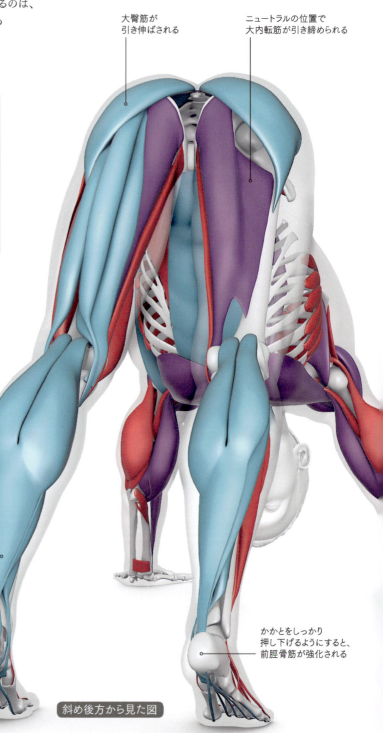
- 大臀筋が引き伸ばされる
- ニュートラルの位置で大内転筋が引き締められる
- かかとをしっかり押し下げるようにすると、前脛骨筋が強化される
- 斜め後方から見た図

逆転のアーサナ

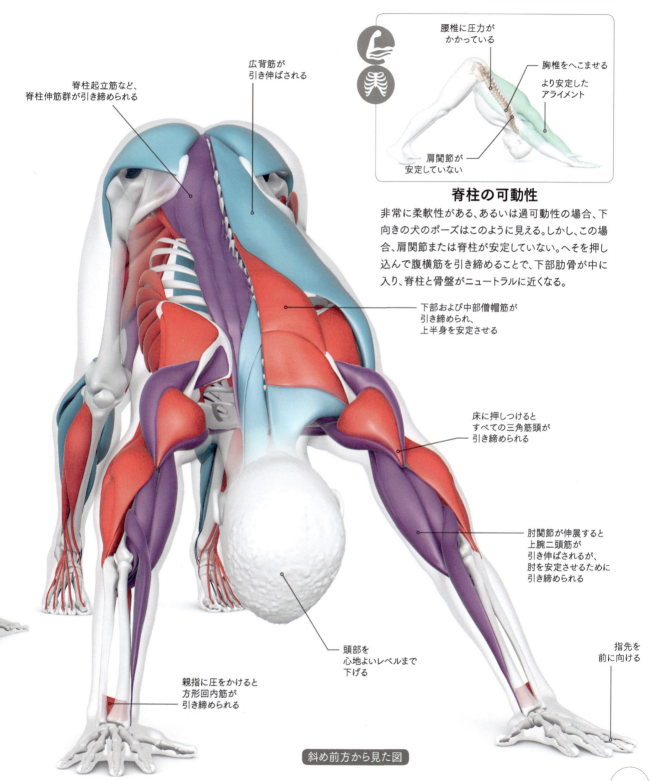

脊柱の可動性

非常に柔軟性がある、あるいは過可動性の場合、下向きの犬のポーズはこのように見える。しかし、この場合、肩関節または脊柱が安定していない。へそを押し込んで腹横筋を引き締めることで、下部肋骨が中に入り、脊柱と骨盤がニュートラルに近くなる。

- 腰椎に圧力がかかっている
- 胸椎をへこませる
- より安定したアライメント
- 肩関節が安定していない
- 広背筋が引き伸ばされる
- 脊柱起立筋など、脊柱伸筋群が引き締められる
- 下部および中部僧帽筋が引き締められ、上半身を安定させる
- 床に押しつけるとすべての三角筋頭が引き締められる
- 肘関節が伸展すると上腕二頭筋が引き伸ばされるが、肘を安定させるために引き締められる
- 頭部を心地よいレベルまで下げる
- 親指に圧をかけると方形回内筋が引き締められる
- 指先を前に向ける

斜め前方から見た図

逆転のアーサナ

頭立ちのポーズ
HEADSTAND
シールシャーサナ Sirsasana 【Sirsa＝頭】

この完全な逆位のポーズは、体を逆さまにします。このポーズには、より効率的に呼吸ができるようになり、上半身、とくに肩関節のまわりの筋肉と体幹が強化されるなど、多くの効果があると考えられています。

⚠ ポーズの特徴

このポーズは、腕と肩を強化します。体幹を中心に安定し、前後どちらの側にも転倒しないようにします。「頭立ち」という名前にもかかわらず、このポーズで体重を支えているのは頭ではなく、腕なのです。

下腿

足関節
足関節背屈筋が引き締められ、足首を背屈させる。つま先を伸展させる。ふくらはぎの筋肉はストレッチされた位置にある。

- 長母趾伸筋（ちょうぼししんきん）
- ヒラメ筋
- 長趾伸筋（ちょうししんきん）
- 前脛骨筋
- 腓腹筋

大腿

膝関節
大腿四頭筋が引き締められ、膝関節が伸展する。

股関節
股関節内転筋が引き締められて股関節を内転させ、外転筋がどちらの側にも転倒しないように安定させる。

- 薄筋
- 内側広筋
- 大腿直筋
- 大内転筋
- 長内転筋
- 縫工筋（ほうこうきん）
- 大腿筋膜張筋（だいたいきんまくちょうきん）
- 中臀筋（ちゅうでんきん）
- 大臀筋（だいでんきん）

図中の記号
- --- 関節
- ── 筋肉
- 🔴 引き締められる
- 🟣 引き伸ばされながらも引き締められる
- 🔵 引き伸ばされる

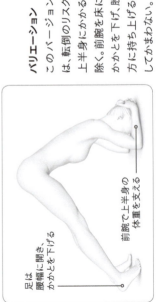

バリエーション
このバージョンのポーズは、転倒のリスクを軽減し、上半身にかかる体重をとり除く。前腕を床に押し付け、かかとを下げ、股関節を後方に持ち上げる。頭は楽にしてかまわない。

- 足は腰幅に開き、かかとを下げる
- 前腕で上半身の体重を支える

アライメント（骨の位置）

頸部の安全のために、頭部は地面に触れない、もしくはわずかに地面をかすめる程度で、体重はほとんどかかっていない。頸部を含め、脊柱はニュートラルである。

- かかとを押し上げる
- 骨盤はニュートラル
- 脊柱はニュートラル
- 頸部はニュートラルなカーブを描く
- 床に押し付けて体を持ち上げる

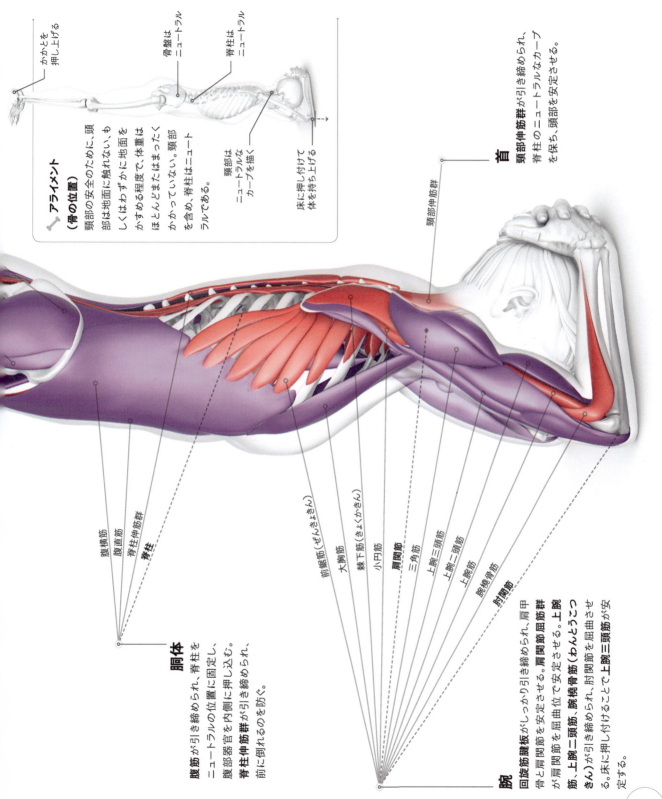

首
頸部伸筋群が引き締められ、脊柱のニュートラルなカーブを保ち、頭部を安定させる。

- 頸部伸筋群

胴体
腹筋が引き締められ、脊柱をニュートラルの位置に固定し、腹部器官を内側に押し込む。脊柱伸筋群が引き締められ、前に倒れるのを防ぐ。

- 腹横筋
- 腹直筋
- 脊柱伸筋群
- **脊柱**

腕
回旋筋腱板がしっかり引き締められ、肩甲骨と肩関節を安定させる。肩関節屈筋群が肩関節を屈曲位で安定させる。上腕筋、上腕二頭筋、腕橈骨筋（わんとうこつきん）が引き締められ、肘関節を屈曲させる。床に押し付けることで上腕三頭筋が安定する。

- 前鋸筋（ぜんきょきん）
- 大胸筋
- 棘下筋（きょくかきん）
- 小円筋
- **肩関節**
- 三角筋
- 上腕三頭筋
- 上腕二頭筋
- 上腕筋
- 腕橈骨筋
- **肘関節**

129

頭立ちのポーズ | シールシャーサナ

》 ポーズの効果

頭立ちのポーズは、頭部と頸部にほとんどあるいはまったく圧力をかけずに安全に行うことができます。頭立ちのポーズには多くの健康上の効果があり、呼吸器や肩関節の機能を改善し、血圧をうまくコントロールするのに役立ちます。

子宮内膜が子宮の
内側を覆っている

大腿四頭筋が
緊張し、
脚が挙上したまま
維持される

大腿筋膜張筋が
股関節を
安定させる

月経

ヨガの観点からは、月経中の逆転はエネルギーの自然な下向きの流れ（アパーナ・ヴァーユ）を妨げるため、月経中は逆転のポーズを避ける。

天井に向けて
かかとを挙上する

膝蓋骨（しつがいこつ）を
前に向ける

股関節内転筋群を
引き締め、
両脚を引き寄せる

腹筋を引き締め、
バランスを維持する

頭部を抱えて、
頭部が地面に
押し付けられない
ようにする

頭部に体重が
ほとんどあるいは
まったく
かからない
ようにする

胸部の
拡張に伴って
大胸筋が
引き締められながら
引き伸ばされる

ゆっくりとポーズをとり、
ゆっくりとポーズを
解くことで
首にかかる圧力が
減少する

圧力とバランス

頭立ちの現代流の方法、そしておそらくもっとも安全な方法では、頭部にかかる体重を0〜10％までにする。前腕で頭部を抱え込むことで、頭部はぎりぎり地面に触れない。前腕でしっかりと支えて、エネルギーを使って上向きに足を伸ばす。

前を見つめる

正面から見た図

逆転のアーサナ

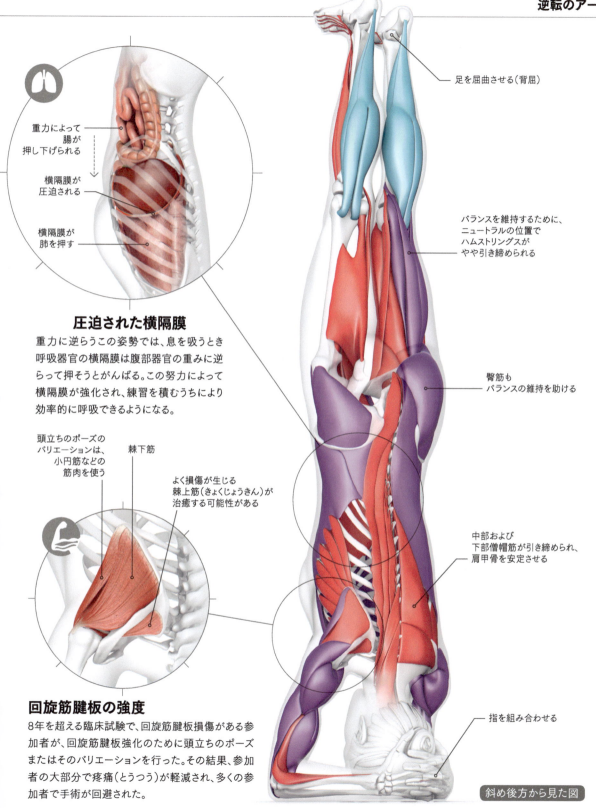

圧迫された横隔膜

重力に逆らうこの姿勢では、息を吸うとき呼吸器官の横隔膜は腹部器官の重みに逆らって押そうとがんばる。この努力によって横隔膜が強化され、練習を積むうちにより効率的に呼吸できるようになる。

- 重力によって腸が押し下げられる
- 横隔膜が圧迫される
- 横隔膜が肺を押す

回旋筋腱板の強度

8年を超える臨床試験で、回旋筋腱板損傷がある参加者が、回旋筋腱板強化のために頭立ちのポーズまたはそのバリエーションを行った。その結果、参加者の大部分で疼痛（とうつう）が軽減され、多くの参加者で手術が回避された。

- 頭立ちのポーズのバリエーションは、小円筋などの筋肉を使う
- 棘下筋
- よく損傷が生じる棘上筋（きょくじょうきん）が治癒する可能性がある

- 足を屈曲させる（背屈）
- バランスを維持するために、ニュートラルの位置でハムストリングスがやや引き締められる
- 臀筋もバランスの維持を助ける
- 中部および下部僧帽筋が引き締められ、肩甲骨を安定させる
- 指を組み合わせる

斜め後方から見た図

131

逆転のアーサナ

ショルダースタンドのポーズ
SHOULDERSTAND
アルダ・サルヴァーンガーサナ Ardha Sarvangasana 【Sarva＝すべて】【anga＝手足】

ショルダースタンド（肩立ち）は、古典的な逆転のポーズで、アーサナのレッスンの最後にリラックスするためによく行われます。血圧を降下させ、安静、消化、回復に関わる神経系の活性化を助けるからです。ここに示したバージョンは、頸部にかかる圧力を軽減します。

ポーズの特徴

このポーズは、頸部前面の筋肉を穏やかにストレッチします。体幹と大腿前面の筋肉が引き締まる一方で、上背部と頸部の筋肉が引き締められて体を安定させ、体を逆位に保ちます。

バリエーション

背中を支えるこのポーズは、脚を垂直にすることで安全に行えるようにする。肩の下に折り畳んだブランケットを置くことで頸部にかかる圧力を取り除き、頸部が鈍角に曲がらないようにする。頸部屈曲の角度を小さくすることで、損傷のリスクが低くなる。

脚を揃えて垂直に伸ばす

約2～4回折り畳んだブランケット

下肢

足を底屈させると、ふくらはぎの筋肉が引き締められ、背屈筋群、とくに前脛骨筋が引き伸ばされる。踵（かかと）を天井に向けて足関節を背屈させ、引き伸ばされている場所から引きらはぎの筋肉がくるらはぎの筋肉に移行するのを感じよう。

足関節
ヒラメ筋
前脛骨筋
腓腹筋

アライメント（骨の位置）

股関節を屈曲させることで、手により体重をかけ、上半身にはあまりかけないようにできる。このポーズはショルダースタンドであって、ネックスタンドではない。頸部に痛みが生じたり、強い圧力がかかったりしないようにすること。

脚を閉じる

脚の重みをやや前方にかける

股関節を屈曲させてバランスをとる

肩と上腕に体重をかける

頸部の屈曲は50°以下にする

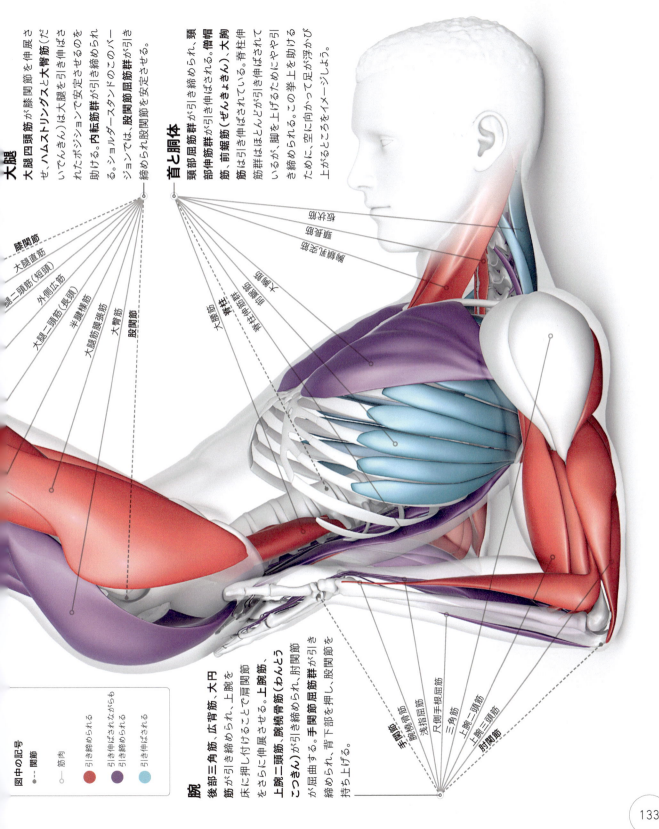

大腿

大腿四頭筋が膝関節を伸展させ、ハムストリングスと大臀筋が大腿を引き伸ばせているポジションで安定させるのを助ける。内転筋群が引き締められる。ショルダースタンドのこのバージョンでは、股関節屈筋群が引き締められ股関節を安定させる。

膝関節
- 大腿直筋
- 大腿二頭筋（短頭）
- 外側広筋
- 大腿二頭筋（長頭）
- 半腱様筋
- 大腿筋膜張筋
- 大臀筋
- **股関節**

首と胴体

頸部屈筋群が引き締められ、頸部伸展筋群が伸ばされる。僧帽筋、前鋸筋（ぜんきょきん）、大胸筋群は引き伸ばされている。脊柱伸展筋群はほとんどが引き伸ばされているが、脚を上げるためにやや引き締められる。この挙上に向かって足が浮かび上がるところをイメージしよう。

- 僧帽筋
- 大胸筋
- 大腰筋
- 脊柱
- 脊柱伸展筋群
- 前鋸筋
- 肋間筋

腕

後部三角筋、広背筋、大円筋が引き締められ、上腕を床に押し付けることで肩関節をさらに伸展させる。上腕二頭筋、腕橈骨筋（わんとうこつきん）が屈曲し、肘関節が屈曲する。手関節屈筋群が引き締められ、背下部を押し、股関節を持ち上げる。

- 手関節屈筋
- 腕橈骨筋
- 浅指屈筋
- 尺側手根屈筋
- 三角筋
- 上腕二頭筋
- 上腕三頭筋
- **肘関節**

図中の記号

- 関節
- 筋肉
- 引き締められる
- 引き伸ばされながらも引き締められる
- 引き伸ばされる

133

ショルダースタンドのポーズ ｜ アルダ・サルヴァーンガーサナ

》ポーズの効果

ショルダースタンドのポーズはリンパ排液を促進し、全身の循環を改善するのにとくに有効です。甲状腺を刺激することはないと思われますが、圧受容器を刺激して血圧を降下させる可能性があります。

リンパ排液

リンパ管は運動によって全身にリンパ液を循環させている。血管と同じように、リンパ管には一方向弁があり、逆流を防いでいる。逆転はこれらの弁の開放を促し、足首の浮腫（体液の貯留）を防ぐまたは軽減する。

圧受容器

このポーズでは血圧が上昇して脳に信号が送られ、一連の事象が連鎖的に作動して血圧を下げ、ホメオスタシスが維持される。頸部の屈曲で頸動脈圧受容器に物理的圧力がかかり、血圧降下を促すのかもしれない。定期的に行うとやがて血圧が下がる可能性がある。

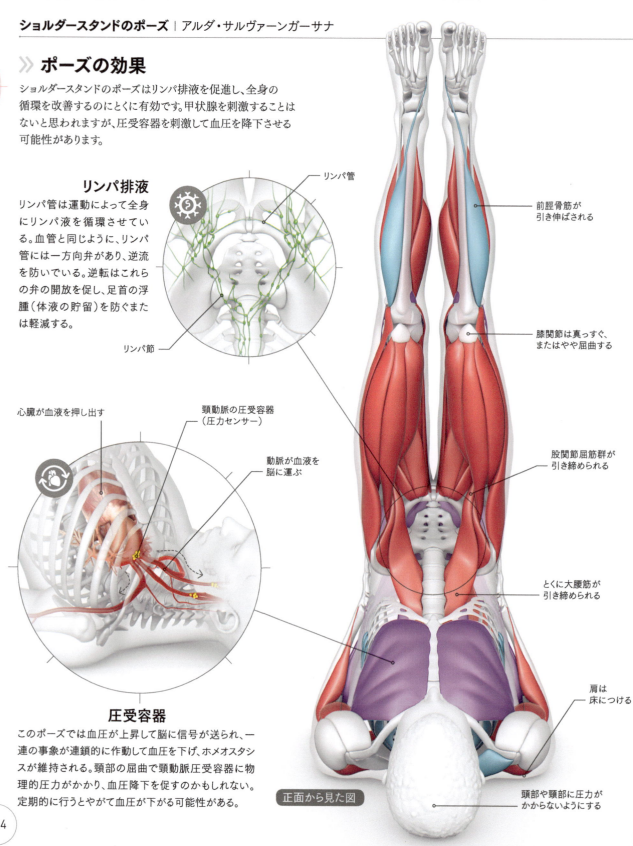

- リンパ管
- リンパ節
- 心臓が血液を押し出す
- 頸動脈の圧受容器（圧力センサー）
- 動脈が血液を脳に運ぶ
- 前脛骨筋が引き伸ばされる
- 膝関節は真っすぐ、またはやや屈曲する
- 股関節屈筋群が引き締められる
- とくに大腰筋が引き締められる
- 肩は床につける
- 頭部や頸部に圧力がかからないようにする

正面から見た図

134

逆転のアーサナ

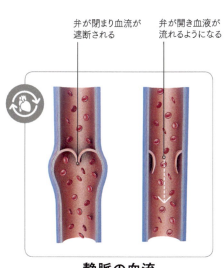

静脈の血流

動脈とは異なり、静脈には全身に血液を輸送するための筋肉壁がない。その代わり、逆流を防ぐための一方向弁があり、脱酸素化された血液を心臓に戻すのを助ける。逆転のポーズをとることで重力によって弁が開き、静脈血が心臓に戻るのを促進し、循環が改善される。

弁が閉まり血流が遮断される

弁が開き血液が流れるようになる

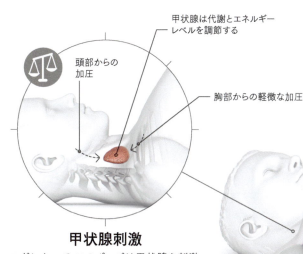

甲状腺刺激

ヨガにおいて、このポーズは甲状腺を刺激し調節すると考えられている。けれども、消化管と違って甲状腺は機械的圧力や運動を通して機能することはない。

甲状腺は代謝とエネルギーレベルを調節する

頭部からの加圧

胸部からの軽微な加圧

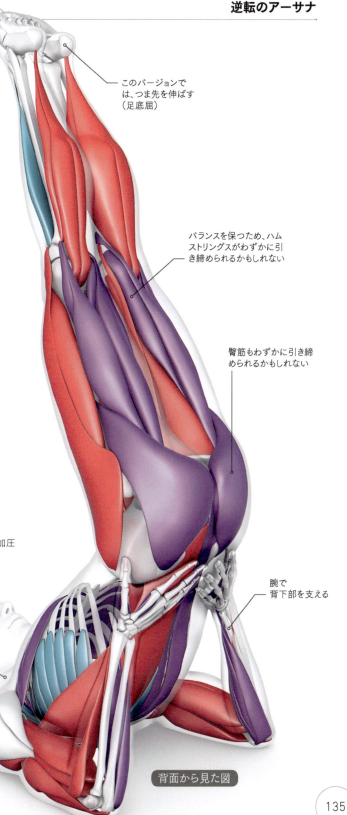

このバージョンでは、つま先を伸ばす（足底屈）

バランスを保つため、ハムストリングスがわずかに引き締められるかもしれない

臀筋もわずかに引き締められるかもしれない

腕で背下部を支える

背面から見た図

135

逆転のアーサナ

橋のポーズ BRIDGE
セートゥバンダーサナ Setu Bandhasana 【Setu＝橋】

橋のポーズは、穏やかで取り組みやすい後屈のポーズで、腰背部痛を緩和し、とくに長いあいだ坐っていることで生じる不快感の緩和に役立つ可能性があります。これは鎮静のポーズで、レッスンの最後に緊張をほぐすために、あるいは1日の終わりに睡眠への準備として多くの人がこのポーズを行っています。

🧘 ポーズの特徴
橋のポーズは、体の前面（大腿、腰部、腹部、胸部）の筋肉を引き伸ばします。体の後面（大腿、臀部、背部、肩）の筋肉がはたらいて挙上背屈の状態で体を支え保持するため、後面の筋肉が強くなります。

胴体
背柱伸筋群が引き締められ、**腹筋**が引き伸ばされる。胸部を広げると、**胸筋**、とくに**小胸筋**が引き伸ばされる。**中部・下部僧帽筋**と**菱形筋**（りょうけいきん）が協力して肩甲骨を引っ込めて安定させ、**前鋸筋**（ぜんきょきん）は引き伸ばされる。

首と腕
頸部を屈曲させるために**頸部屈筋群**が引き締められ、**頸部伸筋群**はやや引き伸ばされる。**後部三角筋**、**広背筋**、**大円筋**が引き締められ、肩が伸展する。**上腕三頭筋**が肘を伸展させる。

図中の記号
- ●-- 関節
- ○ 筋肉
- 🔴 引き締められる
- 🟣 引き伸ばされながらも引き締められる
- 🔵 引き伸ばされる

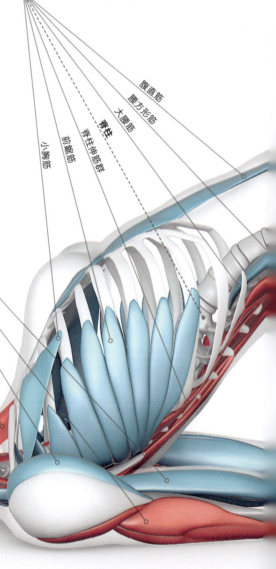

腹直筋
腰方形筋
脊柱
大腰筋
脊柱伸筋群
前鋸筋
小胸筋

上腕二頭筋
上腕三頭筋
三角筋
胸鎖乳突筋
頸長筋・頭長筋
板状筋

136

大腿

大腿四頭筋が引き伸ばされながらも引き締められ、**ハムストリングス**と協力して大腿を安定させる。左右の大腿が平行になるように引き寄せると、**内転筋**が引き締められる。

アライメント（骨の位置）

大腿の内側を引き締め、左右の大腿が平行になるようにする。空を見上げ、ポーズの最中に頭を回転させないようにする。

- 腰が上に押し上げられる
- 大腿は平行している
- 胸骨が顎に向かって押される
- 膝は腰幅に開く
- 肩甲骨がくっつくように締めつける
- 手を握る
- 足は腰幅に開き、膝の真下に置く

下腿

ふくらはぎの筋肉はニュートラルの位置で安定させる。**前脛骨筋**が足関節を背屈状態で安定させる。

- 大臀筋（だいでんきん）
- 股関節
- 大腿筋膜張筋
- 大腿二頭筋
- 大腿直筋
- 外側広筋
- 膝関節
- 腓腹筋
- 前脛骨筋
- ヒラメ筋
- 足関節

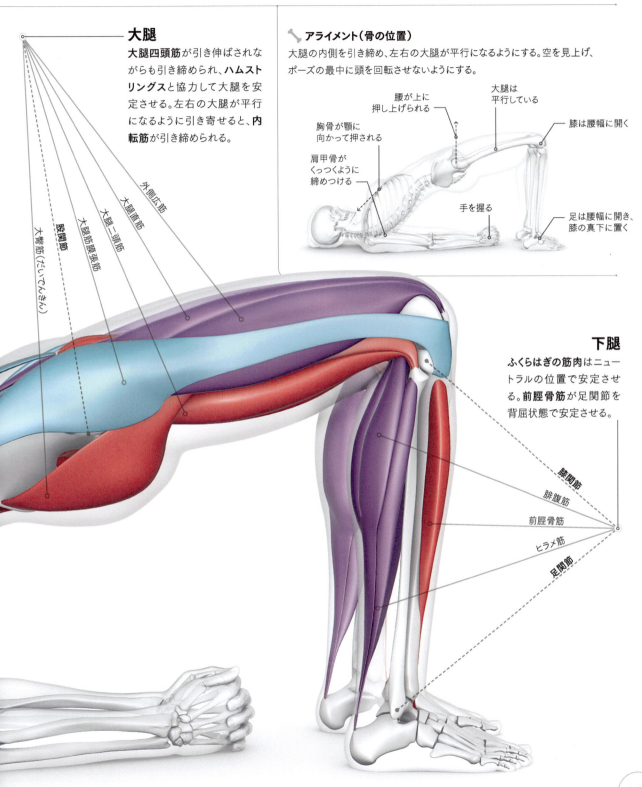

137

橋のポーズ ｜ セートゥバンダーサナ

》ポーズの効果

橋のポーズのような後屈も、「ハートオープナー」だと考えることができます。胸部を広げることで、心が開かれたように感じるからです。また、臀筋が強化され引き締まります。

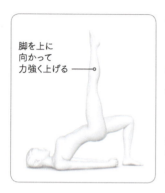

脚を上に向かって力強く上げる

バリエーション
より難易度を上げて骨盤の安定性を向上させるには、橋のポーズをとりながら片脚を上げてみよう。片脚を上げるには、体幹の筋肉を引き締めて背部を支える。股関節を平行に保ち、立てているほうの足を床に押しつけることで、支えを得る。

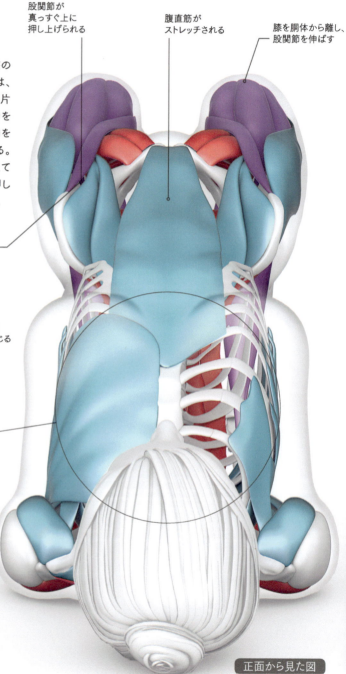

股関節が真っすぐ上に押し上げられる

腹直筋がストレッチされる

膝を胴体から離し、股関節を伸ばす

股関節が伸展する

正面から見た図

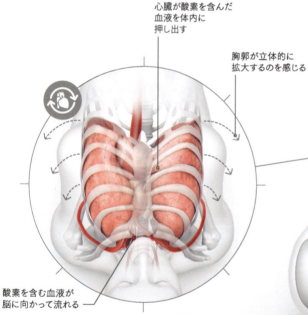

心臓が酸素を含んだ血液を体内に押し出す

胸郭が立体的に拡大するのを感じる

酸素を含む血液が脳に向かって流れる

血液の急激な流入

逆転のポーズは酸素の多い血液を急激に頭に送り込むともいわれるが、すぐに脳が血流を制御する。脳に血が上ったら腰を下げること。胸が開く感覚を意識しながら吸気時に胸郭が広がるのを感じよう。

逆転のアーサナ

臀筋を引き締める

股関節を伸展させて橋のポーズをとるには、臀筋とハムストリングスを引き締めなければならない。しかし、だからといって強く臀部を締めつけてはいけない。膝を前に押し出すようなイメージで、かかとを（マット上の位置を変えずに）頭部に向かって引き寄せるようにして、ハムストリングスの長さを変えずに（等尺性に）引き締める。

閉鎖性運動連鎖

一連の関節と筋肉が連動することを運動連鎖という。肩と足が固定された橋のポーズなどの閉鎖性運動連鎖は、腕が固定されていない開放性運動連鎖より安定感がある。

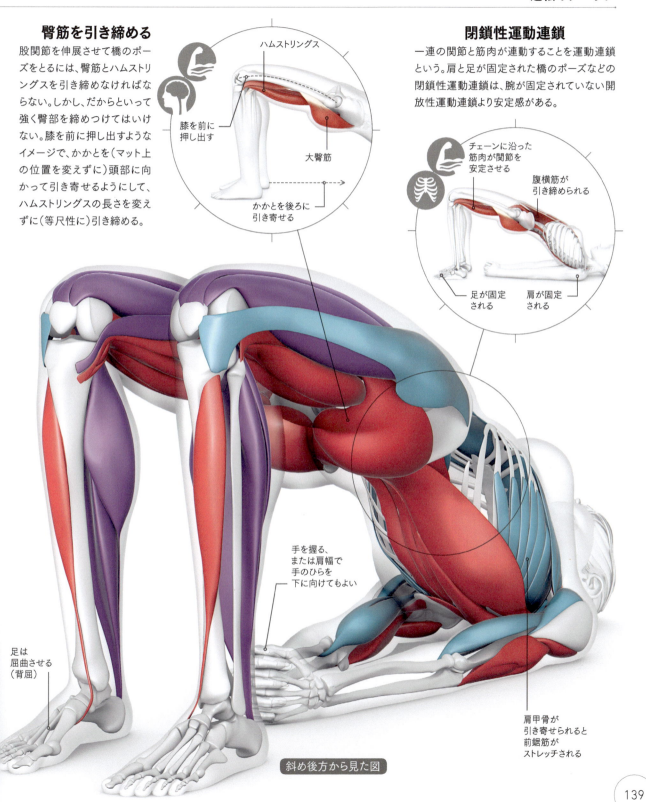

斜め後方から見た図

139

逆転のアーサナ

上向きの弓のポーズ WHEEL

ウールドゥヴァダヌーラーサナ Urdhva Dhanurasana
【Urdhva＝上向き】【Dhanura＝弓】

上向きの弓のポーズは完全な後屈と逆転のポーズで、頭が心臓の高さより下になります。安全に行うにはウォーミングアップが必要なため、このポーズはよくレッスンの終盤に行われます。上向きの弓のポーズを練習すると、背中の筋力と柔軟性が向上します。

ポーズの特徴

このポーズでは、大腿部、腰部、腹部、胸部など体の前面の筋肉が強く引き伸ばされます。また、肩と体の背面、とくに、背筋群、臀部、大腿が強化されます。深く後屈し挙上する際に、これらの筋肉によって体が支えられるためです。

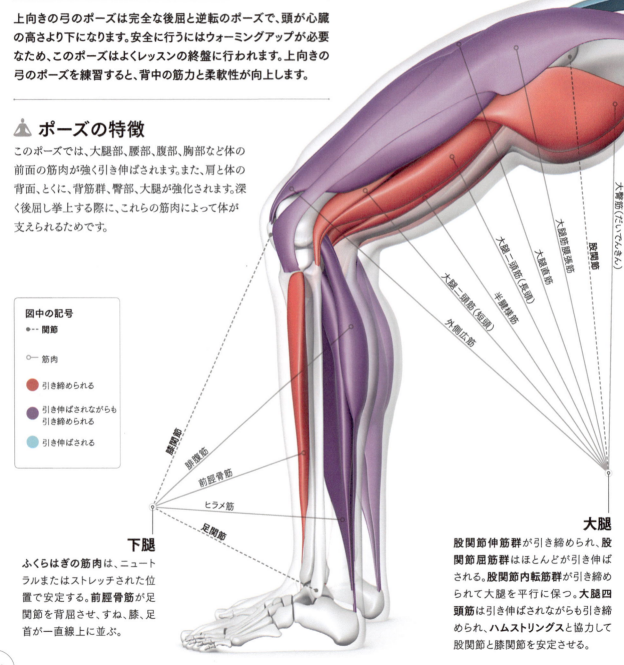

図中の記号
- --- 関節
- ○ 筋肉
- ● 引き締められる
- ● 引き伸ばされながらも引き締められる
- ● 引き伸ばされる

下腿
ふくらはぎの筋肉は、ニュートラルまたはストレッチされた位置で安定する。前脛骨筋が足関節を背屈させ、すね、膝、足首が一直線上に並ぶ。

大腿
股関節伸筋群が引き締められ、股関節屈筋群はほとんどが引き伸ばされる。**股関節内転筋群**が引き締められて大腿を平行に保つ。**大腿四頭筋**は引き伸ばされながらも引き締められ、**ハムストリングス**と協力して股関節と膝関節を安定させる。

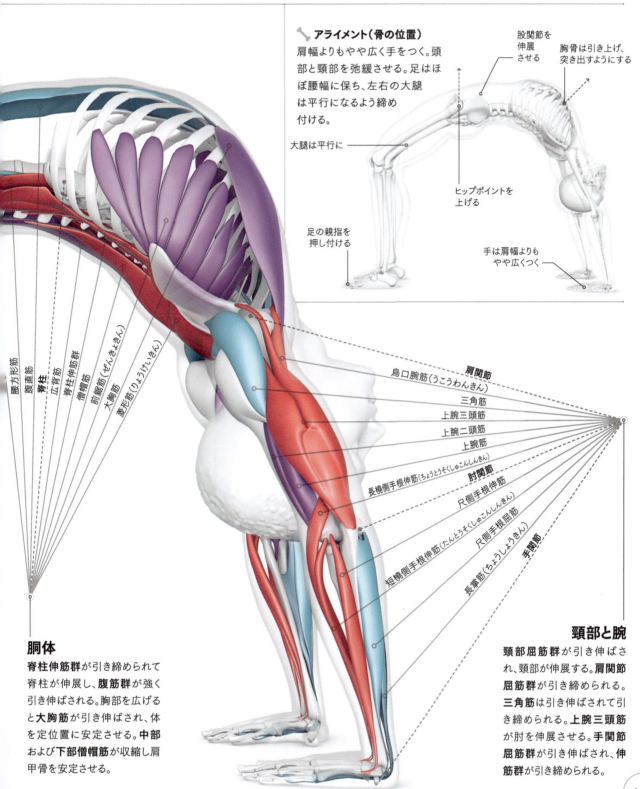

上向きの弓のポーズ｜ウールドゥヴァダヌーラーサナ

≫ ポーズの効果

上向きの弓のポーズは、肩関節と脊柱が独特のポジションになるため、体がかたい人にとっても非常に柔らかい人にとっても難易度が高いポーズである。努力を要するポーズではあるが、活力を与え気分を高めてくれる。

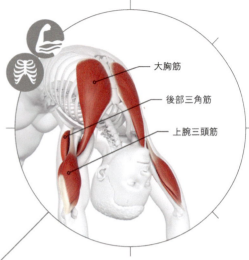

かたい肩関節

肩関節がかたいことは、このポーズを制限するよくある原因である。多くの人は可動域不足のために肩を完全に屈曲させ腕を頭の真上に持っていくことができない。上向きの弓のポーズをする前にはかならずしっかりと肩のウォームアップをすること。

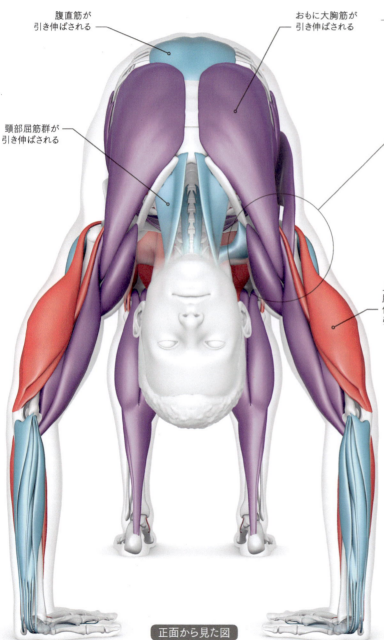

正面から見た図

- 腹直筋が引き伸ばされる
- おもに大胸筋が引き伸ばされる
- 頸部屈筋群が引き伸ばされる
- 上腕三頭筋が引き締められ肘を伸展させるが、体がかたい人の場合は引き伸ばされる
- 大胸筋
- 後部三角筋
- 上腕三頭筋

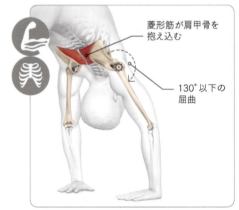

- 菱形筋が肩甲骨を抱え込む
- 130°以下の屈曲

肩の屈曲

とくに上向きの弓のポーズのように体重を支えている場合、肩関節を屈曲させるポーズはほとんど安定性がない。非常に体が柔らかく、とくに脱臼しやすい場合、このポーズをとるときは注意すること。

逆転のアーサナ

脊柱の柔軟性

多くのヨギは、このように背下部を深く曲げる、または過伸展させることができてしまう。沈み込むのではなく背下部を引き伸ばすことに集中する。腰椎は胸椎よりも伸展しやすいが、均等に伸展させるようにする。

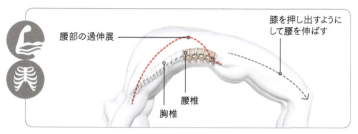

- 腰部の過伸展
- 膝を押し出すようにして腰を伸ばす
- 腰椎
- 胸椎

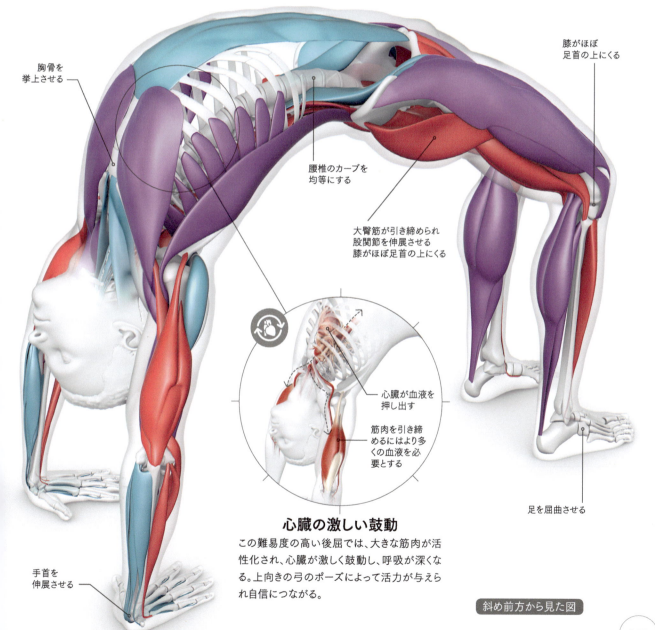

- 胸骨を挙上させる
- 膝がほぼ足首の上にくる
- 腰椎のカーブを均等にする
- 大臀筋が引き締められ股関節を伸展させる 膝がほぼ足首の上にくる
- 心臓が血液を押し出す
- 筋肉を引き締めるにはより多くの血液を必要とする
- 足を屈曲させる
- 手首を伸展させる

心臓の激しい鼓動

この難易度の高い後屈では、大きな筋肉が活性化され、心臓が激しく鼓動し、呼吸が深くなる。上向きの弓のポーズによって活力が与えられ自信につながる。

斜め前方から見た図

143

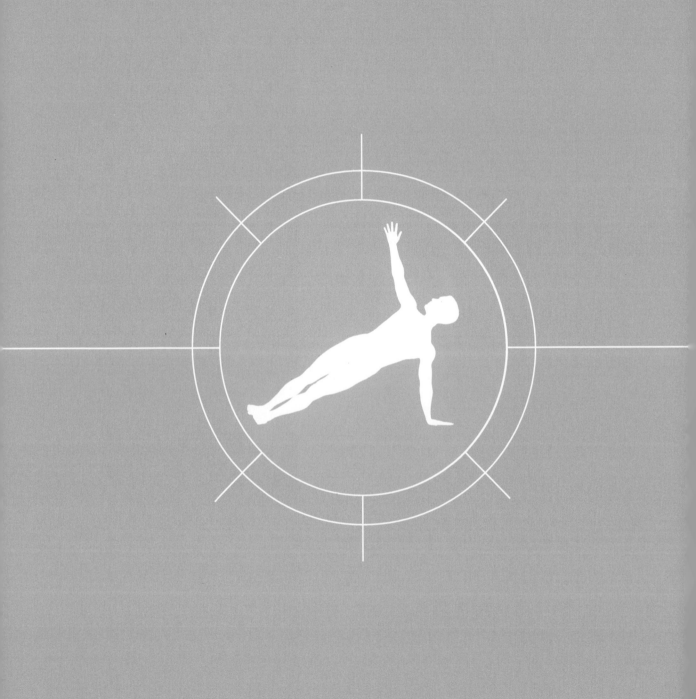

臥位のアーサナ
FLOOR ASANAS

臥位のアーサナには、腕で体重を支えるポーズ、

伏臥位（うつ伏せ）のポーズ、

仰臥位（仰向け）のポーズが含まれます。

このセクションでは、

負荷が多く、強度の高い板のポーズ（→P150〜153）から、

負荷が少なく、ヨガを深める仰向けの魚の王のポーズ

（→P170〜173）までを扱います。

強度はどうあれ、どのポーズもあなた自身の内面を探究する

豊かな時間を与えてくれることでしょう。

臥位のアーサナ

カラスのポーズ CROW
カカーサナ Kakasana【Kaka＝カラス】

カラスのポーズは、腕で体重を支えるポーズの中でもとくに、身体強度、柔軟性、バランス、アジリティ（敏捷性）を高めることができます。手首の筋肉を鍛えられるので、一日中コンピューターに向かい手首を酷使している人にとっても、非常に効果的です。さらに、このポーズはやや難易度が高いですが、自分の中の恐怖心と向き合うと同時に遊び心をもって練習する機会を提供してくれるでしょう。

🧘 ポーズの特徴
カラスのポーズを練習すると、手首、肩、腕、腰部、腹部の筋肉が強化されます。このポーズをとると、手に全体重がかかり、上半身は体を支えてバランスを維持するようにはたらきます。

図中の記号
- ●--- 関節
- ○ 筋肉
- 🔴 引き締められる
- 🟣 引き伸ばされながらも引き締められる
- 🔵 引き伸ばされる

🦴 アライメント（骨の位置）
上腕を棚板に見立て、そこに膝を乗せる。顎をわずかに上げ、前方を見る。床を押し下げるようにして、前のめりにならないようにゆっくりと体を持ち上げる。

大腿
股関節屈筋群を引き締め、股関節を屈曲させる。ハムストリングスは膝関節を屈曲させ、大腿四頭筋は膝関節を伸展させる。内転筋を使い、股関節と大腿を内転させて安定させる。

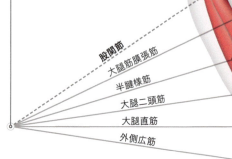

股関節
大腿筋膜張筋
半腱様筋
大腿二頭筋
大腿直筋
外側広筋

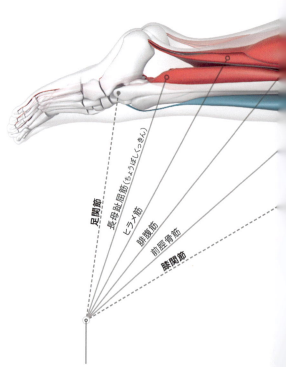

足関節
長母趾屈筋（ちょうぼしくっきん）
ヒラメ筋
腓腹筋
前脛骨筋
膝関節

下腿
足底屈筋群は引き締めて足指を伸ばし、背屈筋群、なかでもとくに前脛骨筋はわずかに引き伸ばされる。

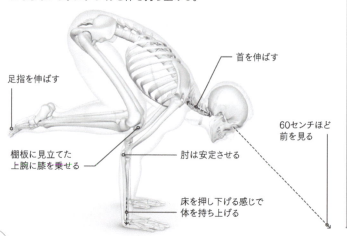

- 足指を伸ばす
- 棚板に見立てた上腕に膝を乗せる
- 首を伸ばす
- 肘は安定させる
- 60センチほど前を見る
- 床を押し下げる感じで体を持ち上げる

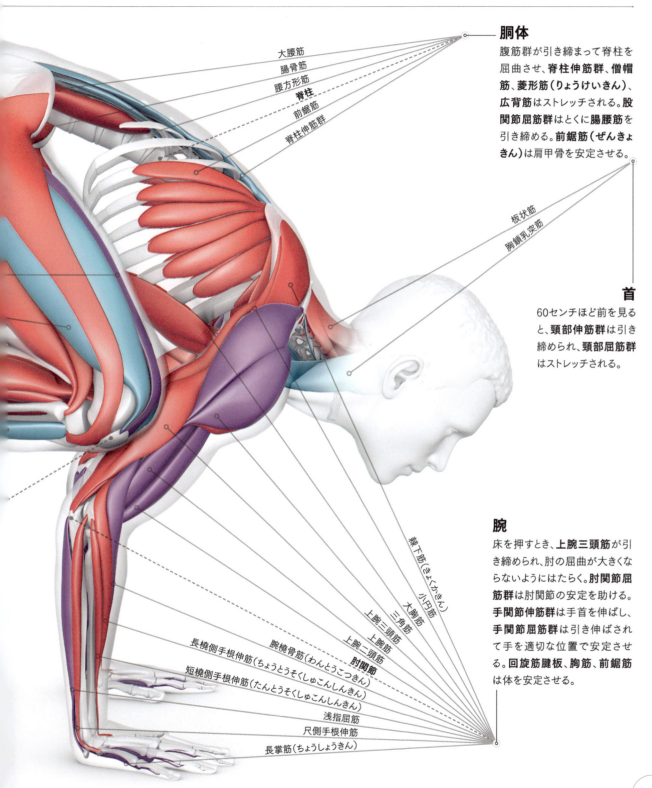

胴体

腹筋群が引き締まって脊柱を屈曲させ、**脊柱伸筋群、僧帽筋、菱形筋（りょうけいきん）、広背筋**はストレッチされる。**股関節屈筋群**はとくに腸腰筋を引き締める。**前鋸筋（ぜんきょきん）** は肩甲骨を安定させる。

首

60センチほど前を見ると、**頸部伸筋群**は引き締められ、**頸部屈筋群**はストレッチされる。

腕

床を押すとき、**上腕三頭筋**が引き締められ、肘の屈曲が大きくならないようにはたらく。**肘関節屈筋群**は肘関節の安定を助ける。**手関節伸筋群**は手首を伸ばし、**手関節屈筋群**は引き伸ばされて手を適切な位置で安定させる。**回旋筋腱板、胸筋、前鋸筋**は体を安定させる。

147

カラスのポーズ｜カカーサナ

》 ポーズの効果

カラスのポーズはバランスをとるのが難しいポーズで、手首を強化します。
このポーズに遊び心が感じられれば、勇気と回復力を引き出せるでしょう。

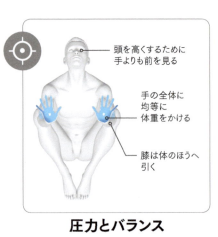

- 頭を高くするために手よりも前を見る
- 手の全体に均等に体重をかける
- 膝は体のほうへ引く

圧力とバランス

カラスのポーズでは、前腕と手で体重を支える。両手全体、指関節全体に均等に体重を分散させる。このポーズの遊び的要素を見出し、後ろに倒れたら笑うくらいの余裕をもとう。

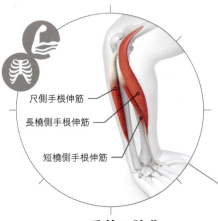

- 尺側手根伸筋
- 長橈側手根伸筋
- 短橈側手根伸筋

手首の強化

腕で体を支えるポーズは、使用頻度が低く衰えた手関節伸筋群を効果的に強化し、パソコンや握る動作で強直しがちな手関節屈筋群を伸ばして手根管症候群を予防する。ただし手関節に問題がある場合、全体重をかけるのは負荷が大きい。

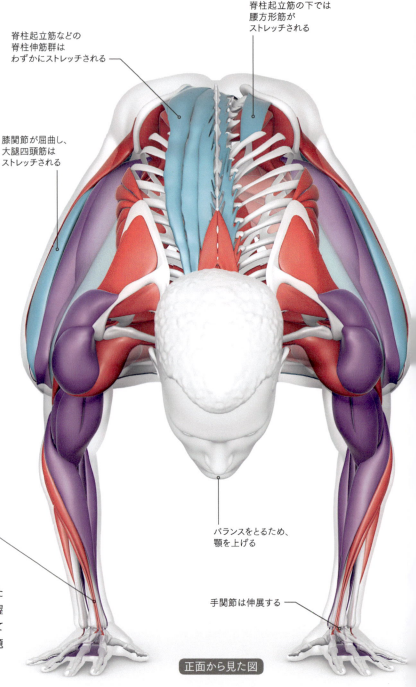

- 脊柱起立筋の下では腰方形筋がストレッチされる
- 脊柱起立筋などの脊柱伸筋群はわずかにストレッチされる
- 膝関節が屈曲し、大腿四頭筋はストレッチされる
- バランスをとるため、顎を上げる
- 手関節は伸展する

正面から見た図

臥位のアーサナ

小脳の活性化

小脳はマッスルメモリー（一度鍛えた筋肉は、落ちたあとでも鍛え直すと戻りやすいという現象）に関与しており、このポーズは小脳を活性化する。小脳にはバランスの変化を感知し、筋肉と眼を協調させてスムーズに動かし、体が複雑な動きのパターンを覚えるのを助けるはたらきがある。

花輪のポーズ

カラスのポーズはこの花輪のポーズ（マーラーサナ）から入るが、上体を床の近くまで下げる動きは、それだけでも絶大な効果が得られる。上体を（理想をいえば手を使わずに）正しく上げ下げする能力は、寿命の強力な指標になる。

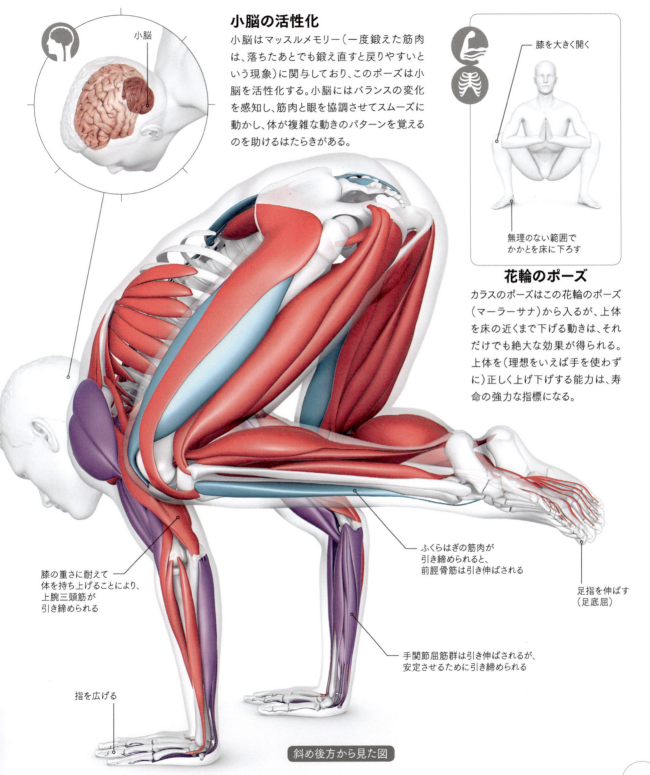

斜め後方から見た図

149

臥位のアーサナ

板のポーズ
PLANK

クンバカーサナ Kumbhakasana 【Kumbha＝瓶、壺】

板のポーズは、腕立て伏せでいちばん上まで体を上げたときのポーズです。強度が高く、安定を必要とするポーズで、体のもっとも深層にある筋肉から表層にある筋肉まで効果があります。板のポーズをとっているときは、全身の筋肉を強化するワークアウトを行っていることになります。

ポーズの特徴

板のポーズでとくに強化されるのは肩、そして腹部、腰背筋、骨盤底筋を含む体幹全体です。数呼吸ポーズをキープすると、体全体が温まり、エネルギーがみなぎってきます。

大腿

大腿四頭筋が引き締まり、膝関節を伸展させ、大腿を安定させる。股関節内転筋群と股関節外転筋群はニュートラルの位置で引き締まり、大腿と股関節を安定させる。

膝関節
外側広筋
大腿二頭筋
半腱様筋
大腿筋膜張筋
大臀筋
中臀筋（ちゅうでんきん）
大臀筋（だいでんきん）

下腿

かかとを立てると、足関節背屈筋群は引き締められる。足趾屈筋群と足底にストレッチが感じられるだろう。ふくらはぎの筋肉はわずかにストレッチされる。

腓腹筋
前脛骨筋
長趾伸筋
長母趾伸筋（ちょうししんきん）
ヒラメ筋
足関節
足底筋膜

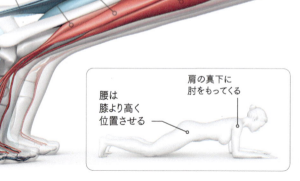

腰は膝より高く位置させる
肩の真下に肘をもってくる

バリエーション

前腕を床につけると、強度が低くなる。前腕に加えて膝をつけてもかまわない。背中が下にたわまないようにしよう。

図中の記号

- ●-- 関節
- ○ 筋肉
- ■ 引き締められる
- ■ 引き伸ばされながらも引き締められる
- ■ 引き伸ばされる

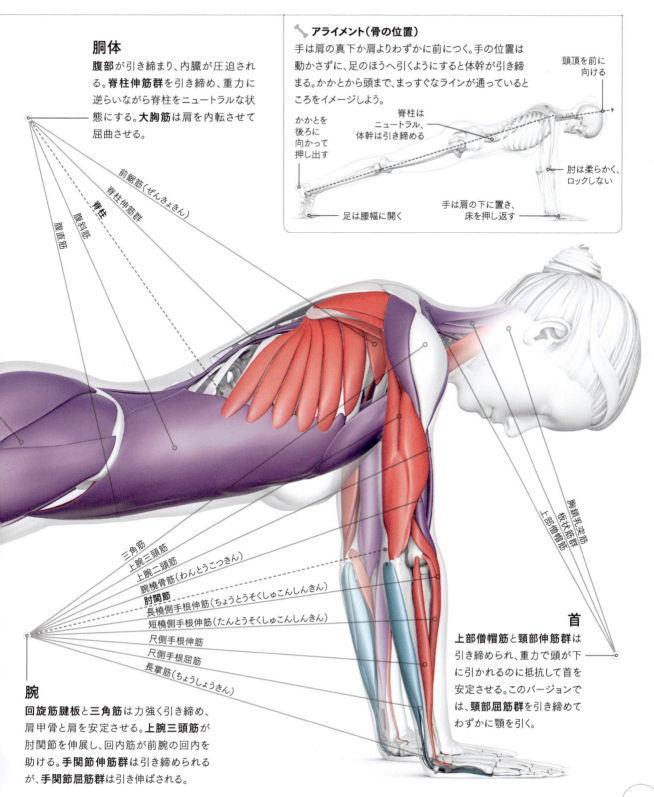

胴体
腹部が引き締まり、内臓が圧迫される。**脊柱伸筋群**を引き締め、重力に逆らいながら脊柱をニュートラルな状態にする。**大胸筋**は肩を内転させて屈曲させる。

アライメント（骨の位置）
手は肩の真下か肩よりわずかに前につく。手の位置は動かさずに、足のほうへ引くようにすると体幹が引き締まる。かかとから頭まで、まっすぐなラインが通っているところをイメージしよう。

- かかとを後ろに向かって押し出す
- 脊柱はニュートラル、体幹は引き締める
- 頭頂を前に向ける
- 肘は柔らかく、ロックしない
- 足は腰幅に開く
- 手は肩の下に置き、床を押し返す

前鋸筋（ぜんきょきん）
脊柱伸筋群
腹斜筋
腹直筋

三角筋
上腕三頭筋
上腕二頭筋
腕橈骨筋（わんとうこつきん）
肘関節
長橈側手根伸筋（ちょうとうそくしゅこんしんきん）
短橈側手根伸筋（たんとうそくしゅこんしんきん）
尺側手根伸筋
尺側手根屈筋
長掌筋（ちょうしょうきん）

胸鎖乳突筋
板状筋群
上部僧帽筋

腕
回旋筋腱板と**三角筋**は力強く引き締め、肩甲骨と肩を安定させる。**上腕三頭筋**が肘関節を伸展し、回内筋が前腕の回内を助ける。**手関節伸筋群**は引き締められるが、**手関節屈筋群**は引き伸ばされる。

首
上部僧帽筋と**頸部伸筋群**は引き締められ、重力で頭が下に引かれるのに抵抗して首を安定させる。このバージョンでは、**頸部屈筋群**を引き締めてわずかに顎を引く。

板のポーズ ｜ クンバカーサナ

» ポーズの効果

板のポーズは、体の各部を締めつけエネルギーを逃がさないようにするテクニック、「バンダ」を探るときに使えます。このバージョンでは、呼吸をしているときに体のどの部位でバンダが行われているか、そのかすかな感覚を意識しましょう。資格のあるヨガ指導者に教わりながら、バンダを締める練習をすることもできます。

- 頭頂を前に向ける
- 胸鎖乳突筋
- 板状筋
- 頸長筋・頭長筋

ジャランダーラ・バンダ

ジャランダーラとはサンスクリット語で「網を持つ」という意味。このポーズをとると、かすかにではあるが、重力に対抗して頭を持ち上げるときのような状態で、首の筋肉が引き締められる。昔からこのバンダは座って行われ、声門を閉じてクンバカ（呼吸を一時的に止める保息）を行う。ただし、板のポーズをとっているときは、呼吸を続けるのがよい。

- 回旋筋腱板を引き締めて、肩を安定させる
- 前鋸筋を引き締めて、肩甲骨が広がらないようにする
- 手関節は伸展させる

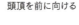

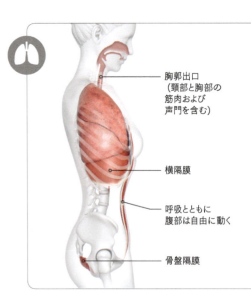

- 胸郭出口（頸部と胸部の筋肉および声門を含む）
- 横隔膜
- 呼吸とともに腹部は自由に動く
- 骨盤隔膜

3つの隔膜

バンダの3つの部位を上の図に示した「3つの隔膜」として説明するヨガ研究者もいる。このモデルによれば、これら3つの隔膜はゆったり呼吸をするときに自由に引き締められたり、引き伸ばされたりする。

臥位のアーサナ

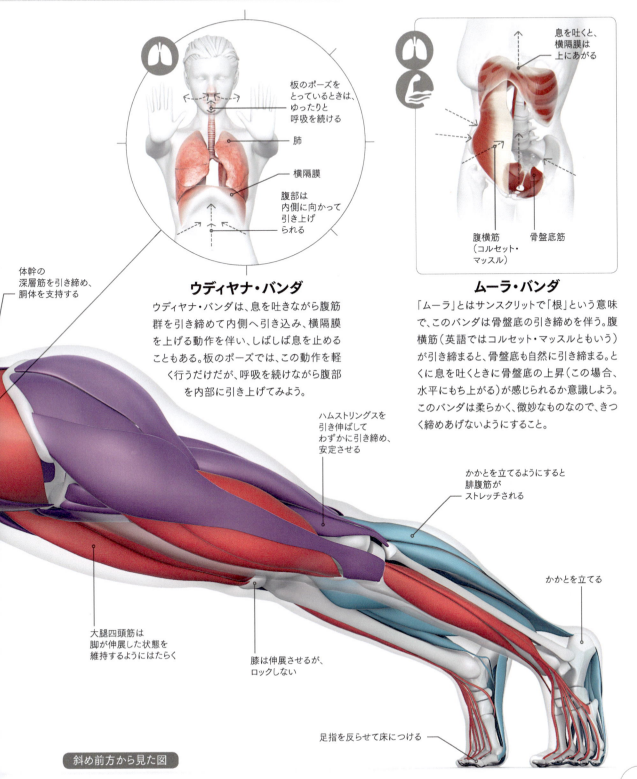

ウディヤナ・バンダ

ウディヤナ・バンダは、息を吐きながら腹筋群を引き締めて内側へ引き込み、横隔膜を上げる動作を伴い、しばしば息を止めることもある。板のポーズでは、この動作を軽く行うだけだが、呼吸を続けながら腹部を内部に引き上げてみよう。

板のポーズをとっているときは、ゆったりと呼吸を続ける

肺

横隔膜

腹部は内側に向かって引き上げられる

ムーラ・バンダ

「ムーラ」とはサンスクリットで「根」という意味で、このバンダは骨盤底の引き締めを伴う。腹横筋（英語ではコルセット・マッスルともいう）が引き締まると、骨盤底も自然に引き締まる。とくに息を吐くときに骨盤底の上昇（この場合、水平にもち上がる）が感じられるか意識しよう。このバンダは柔らかく、微妙なものなので、きつく締めあげないようにすること。

息を吐くと、横隔膜は上にあがる

腹横筋（コルセット・マッスル）

骨盤底筋

体幹の深層筋を引き締め、胴体を支持する

ハムストリングスを引き伸ばしてわずかに引き締め、安定させる

かかとを立てるようにすると腓腹筋がストレッチされる

かかとを立てる

大腿四頭筋は脚が伸展した状態を維持するようにはたらく

膝は伸展させるが、ロックしない

足指を反らせて床につける

斜め前方から見た図

153

臥位のアーサナ

賢者のポーズ
SIDE PLANK

ヴァシシュターサナ Vasisthasana 【Vasistha＝偉大な賢者の名】

賢者ヴァシシュタのポーズは腕で体重を支えるポーズのなかでも難易度が高く、このポーズをとると汗が出て心拍が高まるでしょう。集中力と忍耐力を向上させたい人にとくに効果のあるポーズです。賢者ヴァシシュタのポーズでは、腰が下がらないように注意しましょう。

ポーズの特徴

賢者のポーズは、腹筋群と背筋群を含めた体幹を強化します。バランスを保つために、体重を支える腕と肩の筋肉が強く引き締められます。脚の筋肉も体を支えるようにはたらいて正しいアライメントとバランスを維持します。

図中の記号
- 関節
- 筋肉
- 引き締められる
- 引き伸ばされながら引き締められる
- 引き伸ばされる

上方の大腿
両側の股関節内転筋群を引き締めて大腿を安定させる。

恥骨筋
短内転筋
長内転筋
薄筋
膝関節

下腿
足関節背屈筋群を引き締めると足関節は背屈し、足指は伸展する。腓腹筋はストレッチされた状態になる。足の側面を床につけ、下側の脚の腓骨筋を緊張させ、足関節が下向きに回るのを防ぐ。

腓腹筋
前脛骨筋
ヒラメ筋
腓骨筋
長母趾伸筋
長趾伸筋（ちょうししんきん）

アライメント（骨の位置）

下の脚の股関節の上に上の脚の股関節を、下の肩関節の上に上の肩関節を積み重ねるイメージで位置を決める。体を支えていない手を高く上げ、目線は空に向ける。あるいは、体を支えている手のほうを見ると、バランスをとりやすいだろう。

手を高く上げる
上を見る
肩関節と股関節は平行に
腰が下がらないようにする
足をそろえる
肘は柔らかくし、ロックしない

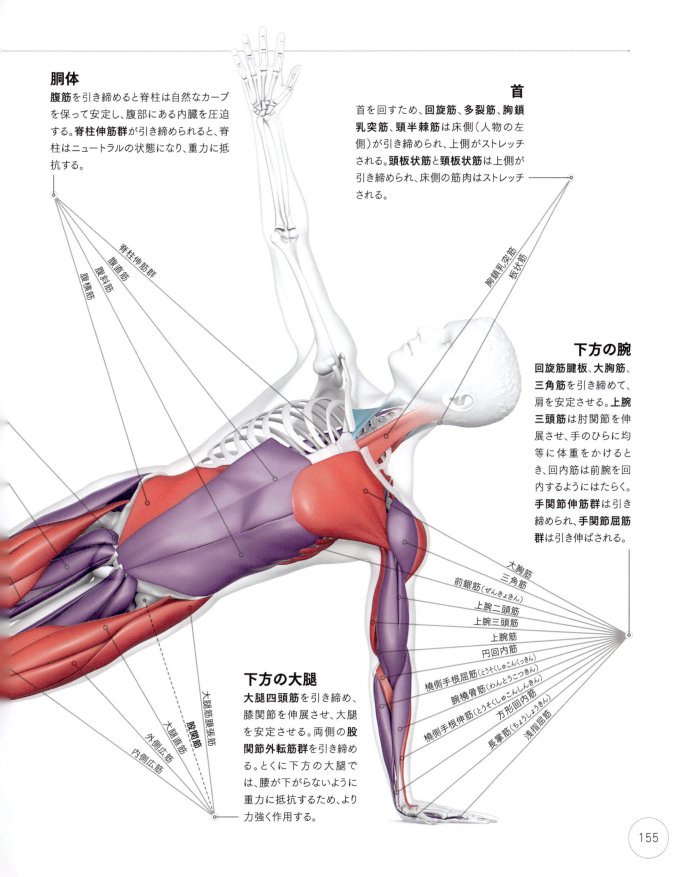

賢者のポーズ ｜ ヴァシシュターサナ

》ポーズの効果

賢者のポーズでは、いつもより呼吸器系の筋肉をはたらかせて深呼吸をします。また、体幹の筋肉もしっかり引き締められるため、脊柱側弯症に効果がありますが、妊娠中は禁忌となるポーズです。

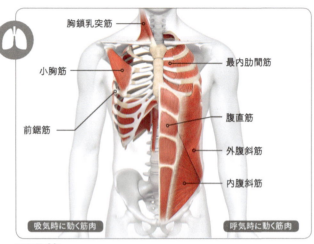

呼吸筋

自然に呼吸をするとき、主要な役割を果たすのは横隔膜だ。一方、深呼吸をするときには、付随する呼吸筋も動く。吸気時は上図の左側に示した筋肉が斜角筋という首に沿った筋肉とともに使われる。呼気時は胸横筋という肋骨に沿った深層部の筋肉が使われる。

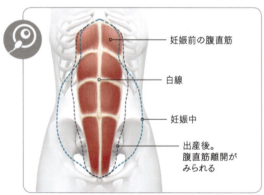

妊娠中に注意すること

白線は、腹直筋をつなぐ結合組織だ。妊娠中は、内部から押されてこの組織が離開する。この現象は腹直筋離開と呼ばれる。このため、妊娠中は、腹部を引き締めるポーズを行わないよう注意すること。

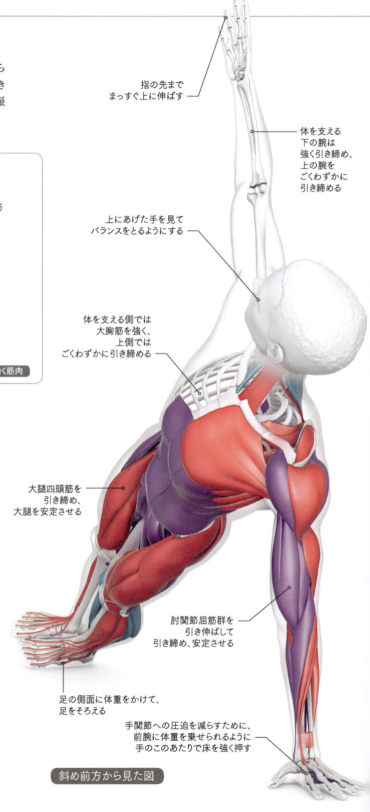

斜め前方から見た図

臥位のアーサナ

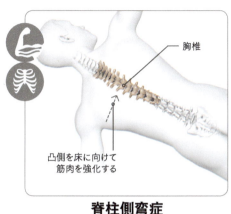

脊柱側弯症

脊柱側弯症では、脊柱が横に曲がってS字となるが、逆S字となる症例も多い。横向きの板のポーズで元々のカーブの凸側を強化、つまり凸側を床に向けて筋肉を鍛えると、脊柱が横に曲がる症状が軽減されるとのエビデンスが示されている。自身のどちら側を鍛えるべきかわからないときは、専門家に相談しよう。

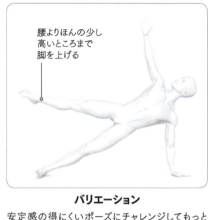

バリエーション

安定感の得にくいポーズにチャレンジしてもっと体幹の筋肉を強化したい場合は、腰よりほんの少し高いところまでゆっくり脚を上げてみよう。腰は動かさないように。不安定だと感じたら脚を下げよう。

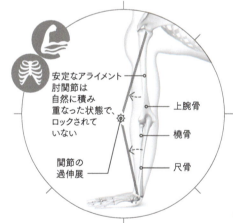

肘関節のロック

肘関節を過伸展（＞180°）でロックしないこと。体重で圧迫されるからだ。骨が最適な位置にないと負荷が偏り、骨関節炎や機能障害になりかねない。筋力を要すが肘を曲げると腕が伸び、骨の位置も改善し、長く安定を保てる。

斜め後方から見た図

臥位のアーサナ

コブラのポーズ
COBRA

ブージャンガーサナ Bhujangasana 【Bhujanga＝蛇】

コブラのポーズは、伝統的なヨガポーズのなかでも重要なものです。穏やかに背を反らせることで消化器官に点火して燃えるように活発にし、眠っていたエネルギーを目覚めさせると考えられています。実際、消化と排泄を促す効果があるようなので、多くの人にとって腰背部痛をやわらげる助けになるでしょう。

ポーズの特徴

体の前面（胸部、腹部、腰回り）がストレッチされます。同時に、首と脊柱がなめらかなカーブを描くようにこのポーズをキープすることで、背中、肩、腕の筋肉が強化されます。

アライメント（骨の位置）

恥骨はマットにつけたまま、脊柱を均等に後ろに反らせて引き伸ばす。腰に圧迫や痛みを感じたら、上体を低くする。

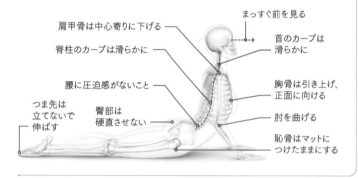

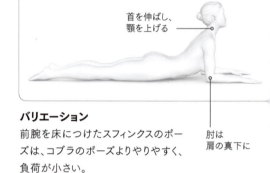

バリエーション
前腕を床につけたスフィンクスのポーズは、コブラのポーズよりやりやすく、負荷が小さい。

大腿

大臀筋（だいでんきん）、**大内転筋**、**ハムストリングス**が引き締められると、股関節は引き伸ばされ、**大腿筋膜張筋**と**腸脛靱帯**は股関節を安定させる。

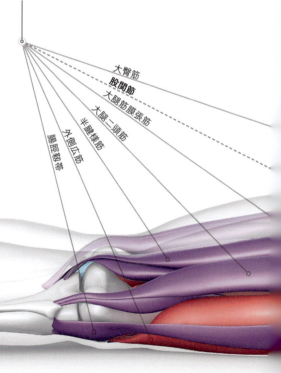

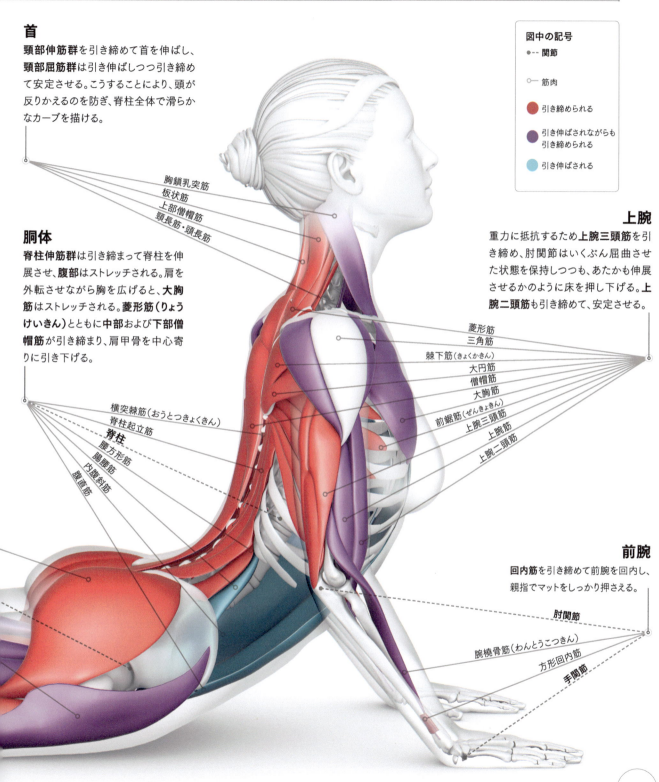

コブラのポーズ | ブージャンガーサナ

》 ポーズの効果

コブラのポーズは前鋸筋などの主要な筋肉を緊張させて、より洗練されたものにすることができます。また、スフィンクスのポーズのように、より負荷の少ないバージョンや、上向きの犬のポーズのように、さらに大きく背中を反らせるバージョンを試してもいいでしょう。

- 頸椎を穏やかなカーブに保ち、椎間板を保護する
- 過伸展になると頸椎に近い血管が損傷を受けるおそれがある
- 過伸展になると眼圧が上昇するおそれがある
- 目線は斜め上に向け、天井と壁が交わるあたりを見る
- 顎をわずかに上げる
- 小胸筋を引き伸ばす
- 腸腰筋を引き伸ばす

首の問題

かつては頭をできるだけ後ろに反らせるように教えられたものだが、今ではこうしたやりかたは有益どころか、リスクが大きいことがわかっている。症例研究や解剖学的知見に基づいて、過伸展を避け、安全で最適な効果が得られる形を慎重に選ぶとよい。

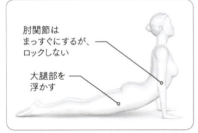

- 肘関節はまっすぐにするが、ロックしない
- 大腿部を浮かす

バリエーション

コブラのポーズに似た上向きの犬のポーズをよく行う流派もある。肘関節を伸ばして大腿を浮かし、背中をより大きく反らせる。

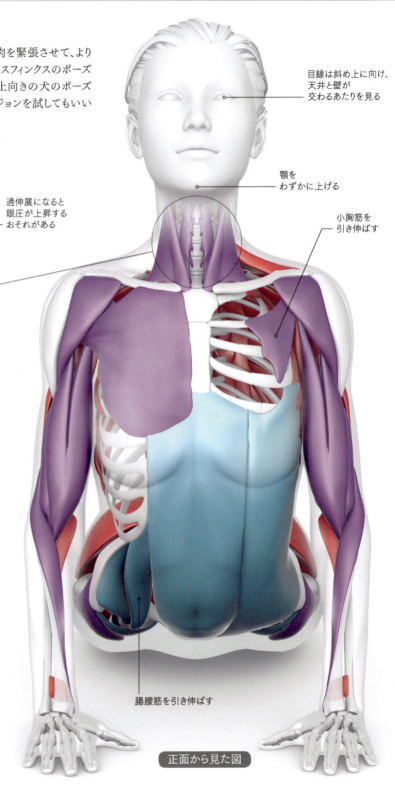

正面から見た図

臥位のアーサナ

上背部の強さ
上背部と中背部を強化し、胴体をストレッチすると、高度脊柱後弯症（→P14）を改善できる。また、前腕を床につけて行う、より負荷の少ないバージョン（スフィンクスのポーズ）も胸椎の高度後弯症に有効で、機能障害や猫背を予防する。

前鋸筋を緊張させる
マットについた手を動かさずに後ろに引くようにして、胸骨を前に押し出すと脊柱への圧迫が低減する。こうすることによって、前鋸筋が緊張し、腕を前に出すといった動作が楽に行えるようになる。前鋸筋を鍛えると、首や肩の痛みがいくらか軽くなる可能性がある。

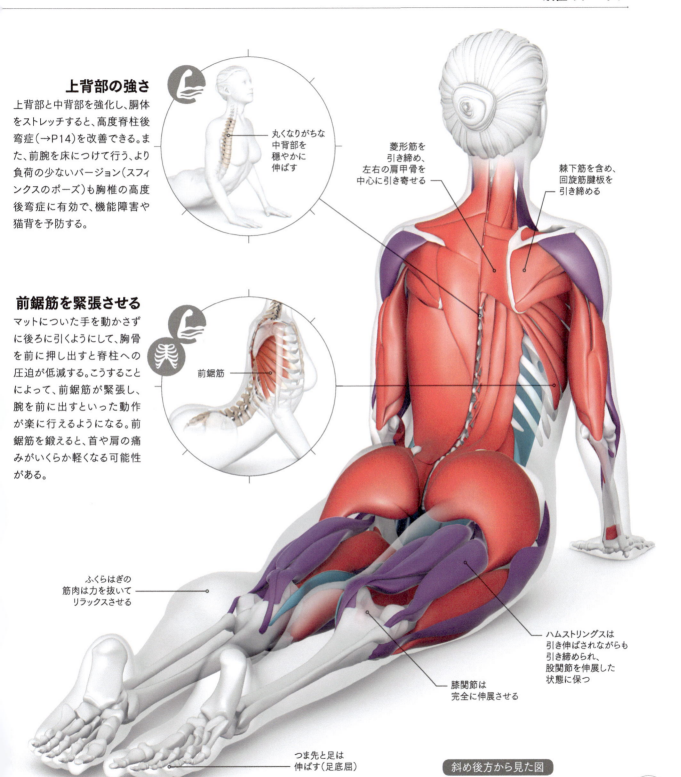

丸くなりがちな中背部を穏やかに伸ばす

前鋸筋

菱形筋を引き締め、左右の肩甲骨を中心に引き寄せる

棘下筋を含め、回旋筋腱板を引き締める

ふくらはぎの筋肉は力を抜いてリラックスさせる

膝関節は完全に伸展させる

ハムストリングスは引き伸ばされながらも引き締められ、股関節を伸展した状態に保つ

つま先と足は伸ばす（足底屈）

斜め後方から見た図

161

臥位のアーサナ

バッタのポーズ
LOCUST

シャラバーサナ Salabhasana 【Salabha＝バッタ】

バッタのポーズは、英語では「うつぶせの舟のポーズ」ともいわれ、腰背部痛を軽減するのに役立ちます。このポーズのように脊柱を引き伸ばし、体の両端を床から浮かすように背中と脚の筋肉を引き締めると、姿勢の悪さとそこから生じる問題の改善に効果があります。

ポーズの特徴

バッタのポーズは脚と肩を床から持ち上げるとき、とくに、背筋、臀筋、大腿を強化します。難しそうに見えますが、脚や肩を高く持ち上げなくても効果は得られます。

大腿
股関節伸筋群が引き締まって大腿を持ち上げるのを助け、股関節屈筋群は引き伸ばされる。大腿四頭筋は引き締まり、膝関節を伸展させる。

腸腰筋
大殿筋
股関節
大臀筋（だいでんきん）
大腿筋膜張筋
大腿直筋
外側広筋
大腿二頭筋（長頭）
大腿二頭筋（短頭）

足関節
ヒラメ筋
腓腹筋
前脛骨筋
膝関節

下腿
腓腹筋とヒラメ筋が引き締まって足関節が底屈し、前脛骨筋をはじめとする足関節背屈筋群はストレッチされた状態になる。

つま先を伸ばす
脚を上げて遠くに伸ばすようにする
上半身はリラックスする

バリエーション
首に問題があるときは、額を手に乗せ、左右のヒップポイントを床につけたまま片脚ずつ上げる。この姿勢を数呼吸キープしてから、上げる脚を交代する。

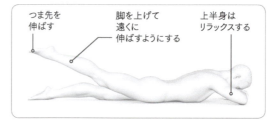

162

アライメント（骨の位置）

肩と脚を上げるときは、脊柱を引き伸ばすことに集中しよう。頭頂は前上方に向ける。頸部を含めた脊柱全般にわたって、均等に感じられるカーブを作ることを心がけよう。

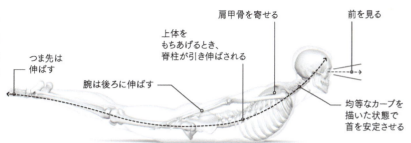

- つま先は伸ばす
- 腕は後ろに伸ばす
- 上体をもちあげるとき、脊柱が引き伸ばされる
- 肩甲骨を寄せる
- 前を見る
- 均等なカーブを描いた状態で首を安定させる

首と腕

頸部伸筋群を引き締めて首を伸展させ、**頸部屈筋群**を引き伸ばしながらも引き締めて、首を安定させ、頭が反りかえるのを防いで、脊柱が滑らかなカーブを描くようにする。**後部三角筋、広背筋、大円筋**を引き締めて肩関節を伸展させ、**上腕三頭筋**は肘関節を伸展させる。

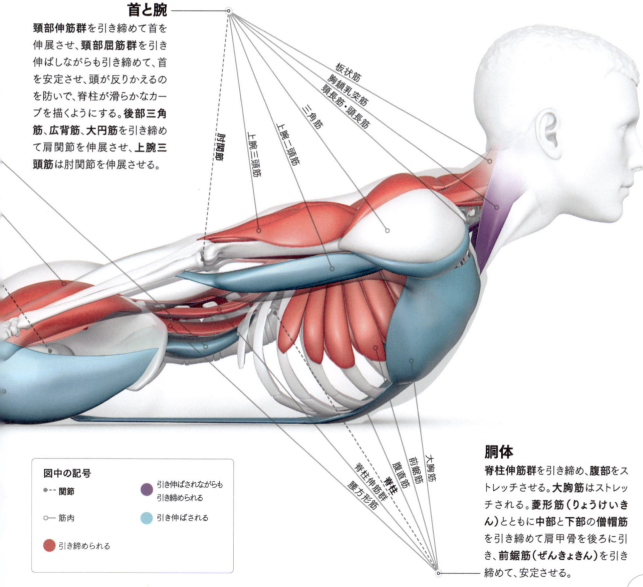

- 肘関節
- 上腕三頭筋
- 上腕二頭筋
- 三角筋
- 板状筋
- 胸鎖乳突筋
- 頭長筋・頸長筋
- 大胸筋
- 前鋸筋
- 腹直筋
- 脊柱
- 脊柱伸筋群
- 腰方形筋

胴体

脊柱伸筋群を引き締め、腹部をストレッチさせる。**大胸筋**はストレッチされる。**菱形筋（りょうけいきん）**とともに中部と下部の**僧帽筋**を引き締めて肩甲骨を後ろに引き、**前鋸筋（ぜんきょきん）**を引き締めて、安定させる。

図中の記号

- ◦--◦ 関節
- ○ 筋肉
- ● 引き締められる
- ● 引き伸ばされながらも引き締められる
- ● 引き伸ばされる

バッタのポーズ ｜ シャラバーサナ

》ポーズの効果

バッタのポーズは背部全体を強化するので、姿勢の改善と体幹の機能向上にとくに効果があります。このポーズから高い効果を得ようとして、上体をぐっと大きく床から持ち上げる必要はありません。

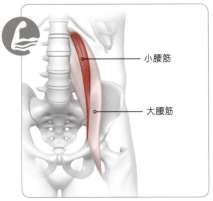

小腰筋

このポーズをとると、腰筋がストレッチされるのが感じられるだろう。およそ50％の人は小腰筋が欠如しているといわれている。このことは個人差、つまり一部の人はほかの人より筋肉や骨が多いことを証明している。身体の個人差はとても大きいので、当然ながら、ひとりひとりのヨガのポーズは個性的な表現となる。

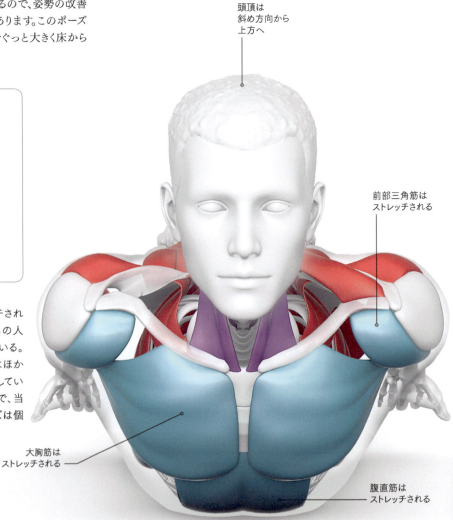

正面から見た図

- 頭頂は斜め方向から上方へ
- 前部三角筋はストレッチされる
- 大胸筋はストレッチされる
- 腹直筋はストレッチされる

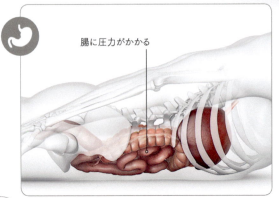

腸に圧力がかかる

消化促進

こうしたポーズは便通を促す効果がある。というのも、消化器官に床からの圧力がかかり、体幹を引き締めるからだ。このポーズを数回くり返すと、腸がリズミカルに動くように刺激され、便通促進効果が高まるだろう。

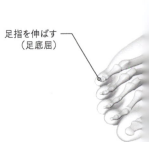

足指を伸ばす（足底屈）

臥位のアーサナ

腰背部痛

世界保健機関（WHO）によれば、世界的に身体障害のおもな原因は腰背部痛、とくに腰痛である。ヨガは薬も外科的な処置も用いず、費用もかけずに安全かつ効果的に腰背部痛等の痛み全般を軽減できるとする研究結果もある。

椎間板変性

長年の荷重で椎間板がすり減る椎間板変性は自然に起こる。細胞は椎間板内のものも含め、加齢とともに乾燥し、弾力を失い、重力に逆らえなくなる。背筋を鍛えて姿勢を保てば、椎間板変性などを予防あるいは遅らせられるだろう。

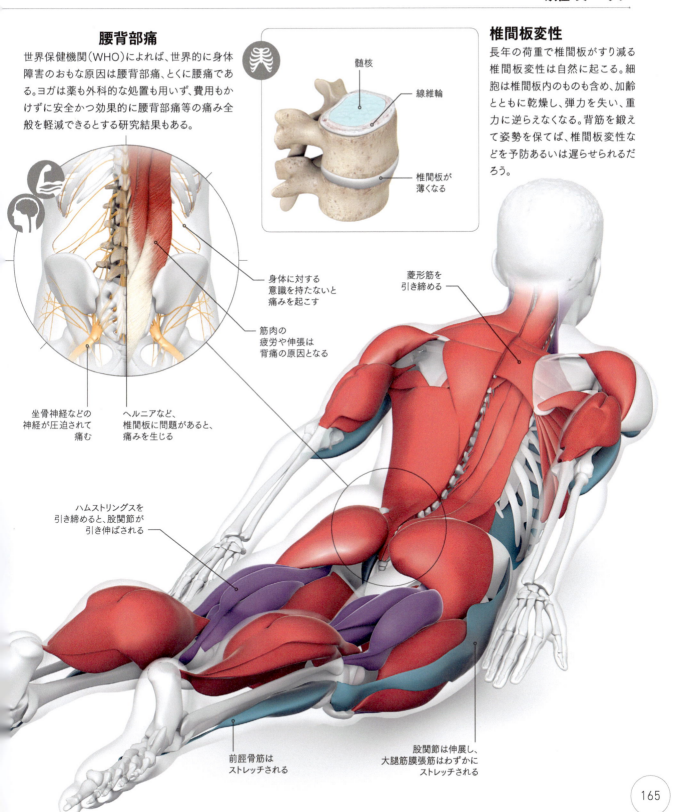

- 髄核
- 線維輪
- 椎間板が薄くなる
- 身体に対する意識を持たないと痛みを起こす
- 筋肉の疲労や伸張は背痛の原因となる
- 菱形筋を引き締める
- 坐骨神経などの神経が圧迫されて痛む
- ヘルニアなど、椎間板に問題があると、痛みを生じる
- ハムストリングスを引き締めると、股関節が引き伸ばされる
- 前脛骨筋はストレッチされる
- 股関節は伸展し、大腿筋膜張筋はわずかにストレッチされる

165

臥位のアーサナ

仰向けで足の親指をつかむポーズ
SUPINE LEG STRETCH

スプタ・パダングシュターサナ Supta Padangusthasana
【Supta＝仰向け】【Pada＝足】

このポーズとそのバリエーションは、腰に負担をかけずに大腿がストレッチされます。とてもリラックスできるポーズなので、大変な1日を終えたあとでゆったりするのに適しています。足の指をつかめないときは、ストラップを足の裏にかけてやってみましょう。

ポーズの特徴
上げた脚の大腿と下腿の裏側が強くストレッチされます。腕は脚をそっと引き寄せますが、この動きに関係のない筋肉（たとえば、顎、首、肩など）はリラックスさせましょう。

アライメント（骨の位置）
脊柱はニュートラルにするか、腰をわずかに曲げてもよい。ハムストリングスが深く、気持ちよくストレッチされていると感じられるところまで足指を引き寄せる。

- 足関節を曲げる
- 股関節は内旋している
- 脊柱はニュートラル
- 肩と首はリラックスさせる
- 足の親指または足の裏にかけたストラップを握る
- 膝関節はできるだけまっすぐに
- 頭はゆったりと休める

持ち上げたほうの大腿と下腿
股関節屈筋群は引き締められ、**大腿四頭筋**は膝関節を伸展する。股関節伸筋群のなかでもとくに**ハムストリングス**と**大臀筋（だいでんきん）**がストレッチされる。足指をつかむと、足関節底屈筋群、とくに**腓腹筋**がストレッチされるのが感じられるだろう。

持ち上げないほうの大腿と下腿
このポーズをとるとき、持ち上げないほうの脚の大腿と下腿をわずかに引き締めると安定する。**股関節屈筋群**はわずかに引き伸ばされた状態になり、**大腿四頭筋**は膝関節を伸ばし、**ハムストリングス**はわずかに引き締められる。足関節背屈筋群は引き締められ、足底屈筋群はニュートラルまたは引き伸ばされた状態になる。

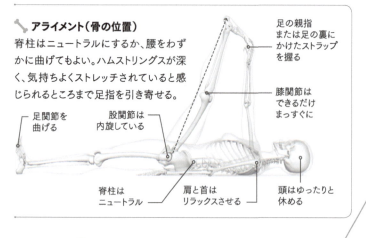

- 大腿直筋
- 外側広筋
- 腸脛靱帯
- 大腿二頭筋（長頭）
- 大腿二頭筋（短頭）
- 腓腹筋
- 腓骨筋
- 長趾伸筋
- 前脛骨筋（ぜんけいこつきん）

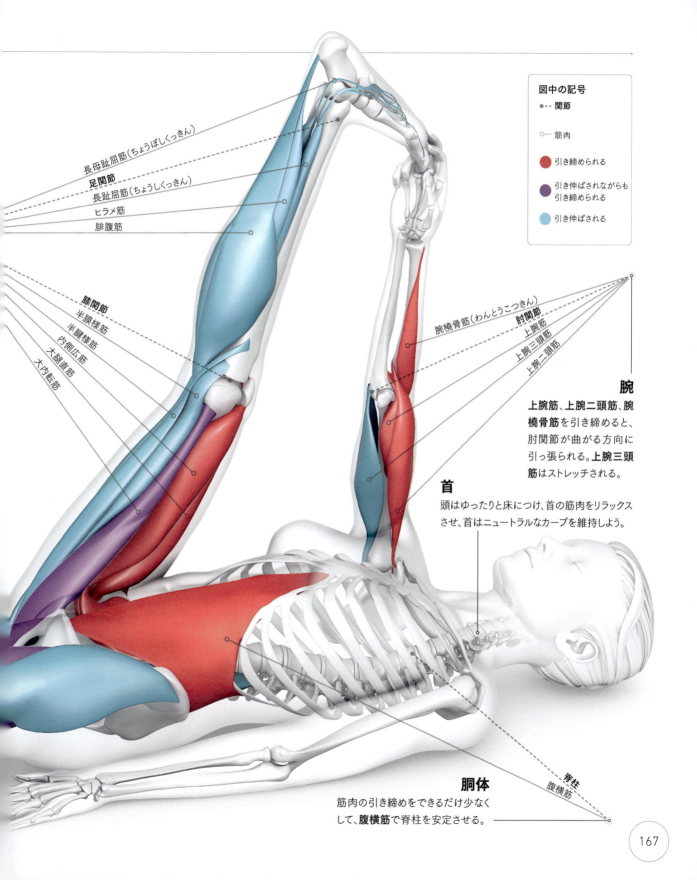

仰向けで足の親指をつかむポーズ | スプタ・パダングシュターサナ

》ポーズの効果

このストレッチはストラップを使っても使わなくてもできるので、多くの人にとって行いやすいポーズといえます。神経生理学の知識をうまく利用して、より効果的なストレッチをしましょう。その秘訣はマインドフルネス（自分の身に今起きていることに意識を集中させ、自分の感情・思考・感覚を冷静に認識して、現実を受け入れること）です。

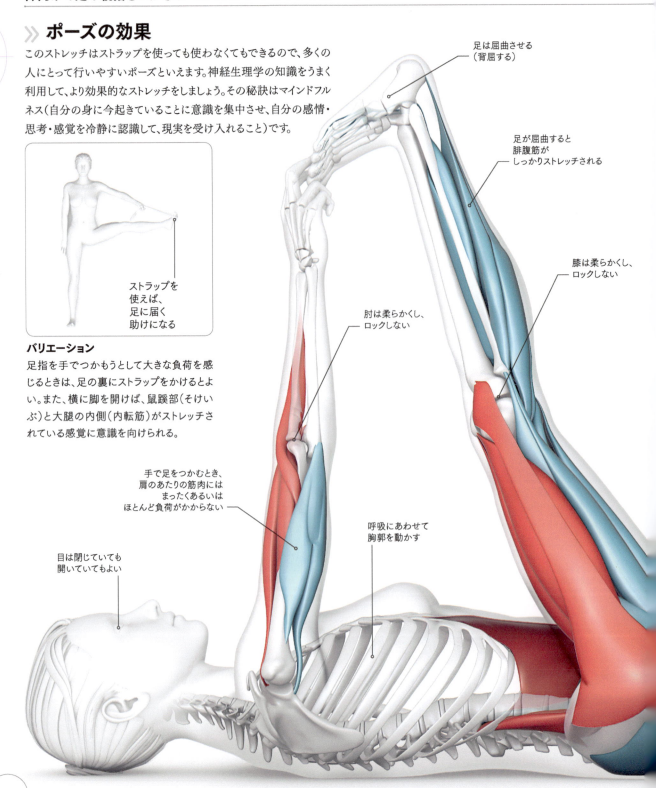

ストラップを使えば、足に届く助けになる

バリエーション
足指を手でつかもうとして大きな負荷を感じるときは、足の裏にストラップをかけるとよい。また、横に脚を開けば、鼠蹊部（そけいぶ）と大腿の内側（内転筋）がストレッチされている感覚に意識を向けられる。

- 足は屈曲させる（背屈する）
- 足が屈曲すると腓腹筋がしっかりストレッチされる
- 膝は柔らかくし、ロックしない
- 肘は柔らかくし、ロックしない
- 呼吸にあわせて胸郭を動かす
- 手で足をつかむとき、肩のあたりの筋肉にはまったくあるいはほとんど負荷がかからない
- 目は閉じていても開いていてもよい

臥位のアーサナ

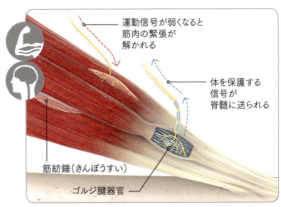

筋肉の緊張が解ける

ストレッチ系のポーズを行うとき、筋肉がピンと張りつめたように感じるかもしれない。数呼吸後に緊張はピークに達し、ゴルジ腱器官という腱にあるセンサーが体を守る信号を送り、大きな筋線維が収縮したり抵抗したりするのを防ぐ。その結果、筋肉の緊張が解け、解放感を味わえる。

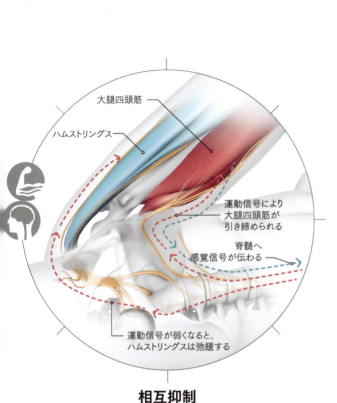

相互抑制

たいていの筋肉は、対になってはたらく、これを相互抑制という。体を守る生理作用のひとつで、深いストレッチを安全に行うために利用できる。相互抑制を起こすためには、数呼吸のあいだ意識して大腿四頭筋を引き締めよう。大腿四頭筋にある神経は、対応するハムストリングスにもっとリラックスしてストレッチするようにメッセージを送る。

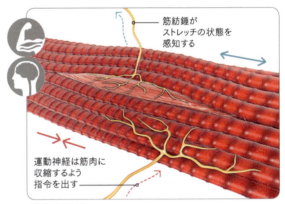

伸張反射

センサーをもつ小さな筋線維、筋紡錘は、伸張反射(過剰な伸張を防ぐための筋収縮)を起こすため、すぐには筋肉の緊張が解けない。徐々にポーズに入っていくことによって、伸張反射は抑えられ、筋線維がゆっくりと緊張から解放され、体を痛めずに深いストレッチが可能になる。

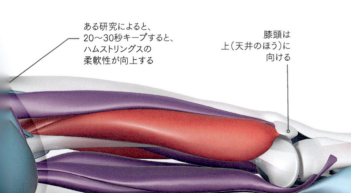

臥位のアーサナ

仰向けの魚の王のポーズ
SUPINE TWIST

スプタ・マッツェーンドラーサナ Supta Matsyendrasana【Matsya＝魚】

脊柱をねじってリラックスさせるこのポーズは、ヨガのレッスンの最後で、神経系を落ち着かせるためによく行われます。体重を床に預けるような気持ちで、地に着いているという感覚を養いましょう。リラックスして、神経系の「休息と消化」をつかさどる回復に関わる部分を活性化するのです。

ポーズの特徴

このポーズは、脊柱に沿った筋肉と脊柱周辺にある小さな回旋筋をストレッチさせます。肩と臀部と大腿の筋肉もストレッチされますが、体のほかの部分の筋肉はできるだけリラックスさせましょう。

アライメント（骨の位置）

重力に身を任せる感じで緊張を完全に解き、骨が落ちるような感覚を味わう。肩や足がどうしても緊張するのなら、ブランケットやボルスターを使ってかまわない。

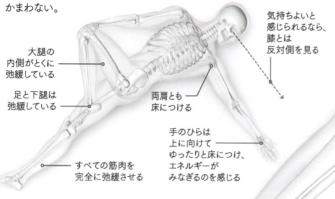

- 大腿の内側がとくに弛緩している
- 足と下腿は弛緩している
- すべての筋肉を完全に弛緩させる
- 両肩とも床につける
- 手のひらは上に向けてゆったりと床につけ、エネルギーがみなぎるのを感じる
- 気持ちよいと感じられるなら、膝とは反対側を見る

膝関節　外側広筋　腸脛靭帯　大腿直筋　大臀筋（だいでんきん）　中臀筋（ちゅうでんきん）

大腿

上になる脚の大腿では、**股関節外転筋群**と**大腿四頭筋**がストレッチされる。股関節と胴全体がストレッチされている感覚が得られるまで膝を床に倒し、倒した脚と反対側の手を添える。

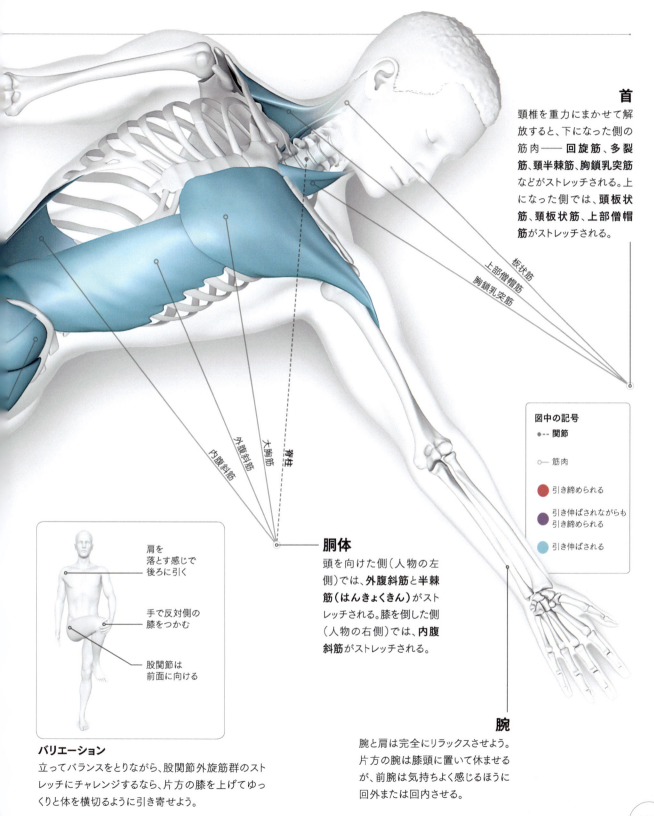

首

頸椎を重力にまかせて解放すると、下になった側の筋肉——**回旋筋、多裂筋、頸半棘筋、胸鎖乳突筋**などがストレッチされる。上になった側では、**頭板状筋、頸板状筋、上部僧帽筋**がストレッチされる。

胴体

頭を向けた側（人物の左側）では、**外腹斜筋**と**半棘筋（はんきょくきん）**がストレッチされる。膝を倒した側（人物の右側）では、**内腹斜筋**がストレッチされる。

腕

腕と肩は完全にリラックスさせよう。片方の腕は膝頭に置いて休ませるが、前腕は気持ちよく感じるほうに回外または回内させる。

図中の記号
- ●--関節
- ○—筋肉
- 🔴 引き締められる
- 🟣 引き伸ばされながらも引き締められる
- 🔵 引き伸ばされる

バリエーション

立ってバランスをとりながら、股関節外旋筋群のストレッチにチャレンジするなら、片方の膝を上げてゆっくりと体を横切るように引き寄せよう。

- 肩を落とす感じで後ろに引く
- 手で反対側の膝をつかむ
- 股関節は前面に向ける

仰向けの魚の王のポーズ｜スプタ・マッツェーンドラーサナ

ポーズの効果

仰向けの魚の王のポーズは、多くの人が安心して行える、脊柱をねじるポーズです。ポーズは少しずつ深めていき、痛みのない姿勢が見つかるまでブランケットなどを支えとして使いましょう。

脊柱の安全

仰向けの魚の王のポーズは、半魚王のポーズより安全に行うことができる。また、直立した状態で脊柱をねじるとしばしば脊柱が屈曲し、回旋と屈曲を同時に行うと脊柱損傷のリスクが高くなる。

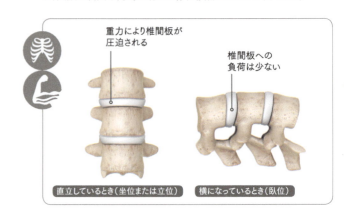

重力により椎間板が圧迫される

椎間板への負荷は少ない

直立しているとき（坐位または立位） ／ 横になっているとき（臥位）

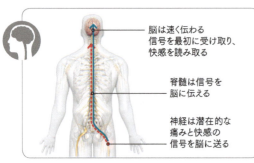

- 脳は速く伝わる信号を最初に受け取り、快感を読み取る
- 脊髄は信号を脳に伝える
- 神経は潜在的な痛みと快感の信号を脳に送る

痛みを知覚する経路

脳に向かって複数の電車が並走しているところをイメージしてほしい。赤い電車が走る線路は痛み（侵害受容性疼痛）として知覚されうる信号を伝え、緑の電車が走る線路は快感として知覚されうる信号を伝えるとしよう。緑の電車のほうが速く走るので、最初に脳に到着し、痛みの信号に優先する。これを痛みのゲートコントロールセオリーという。

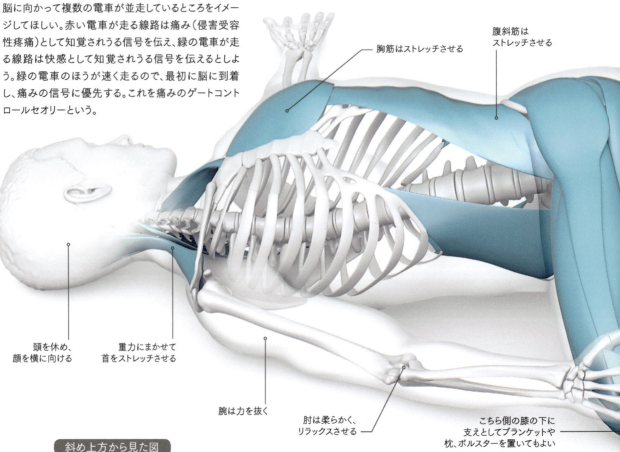

- 胸筋はストレッチさせる
- 腹斜筋はストレッチさせる
- 頭を休め、顔を横に向ける
- 重力にまかせて首をストレッチさせる
- 腕は力を抜く
- 肘は柔らかく、リラックスさせる
- こちら側の膝の下に支えとしてブランケットや枕、ボルスターを置いてもよい

斜め上方から見た図

臥位のアーサナ

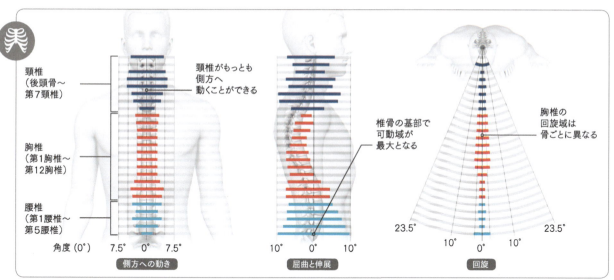

脊柱の動き
頸椎と胸椎は腰椎に比べ、大きなねじりに耐えられる。それぞれの部位の椎骨の形状により、可動域が大きくなったり制限されたりする。専門的にいえば、完全に均等なねじりは決してできないのだ。上の図は、これらすべての部位について過可動や圧迫を予防するため、脊柱の動きを視覚化したものである。脊柱を構成する個々の骨はさまざまな動きに対する可動域が異なっている。

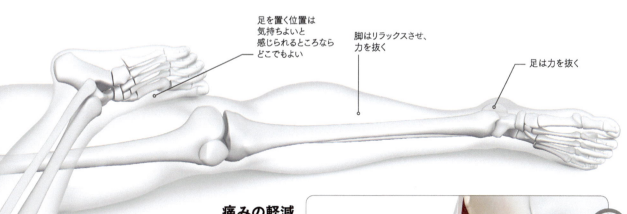

痛みの軽減
滑液包は液体で満たされた袋で関節の周囲にあり、関節の構造間の摩擦を軽減する。滑液包は炎症を起こすことがあり、滑液包炎と呼ばれる。さまざまな原因が考えられているが、関節周囲の筋肉の強直が原因なら、このポーズのような穏やかなストレッチは効果があるだろう。ただし、急性期にはまず安静にすることが必要だろう。

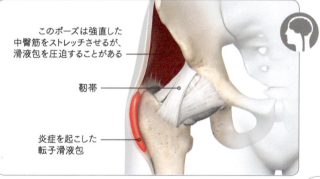

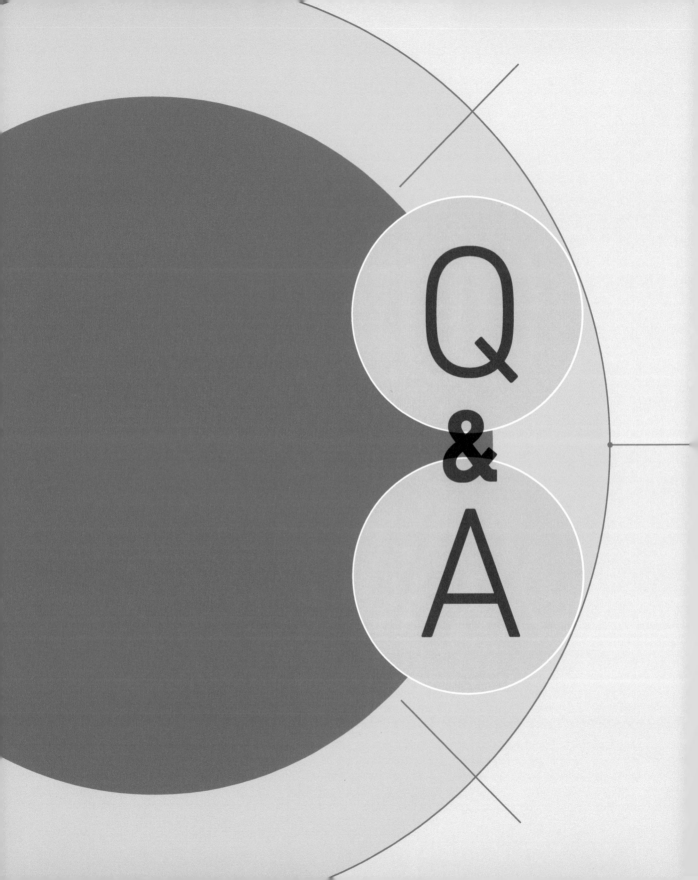

Q&A

QUESTIONS AND ANSWERS

このQ&Aは、実際にヨガ教室の生徒さんたちから

寄せられることの多い質問をベースにしています。

最初に身体面に関する疑問を取り上げ、続いて、精神面や自己に関する、

より微妙な疑問にお答えしていきます。

ヨガはヒンドゥー教の伝統にもとづくものですが、

その知恵や実践はとても役立ちます。

スピリチュアルな人も、信仰をもつ人も、

不可知論（神の存在を否定も肯定もしない考えかた）やそれ以外の立場の人も、

ヨガで健康や心の平安を得ることができるのです。

QUESTIONS and ANSWERS

関節と柔軟性
JOINTS AND FLEXIBILITY

多くのアーサナや日常的な動作にはある程度の柔軟性が必要ですが、重要なのは、自分の身体を理解し、限界を知っておくことです。それがケガの予防と関節の保護につながります。柔軟性がきわめて高い人は、筋力を強化するようなアーサナを重点的に行うといいでしょう。

> ヨガは
> 身体の柔軟性を
> 高めることが
> 広く証明されています。
> したがって、
> 身体がかたい人には、
> ヨガをおすすめします。

全身には **360**個 もの関節がありますが、その大部分は、滑膜関節（可動関節）、つまり自由に動かせる関節です。

Q 身体がかたくてもヨガはできますか？

A： はい。ヨガは柔軟性を高めることが広く証明されています。身体がかたい人に、ヨガをおすすめします。筋肉が張っていたり、ケガから回復する途中だったりすると、可動域（ROM）が制限されるかもしれませんが、その場合は、今よりも身体が柔らかくなって、アーサナが深まっていく様子をイメージしてみてください。すると、神経地図が形成されて、脳から筋肉に指令が送られ、可動性が上がりやすくなると考えられています。また、アーサナをイメージしながら強くなっていく自分を想像するだけで、実際に身体を動かさなくても、ある程度、筋肉が鍛えられることもわかっています。

Q 関節がポキポキ鳴るのはなぜですか？

A： 大半の関節は、骨と骨のあいだ（関節腔）に滑液があり、その滑液には気体の分子が溶け込んでいます。関節のすきまを広げる──たとえば、親指を引っ張ると、滑液内のガスが引き出されて、ちょうど炭酸飲料のボトルを開けたときのように音が鳴るのです。ガスはふたたび滑液に溶け込んでいくので、20〜30分ほど経つと、関節がまたポキポキ鳴らせる状態に戻ります。こうした関節を鳴らすことが関節炎の原因になるという証

滑膜関節

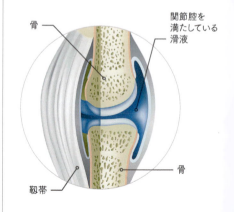

骨　関節腔を満たしている滑液　骨　靱帯

拠はありませんが、関節が大きくなる可能性はあります。時間を置かずに関節がまたすぐに鳴るとしたら、骨と骨が擦れているのかもしれません。それを繰り返していると、徐々に関節構造にダメージが加わってもおかしくないためおすすめしません。

Q 伸ばしすぎるということはありますか？

A：あります。関節の過可動性――通常の可動域以上に伸ばせること、いわゆる「二重関節」（関節が異常に柔らかいこと）は慢性関節痛と関連しています。ストレッチの際には、伸びの感覚を、筋肉の端（関節付近）ではなく中央部分で感じる程度にとどめましょう。

また、呼吸を楽に続けられるようにすることも重要です。鋭い刺すような感覚や、しびれや痛みが生じたり、顔をしかめたり、息が詰まったりするとしたら、それはやりすぎです。それでは、靭帯や腱まで伸ばしていることになります。本来、靭帯や腱は弾性（外力によって変形した物体が、外力を取り去ったあと元の状態に戻ろうとする性質）があまりないので、伸ばしすぎると復元しなくなります。言い換えれば、組織に対するストレス（負荷や伸長）が降伏点に達すると、その組織の「弾性」は失われ、「塑性（そせい）」（外力を取り去っても、変形したままでいる性質）に変わるということです（右上の図）。臨床的には組織が断裂した状態です。ケガの予防には、筋力を強化するアーサナと柔軟性を高めるアーサナをバランスよく行うことが重要です。

ストレス-ストレイン曲線

このグラフは、組織（筋肉、腱、靭帯）が損傷せずに耐えられるストレスの程度を表しています。「弾性」領域では、ストレスがなくなれば、組織はまだ通常の長さに戻ることができますが、「塑性」領域では、たとえストレスがなくなっても、組織は元に戻れません。最終破壊点では完全に断裂します。ケガを避けるためには、自分の限界を超えないようにしましょう。

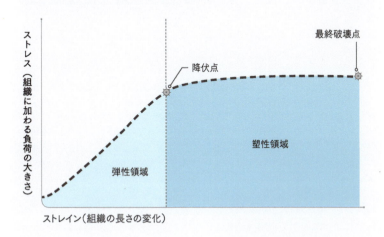

その常識はホント？

ホットヨガのほうが柔軟になる

一時的にはそうですが、いつまでも続くわけではありません。体温が上がれば、代謝がよくなり、組織はより早く温まる分、柔軟性を増します。したがって、高温の環境では筋肉を過度に伸ばしやすく、上述のとおり、ケガをしやすくなります。ゆっくりアーサナをとるようにして、ケガを予防しましょう。

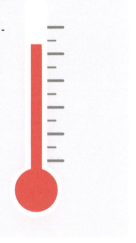

QUESTIONS and ANSWERS

背骨のケア
SPINAL CARE

全身を支え、脊髄を守っている背骨は、まさに安定した健康の要です。ヨガは姿勢を正して整えてくれるので、大切な背骨のケアにうってつけです。ただし、ある種の症状や疾患を予防・管理するために、簡単なアジャストメント方法を覚えておくべきです。

**前かがみで
スマートフォンを
操作すると、
首にかかる負荷は
5倍になります。**

Q スマートフォンやパソコンのせいで首が痛いのですが、ヨガでよくなりますか?

A: はい。パソコンやスマートフォンはたいてい前かがみで操作しますが、その姿勢では首や上背部に大きな負担がかかります。長時間、前かがみでいると、首や上背部の筋肉が炎症を起こし、過度にかたくなって、その結果、痛みが生じます。ヨガを行うと、正しい姿勢を日常的に意識するようになり、こうした「テックネック（スマホ首）」の症状を予防できます。また、首の位置を正しく保つために必要な筋肉を強化して、症状を和らげることもできます。後頭部で手のひらや壁や車のヘッドレストを押し返しながら、数呼吸キープするのもいいでしょう。

頭部－身体のアライメントが
最適なとき、筋肉への負荷は
最小限に抑えられる

頭部－身体のアライメントが
くずれると、首と上背部の
筋肉は疲弊する

テックネック（スマホ首）
前かがみの姿勢では頭部－身体のアライメントがくずれて、実質的に頭の重さが増す。前かがみになればなるほど、背骨への負担は大きくなる。

その常識はホント？

背中や腰に痛みがあるヨガはできない。

ヨガは慢性の腰背部痛を安全かつ効果的に軽減することが証明されています。ただし、特定の症状（→P202〜205）をもつ人には、アジャストメントが必要なアーサナや、避けるべきアーサナがあります。腰背部に問題がある人の多くは、立位前屈で床に手が届かなかったり、腰椎に違和感を覚えたりしますが、ブロックや椅子の座面に手を乗せれば、このアーサナの主要な効果を得ることができるのです。

ヨガは
慢性の腰背部痛を
安全かつ効果的に
軽減することが
報告されています。

Q 立位前屈から戻るときは、かならずロールアップしなければいけないのですか？

A:「背骨を1つひとつ積み上げるように」と指示されることの多いロールアップ動作は、もともとダンスの世界から来ているようです。しかし、生体力学的、機能的観点から見ると、ロールアップにはメリットよりリスクのほうが多いのです。たしかに、気持ちよくロールアップできる人や、ロールアップでコーディネーション能力が鍛えられる人はたくさんいます。しかし、骨粗しょう症の人がロールアップを行うと、椎間板ヘルニアや脊椎骨折を起こしたり、悪化させたりするおそれがあります。

また、ロールアップしたからといって、日常動作（たとえば、下にあるものを拾いあげる動作）に必要な筋力が鍛えられるわけでもありません。ケガを予防し、安全な動きのパターンをマッスルメモリー（筋肉の記憶データ）に蓄えるため、次の方法で立位前屈から戻るようにしてください。

1. 土台を広めにとる。足を左右に開き、つま先を少し外に向けて膝への負担を減らす。

2. 手の位置を工夫する。両手を腰に当てるか、ももに置く。

3. 背骨をニュートラルに保つ。体幹を意識しながら股関節から上半身を起こすようにすると、腹横筋を使うので、腰痛を軽減できる。

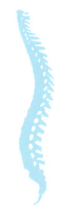

知っていましたか？
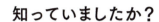

腰背部痛は、日常生活に支障をきたし、
生産性を低下させる最大の要因のひとつです。
ヨガは腰背部痛の症状を
大幅に和らげてくれるだけでなく、
病欠日数を減らすことが、
研究で明らかになりました。

QUESTIONS and ANSWERS

ライフ・ステージ
LIFE STAGES

ヨガは、ライフ・ステージの変化に合わせて、子どもでも妊婦でも高齢者でも安全に行うことができます。さらには、ヨガやそれに伴う瞑想の実践が、各ライフ・ステージにプラスアルファの効果をもたらすことも、さまざまな研究で明らかになりつつあります。

> 子どもを「全人格的存在」としてとらえるヨガのアプローチは、社会性と情緒力の発達に役立ちます。

北米では**900**件以上の「校内ヨガ」プログラムが実施されています。

知っていましたか？

ヨガは、心身療法としてもエクササイズとしても、注意欠陥多動性障害（ADHD）の子どもや青少年に見られるおもな症状、たとえば、注意欠如、多動性、衝動性の改善に役立つことがわかってきました。

Q ヨガは子どもにとってメリットがありますか？

A：学力偏重の教育は、子どもを長時間、机に向かわせ、学力面以外の発達をおろそかにしがちです。ヨガは子どもを全人格的な存在としてとらえるホリスティックなアプローチですから、「社会性と情緒力の習得（SEL）」に役立ちます。以下に示すとおり、社会性と情緒の発達に求められる能力のすべてに、ヨガはかかわっているのです。

- **自己認識能力**
  感情を認識し、識別する。
- **自己管理能力**
  感情を調節し、ストレスを管理する。
- **社会意識**
  他者のものの見かたを認知する。
- **人間関係能力**
  社会的なネットワークをつくり、維持する。
- **責任ある意思決定能力**
  意識的でポジティブな決定を行う。

たとえば、ハーバード大学とクリパル・センター・フォー・ヨガ・アンド・ヘルスの研究から、セラピーとしてのヨガが、子どもや青少年の心身の健康に有効であることがわかりました。また、校内瞑想プログラムで、子どもたちのストレス回復能力（レジリエンス）や認知能力が大幅に改善することも証明されています。

Q 妊娠中にヨガを行っても大丈夫ですか？ メリットはありますか？

A：はい。マタニティヨガ（周産期ヨガ）は広く実施されており、多くの医師に推奨されています。ブラウン大学アルパート医学部の2015年の調査をはじめ、さまざまな研究が示しているとおり、マタニティヨガは、お母さんにもお腹の赤ちゃんにも（胎児の心拍数が示すとおり）安全であるばかりか、妊娠中から分娩、出産後にいたるまで、母子にメリットをもたらします。また、妊娠中のヨガが、以下のようなポジティブな影響を及ぼしうることを示す小規模研究もあります。

軽減する
- 骨盤痛や妊娠中の不快症状全般
- ストレス、抑うつ、不安の兆候
- 産後うつ

改善する
- 楽観性、自信、幸福、社会的支援
- 新生児の出生時体重（早産のリスクを下げるため）

> ❝ ❞
> 瞑想は、
> **脳組織の自然な老化を**
> **部分的に遅らせる、**
> あるいは、
> **阻止する**可能性があると
> 考えられています

Q 瞑想は脳の老化にどのような影響を及ぼしますか？

A：脳の領域の多くは加齢とともに縮んでいきますが、ハーバード大学の神経学者サラ・ラザール博士が率いる研究チームは、50歳の瞑想実践者の脳が25歳の非瞑想実践者の脳と基本構造の点で同等であることを、MRI画像によって明らかにしました。つまり、瞑想は、脳組織の自然な老化を部分的に遅らせる、あるいは、阻止するかもしれないのです。このようなことが可能になるのは、脳に神経可塑性（→P26〜27）があるからです。ライフスタイルや食生活も脳の老化の抑制に関係しているようですが、瞑想とそれによる思考パターン（マインドセット）の変化は重要な一因と考えられています。しかも、こうした脳内の変化は8週間で起きることも明らかになりました。また、1日30分のマインドフルネス瞑想で、記憶力と問題解決能力がアップすることも証明されています。マインドフルネスに関するあるアンケート調査では、年齢を重ねながらもポジティブでいつづけるために必要な3つの性質が、8週間の瞑想指導で改善されることがわかりました。その性質とは、①自分の内面と外の世界を観察する能力、②ものごとに振り回されず、意識的に行動する能力、③自分の内面で起きていることに価値判断を加えず、ありのままに見つめる能力です。

次ページへ続く →

QUESTIONS and ANSWERS

> 「平静さ」という
> ヨガの概念は、
> 変化や困難に
> しなやかに
> 対処することを
> 教えてくれます。

Q ヨガは老化にどんな影響を与えますか?

A: 専門家は、ヨガには健康的に年を重ねていくための効果があると指摘しています。具体的には以下のとおりです。

- 柔軟性を高め、可動域の減少を防ぐ。
- 動的、静的なバランス能力を伸ばし、転倒リスクを減らす。
- 頭の回転をよくし、身体の敏捷性を高め、ものごとに素早く反応できるようにする。

ヨガによって、筋力から、柔軟性、バランス感覚、身体と頭の敏捷性まで鍛えられれば、当然、健康寿命(病気をせずに生きられる寿命)は延びるでしょう。

知っていましたか?

2050年には
世界人口の5分の1が
60歳以上になります。
したがって、
健康的に年を重ねるために、
ヨガなどで
身体を鍛えることが、
ますます重要になってくるのです。

その常識はホント?

年をとっているので、ヨガはできない。

ヨガは、高齢者の柔軟性、筋力、バランス感覚、機能的活動(たとえば、椅子から立ち上がる)を改善することが証明されています。また、ヨガは個々のニーズに合わせて自在にカスタマイズできます。シンプルな呼吸法を行う、椅子、ブロック、ブランケットなどでアーサナを軽減する、といった工夫が可能なのです。

Q ヨガは自立に役立ちますか?

A: はい。ヨガは自立した生活に役立ちます。日常生活や趣味を続けるのに必要な機能的能力を維持してくれるからです。また、ヨガ哲学を生活にとり入れれば、人生の目的や意味を見つけることもできるので、自立し、幸福感を得やすくなるでしょう。たとえば、「平静さ」(心の静けさ)というヨガの概念は、人生で変化や困難に出会ったとき、しなやかに対処することを教えてくれます。

> たった
> **8** 週間の
> マインドフルネス瞑想でも、
> 加齢に伴う
> 脳の変化を
> 遅らせることが
> できます。

Q ヨガは骨の老化にどのような影響を及ぼしますか?

A：ヨガは骨粗しょう症に伴う骨折リスクを減らします。ヨガを行うと、転倒しにくくなったり、骨折しやすい部位の骨と筋肉が鍛えられたりするからです。たとえば、胸椎9番と10番、手首、股関節は骨折しやすい部位ですが、以下のアーサナで鍛えることができます。また、床から立ち上がる、床に坐るといった動作に必要な能力も維持できるので、関節を守り、活動的でいつづけられるのです。

65歳以上でヨガをする人たちが増えつづけています。

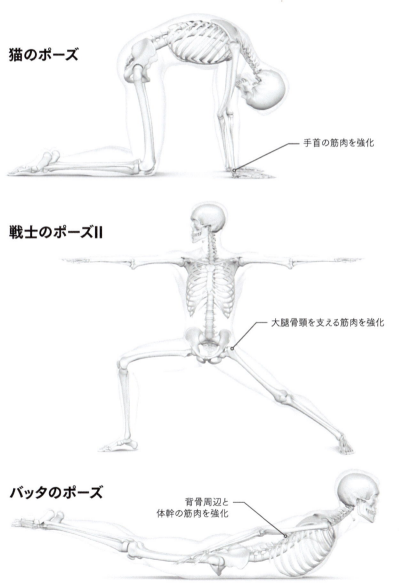

猫のポーズ — 手首の筋肉を強化

戦士のポーズ II — 大腿骨頸を支える筋肉を強化

バッタのポーズ — 背骨周辺と体幹の筋肉を強化

QUESTIONS and ANSWERS

瞑想
MEDITATION

ヨガはもともと瞑想のために身体を整える方法と見なされていました。現代でも、多くのヨガクラスが瞑想的な要素をとり入れています。たとえば、マインドフルネス瞑想やオーム・チャンティングなどで心身をリラックスさせるのです。こうした瞑想法は日常生活にもメリットをもたらすことが、科学的に証明されています。

> 思考が心に浮かんでくる様子をありのままに観察します。たとえるなら、流れていく雲を見つめながら、その背景に広がる青空にもはっきり気づいている状態です。

Q マインドフルネスは瞑想と同じですか？どうやって実践するのですか？

A： マインドフルネスはシンプルで取り組みやすいタイプの瞑想法です。たいていは伝統的な坐位の姿勢で行います。また、マインドフルネスの効果は、瞑想しているとき以外の心の状態にも及びます。マインドフルネス・ストレス低減法（MBSR）を考案したジョン・カバット＝ジン博士の定義によれば、マインドフルネスとは「意図的に、今この瞬間に、価値判断を加えずに注意を払うこと」です。その際、呼吸、思考、音、身体的感覚などに注意を向けますが、それはまさにヨガで行われることでもあります。

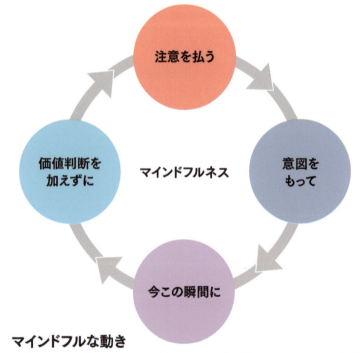

マインドフルな動き
ヨガのレッスンでは、つねにマインドフルでいることが求められます。こうした意識の状態（マインドセット）がしだいに日常生活でも続くようになると、食器洗いのような単純作業でさえもマインドフルなものに変わっていきます。

Q マインドフルネスは ほんとうに効果が あるのですか？

A：8週間のマインドフルネス・ストレス低減（MBSR）プログラムに参加した人に解剖学的MRI検査を行ったところ、脳の灰白質に変化が見られました。この変化は、MBSRが、学習・記憶プロセス、感情調節、自己認識、新たな視点獲得にかかわる脳の領域に影響を及ぼすことを示しています。

また、別の研究では、たとえ短期的なマインドフルネス・トレーニングであっても、疲労と不安を軽減すること、長期的トレーニングはとくに注意力と集中力を改善しうることもわかりました。

Q 瞑想のとき、 どうすれば無理なく 坐りつづけられますか？

A：安坐（あぐら）の際にクッションや、たたんだブランケット、枕、ボルスターにお尻を乗せ、股関節の位置を高くすると、骨盤をニュートラルな状態に立たせやすく、腰椎の自然なS字カーブ（生理的前弯）を保つことができます。もう1つの伝統的な坐法は英雄坐（Virasana、ヴィーラーサナ、割坐）ですが、膝に痛みがあるなら、やはり、ブロックやボルスターに坐って骨盤を立たせましょう。どちらの坐法でもしっくりこない場合は、椅子に腰かけて瞑想してもかまいません。背もたれによりかからず、背筋を伸ばすようにしてください。このときも、クッションに坐ると骨盤を立たせやすくなります。足を膝の真下か、少し前方に置きます。どの坐りかたでもつらい人は、シャヴァーサナ（→P186）で瞑想しましょう。

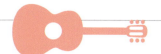

知っていましたか？

楽器を演奏しているときのような
極限の集中状態は、
瞑想に近いといわれています。
心理学では、こうした集中状態を「フロー」と呼びます。
瞑想でもフローでも、脳波は、
ベータ波（思考や会話に従事している状態）から、
ほぼアルファ波やシータ波（リラックス状態や、
独創的なアイディアがひらめきやすい状態）へと
変化します。

Q わたしはたえずなにかを考えています。 心がせわしない人間に瞑想は難しいでしょうか？

A：いいえ。多くの人が、瞑想は思考を「止める」ことだと思っていますが、そうではありません。現代社会でもっとも一般的に行われているタイプの瞑想では、思考が心に浮かんでくる様子をありのままに観察します。たとえるなら、流れていく雲を見つめながら、その背景に広がる青空にもはっきり気づいている状態です。瞑想中にあなたがすべきことは、注意がそれるたびに、現在という瞬間に意識を連れ戻し、観察を続けることだけです。

Q なぜヨガのはじまりに 「オーム」と唱えるのですか？

A：吐く息を長くするとリラックス反応にスイッチが入ります。また、ある小規模研究で「オーム」と唱えたときと、「スー」と唱えたときの脳の機能的MRI画像を比較したところ、前者のほうが恐怖の感情にかかわる領域の活動が抑制されることがわかりました。つまり、オーム・チャンティングには、単に息を長く吐く以上の効果があるということです。

QUESTIONS and ANSWERS

シャヴァーサナ
SAVASANA

「死体のポーズ（屍のポーズ）」とも呼ばれるシャヴァーサナは、究極のリラックスポーズとして、たいていはレッスンの最後に5〜15分間、行われます。また、シャヴァーサナの姿勢で、ヨガニドラという瞑想を行う場合もあります。研究によるさらなる解明が待たれますが、すでにシャヴァーサナはリラックス効果を引き出すために臨床的に活用されています。

"

シャヴァーサナは

副交感神経を

活性化し、

絶大なリラックス効果を

もたらします。

Q シャヴァーサナとはなんですか？どのような効果がありますか？

A：シャヴァーサナは、仰向けになって脚と腕を対称的にゆったり伸ばし、手のひらを上に向けておくポーズです。リラクゼーションの方法として、あるいは、瞑想のときに坐位ではしっくりこないときの代替法として、用いられることもあります。シャヴァーサナのさまざまな効果のうち、代表的なものは以下のとおりです。

●副交感神経系（PNS）を活性化し、血圧や心拍数を下げるなど、絶大なリラックス効果を発揮する。
●筋肉を効果的に緩める。
●心拍変動（心拍数の変化の幅。大きいほど健康）を増大させ、レジリエンスを高める。

6週間の
ヨガニドラで、
ストレスと筋緊張が和らぎ、
セルフケア能力が
上がりました。

Q 漸進的筋弛緩法とはなんですか？

A：漸進的筋弛緩法（PMR）は、筋肉をぎゅっと緊張させてから、一気に力を抜く方法です。シャヴァーサナでは、たいてい、頭からつま先に向かって順番に行います。そうすることで、神経と筋肉の連絡を円滑にして、緊張と弛緩の状態を身体と心に覚え込ませ、リラックスを促します。筋線維は収縮させた直後ほど伸びやすく、リラックスしやすいのです。

Q レッスンの最後に、インストラクション付きで長めのシャヴァーサナをよく行うのは、なぜですか？

A：それはヨガニドラとよばれるマインドフルネスの一種です。「ニドラ」は「眠り」という意味ですから、「ヨガ的うたたね」と思ってください。ヨガニドラのおもな目的は、意識を保ったままで睡眠の各段階の生理的効果を観察することにあります。

通常、シャヴァーサナの姿勢で15〜30分間ほど行いますが、睡眠の改善、抑うつ症状の低減、慢性痛の緩和に有効であることが小規模研究で明らかになっています。

186

Q ヨガニドラで睡眠と同じ効果を得られますか?

A：寝て起きたときのようなリフレッシュ効果を感じるでしょうが、ヨガニドラが睡眠の代わりになるわけではありません。ただし、睡眠時と似たような脳波が発生します（以下のとおり）。

脳波の種類と特徴

脳波		睡眠の段階	ヨガニドラの段階	意識レベル	特徴
ガンマ波		覚醒	ニドラではない	顕在意識	高度な集中（未解明）
ベータ波		覚醒	ニドラに移行していく初期の段階	顕在意識	ものごとを考えたり、話したりしている
アルファ波		睡眠の第1段階	ボディスキャンとリラックスの段階	顕在意識から潜在意識へ	リラックスしている
シータ波		睡眠の第2段階	ニドラが進むと到達しうる段階	潜在意識	独創的なアイディアがひらめきやすい
デルタ波		夢を見ていない深い睡眠	ニドラでも到達しうるが未解明	無意識	回復と直観力

Q 仰向けでリラックスできません。どうすればいいですか?

A：仰向けになると腰背部に違和感が生じて、リラックスできないという人はたくさんいます。そういう人は、腰の緊張を和らげるために、膝の下にサポートを入れるか、膝を立てたコンストラクティブ・レスト・ポジション（建設的な休息の姿勢）で仰向けになってみてください。この軽減法は、シャヴァーサナの最中に寝てしまわないようにするのにも有効です。

その常識はホント?

シャヴァーサナは乳酸がたまるのを防いでくれる。

そんなことはありません。筋肉を使ったあとの老廃物と言われる乳酸は、運動の数分後には肝臓で分解され、除去されていきます。筋肉痛を減らすためには、時間をかけて徐々にアーサナの強度を上げるようにしましょう。また、リストラティブな性質のヨガ・レッスン（クッションなどの道具を用いて補助しながら全身をリラックスさせるヨガ）を受けたり、さまざまな筋群を使ったりすると、筋肉痛が和らぎます。

187

QUESTIONS and ANSWERS

ストレス
STRESS

ヨガがストレスの対処法として役立つことは理屈抜きにわかるでしょう。ヨガは心身をくつろがせ、全人的な幸福感（ウェルビーイング）を高めてくれるからです。しかし、そうしたリラックス効果の科学的なしくみを知っておけば、ストレスを減らすために先手を打てるようになり、人生をさらに健康なものにすることができます。

Q ストレスは健康にどのような影響を及ぼしますか？ヨガはなぜストレスに対して有効なのですか？

A：とかくわたしたちは、ストレスをすべて悪いもののようにとらえがちです。しかし、適度なレベルのポジティブなストレス「ユーストレス」には、わたしたちの能力を最大限に引き出す効果があります。一方、あまりにもネガティブなストレスは、精神のバランスの乱れや慢性痛のほか、現代人の最大の死因である、心臓病、脳卒中、がんなどの病気と関連しています。ただし、ストレスがこうした病気をかならず引き起こすというわけではありません。研究データは、これらの疾患にかかりやすいかどうかを予測するうえで最大の指標となるのは、ストレスの量そのものではなく、ストレスとのつき合いかたや、ストレスのとらえかたであることを示しています。

ストレスを抱えてネガティブな感情をもつ人ほど、健康を害しやすいのです。その点、ヨガはストレスとのつき合いかたを改善してくれます。ヨガを習慣にすると、自分の思考や感情を観察できるようになり、心と体のつながりが強まって、ストレス要因に対する感情反応の調節がうまくなるからです。その結果、より健康になるわけです。

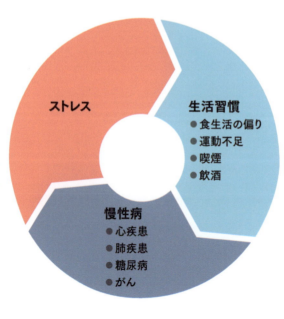

悪循環を終わらせる
ヨガは、ストレスとのつき合いかたを変え、生活習慣の見直しを促すので、ストレスのせいで身体を壊すという悪循環から抜け出せるようになる。

ストレス

生活習慣
● 食生活の偏り
● 運動不足
● 喫煙
● 飲酒

慢性病
● 心疾患
● 肺疾患
● 糖尿病
● がん

ヨガは、ストレスのとらえかたを変えると同時に、リラックス反応を促して、コルチゾール（ストレスホルモンの一種）の分泌を抑えてくれるので、ストレスへの対処法がうまくなる。また、ヨガの実践者は、そうでない人に比べて、エクササイズを習慣にするなど、健康的なライフスタイルを積極的にとり入れる傾向がある。

Q なぜ心と体のつながりが強くなると、
ストレスへの対処がうまくなるのですか？

A： ヨガは心と身体の両面からアプローチするので、トップダウン（心から体へ）とボトムアップ（体から心へ）の両方向で神経系の調節が促されます。心と体、体と心のつながりが強化されると、自己調節能力とレジリエンス（体に本来備わっているホメオスタシスの働きによりストレスから立ち直る能力）が高まるのです。こうした一連の調節には副交感神経の一種が複雑にかかわっています（→P190～191）。

心と体、体と心の
つながりが強化されると、
自己調節能力と
レジリエンスが
高まるのです。

神経認知（心－体）的アプローチ

1 瞑想、マインドフルな動き、ヨガ哲学を意識した生きかたは、注意力を高める。

2 注意力が高まると、神経系が調節され、ホメオスタシスが働きやすくなる。

神経生理学（体－心）的アプローチ

1 ヨガのアーサナ、ムドラ、プラーナヤーマは、身体への気づき（内受容感覚）をもたらす。

2 内受容感覚は自律神経系（ANS）に働きかけ、思考と神経経路に変化を起こし、脳を鍛えて、自己調節能力を改善する。

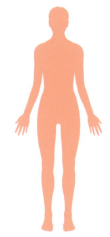

知っていましたか？

1936年に生理学者ハンス・セリエは、変化に対する身体の反応を表わす「ストレス」という言葉を生み出しました。ストレスには2つのタイプがあります。ひとつは「ユーストレス」といって、ためになるストレスです。たとえば、やりがいのある仕事のプロジェクトなどがそうです。もうひとつは「ディストレス」といって、その原因が現実的なものであれ、想像によるものであれ、心身に重くのしかかってくるタイプのストレスです。

次ページへ続く →

189

QUESTIONS and ANSWERS

Q ストレスと伝統的なヨガ哲学にはどのような関係がありますか？

A：2018年に専門誌『Frontiers in Human Neuroscience（ヒト神経科学の最先端）』に掲載された論文は、ヨガに古くから伝わる知恵、とくに「グナ」を、ストレス－リラックス反応における迷走神経の役割と結びつけて論じています。

迷走神経は、脳神経の中でも、唯一、頭と首の境目（延髄）から出発している神経で、おもにリラックス反応にかかわっています。心臓を落ち着かせる、消化を促す、社会的つながりを強めるといった働きがあります。ストレス－リラックス反応は、スイッチのように「オン－オフ」で切り替わるというよりも、調光ダイヤルのように「強－弱」に変化するものです。このしくみのおかげで、各自律神経系（ANS）の電気活動の配分は、状況に合わせて絶妙に調整されています。

アメリカの神経学者ステファン・ポージェス博士のポリヴェーガル（多重迷走神経）理論によれば、迷走神経は円滑な調整を促すために機能的に2系統に分かれています。科学者たちは、こうした神経の適応性をグナの観点から解説してきました。グナとは「糸」または「性質」を意味します。3つのグナ「サットヴァ（純質）」「ラジャス（激質）」「タマス（翳質（えいしつ）、暗質）」は、自然を構成する基本要素であり、わたしたちが現実として認識している、たえず変化する物質世界（プラクリティ）をひとつに織り上げています。それぞれのグナは心の状態とも、自律神経の各系統の特徴とも関連します（下図）。

ポリヴェーガル理論と3つのグナ
迷走神経のストレスへの適応反応は、
3つのグナ（サットヴァ、タマス、ラジャス）の観点から説明できる。

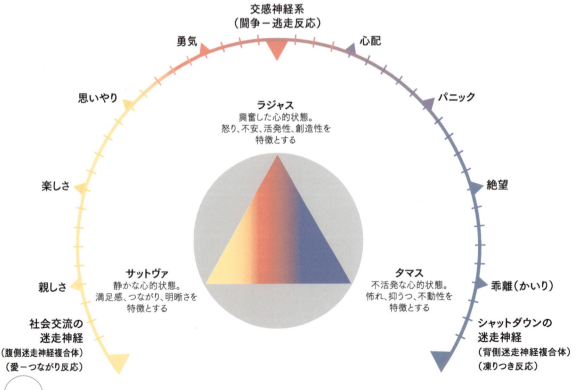

**Q つねに社会交流の迷走神経が活性化して、落ち着いた
サットヴァの状態でいられるようになるべきだ、ということですか？**

A：いいえ、そうではありません。たしかにヨガは、より頻繁かつスムーズにサットヴァの状態へ向かうように身体に覚え込ませるものです。ラジャスやタマスに偏りがちな世界に生きるわたしたちにとって、乱れたバランスをとり戻すためにヨガは役立ちます。しかし、ヨガを実践していると、つねに完ぺきに落ち着いていられるとか、もしそうならないとすれば、ヨガがうまくいっていないからだ、と考えるのは誤りです。一定不変の落ち着きを得ることがヨガの目的ではありません。

神経系は、3つのグナがそうであるように、外界から突きつけられる難題に対処するために一日中、そして一生にわたって変動しつづけています。ヨガを習慣にしていると、絶え間ない変化を偏った判断をせずにありのままに観察できるようになり、ものごとに振り回されなくなります。こうした上位の純粋な意識（プルシャ）の究極の理想は自己覚知です。つまり、避けることのできないストレス要因にさらされながらも、人生に意味とつながりを見出すことです。この意識が高まるにつれて、レジリエンスも高まっていきます。

> 66 99
>
> ヨガを実践していると、絶え間ない変化を**偏った判断をせずに**ありのままに**観察できる**ようになり、ものごとに振り回されなくなります。

**Q どうすれば、ネガティブなグナに気づき、
バランスを整えることができますか？**

A：まずは、自分の身体が発するストレスのサインや「ネガティブな」グナの兆候に気づくことです。兆候の表れかたは人によって異なります。たとえば、ラジャス的な興奮状態のとき、胸が締めつけられるように感じたり、胃がむかついたりしませんか？ タマス的な不活発状態のとき、身体がだらけたり、感覚が鈍くなったりしませんか？ こうした兆候に気づいたら、ヨガのツール――アーサナ、ムドラ、呼吸、瞑想を使ってリラックス反応を引き出しましょう。こうしたヨガの技法の多くは、日常生活でもひそかに実践できます。リラックスするために息を長く吐いたり、背筋をしゃんと伸ばし、深呼吸をして気合をいれたりしても、だれにも気づかれません。

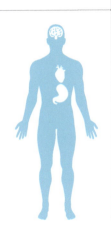

知っていましたか？

迷走神経線維の80％は
身体から脳に情報を送っています。
これは心臓と消化器官から脳へ向かう
内受容感覚（身体意識）の重要な経路になっています。
この内受容感覚と迷走神経機能を
高めてくれるのがヨガです。

QUESTIONS and ANSWERS

脳と心のウェルビーイング
THE BRAIN AND MENTAL WELLBEING

近年の研究で、ヨガは脳の働きを良いほうへ変化させることがわかってきました。脳の神経可塑性（→P26〜27）によって生じるこうした変化は、ヨガが医療や心理学的ケアの補助手段として有望であることを示しています。

> ヨガは、
> 役に立たなくなった
> 思考や
> **感情のパターンを**
> 断ち切るための
> **ツール**です。

8週間の
マインドフルネス瞑想は、
恐怖の感情をつかさどる
脳領域の活動を
抑制します。

Q ヨガは脳にどんな影響を与えますか？

A：脳が一定の神経経路に慣れてくると、習慣化します。だから、暇なとき知らず知らずのうちにスマホを見ている、などということが起きるのです。新たな神経経路が形成されるしくみもそれと同じで、繰り返し活性化されることで、太く強くなっていきます。ヨガは、ポジティブな行動を強化することによって、すでに役に立たなくなってしまった思考や感情のパターンを断ち切ってくれるツールです。困難に出会ったとき、より健康的なパターンを選択できるようになるので、心のウェルビーイングにとって、ヨガは強力な味方なのです。

Q ヨガは心の健康に役立ちますか？

A：ときに、わたしたちは、ものごとに激しく反応するラジャス的なパターン（興奮状態）に陥ったり、不活発でタマス的なスランプ（抵抗状態）に落ち込んだりします。ヨガは単独で、深刻な心の病を解決できるわけではありませんが、医療や心理学的ケアの補助としては十分に有効な手段です。なぜならヨガは、困難な出来事に対する脳の反応の仕方を変えてくれるからです。

簡単に言うと、脳は次の3つの部分からなります。

● 反射脳（脳幹）
　「わたしは安全だろうか？」と問う脳
● 情動脳（辺縁系）
　「わたしはなにを感じているのだろうか？」と問う脳
● 理性脳（前頭前皮質）
　「これはなにを意味するのだろうか？」と問う脳

トラウマ、抑うつ、慢性的ストレス、不安を経験しているときは、感情的な脳が過剰に活性化します。感情的な脳の一部である扁桃体（「恐怖」にかかわる中枢）が発するシグナルは、本能的な脳に対して、闘うか逃げるかという反射的な行動（闘争か逃走か反応）を促すので、リラックス反応よりもストレス反応が大きくなります。そして、このような状態が繰り返されれば、思考する脳は調節能力を失っていきます。ヨガ（アーサナ、プラーナヤーマ、瞑想）は、ストレスフルな状況下でも、思考脳が気分や感情の調節を円滑に行えるように鍛えてくれるのです（→P188）。

Q ヨガが脳を変えるという科学的根拠はありますか?

A：いくつもの研究で証明されています。20年間の研究データを総合的に検証した2015年の報告では、ヨガをベースにしたマインドフルネスの実践で、脳の特定領域が活性化することが明らかになりました（右図）。前頭前皮質の主要な領域が強化されて、認知能力や感情調節能力が高まることがわかったのです。2018年の研究では、ヨガのアーサナと瞑想がともに右の扁桃体を縮小させることが、脳スキャンで証明されました。右扁桃体はネガティブな感情と恐怖により大きくかかわっている領域です。さらに、スタンフォード大学の科学者たちは、8週間のマインドフルネス瞑想の実践で、恐怖に関連する扁桃体の活動が抑制されることを発見しました。このような変化のおもな原因は、参加者たちが自分の感覚や感情にふたをせず、マインドフルに向き合ったことにあると考えられています。

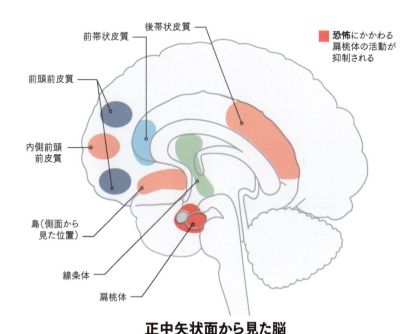

図中の色分け
- ■ 感情調節にかかわる領域が強化される
- ■ 注意制御にかかわる前帯状皮質が強化される
- ■ 感情調節と注意制御にかかわる線条体が強化される
- ■ 自己意識にかかわる領域が強化される
- ■ 恐怖にかかわる扁桃体の活動が抑制される

正中矢状面から見た脳

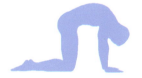

知っていましたか?

身体的修練（ソマティック・プラクティス）
（ヨガのアーサナのように内受容を重視した動き）は、
身体に閉じ込められた緊張を解き放つので、
トラウマ記憶を再現させずに処理する方法として
有効であると考えられています。

QUESTIONS and ANSWERS

慢性痛
CHRONIC PAIN

足首の捻挫やスリップ転倒によるケガなどの急性の痛みには、一般的に、回復のための休息が必要です。したがって、ある種のアーサナは回避したり軽減したりしなければなりません。しかし、慢性的な痛みに対しては、ヨガのような心身両面からのアプローチは、医療の補助手段として有用かつ安全であることが証明されています。

Q ヨガはほんとうに慢性痛に効きますか？

A：はい。ヨガの有用性は証明されています。慢性痛とは3カ月ほどの回復期を過ぎても残る痛みのことです。たとえば腰背部痛や関節炎の多くは慢性痛です。そういう慢性痛の場合、回復を待つべき身体的損傷はほぼなくなっているので、体を休ませるよりも、むしろ動かすべきだと考えられています。体を動かすと慢性痛が和らぎ、ストレスが軽減されます。

ヨガには鎮痛効果があることが証明されています。腰痛を抱える退役軍人を対象に行った研究では、週2回、12週間にわたるヨガ・プログラムで、全員のオピオイド（強力な鎮痛薬）使用量が減少するという結果が出ました。

その常識はホント？
瞑想が痛みを和らげるのはプラセボ効果によるものだ

最近の研究で、マインドフルネス瞑想はプラセボ（偽薬）よりも鎮痛効果にすぐれていることがわかりました。この実験では、被験者たちを3つのグループに分け、痛みを伴う熱刺激を加える前後に、偽薬のクリームを塗布するか、「瞑想もどき」を行うか、伝統的なマインドフルネス瞑想を実践してもらいました。それぞれの被験者に心理物理学的検査と機能的神経画像検査を行ったところ、マインドフルネス瞑想のグループで、痛みの強度と不快度がもっとも低いという結果が出ました。

慢性痛の悪循環
脳は、痛みのシグナルを頻繁に知覚すると、麻痺して、痛みの反応を調節できなくなる。ヨガはこうした悪循環を断ち切ってくれる。

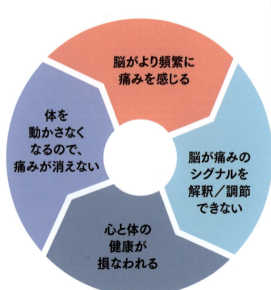

- 脳がより頻繁に痛みを感じる
- 脳が痛みのシグナルを解釈／調節できない
- 心と体の健康が損なわれる
- 体を動かさなくなるので、痛みが消えない

20分間のマインドフルネス・レッスン4回で、痛みの不快度が57%も低減します。

194

Q アーサナで慢性痛は和らぎますか？

A：アーサナのタイプやポーズのとりかたによります。痛みを感じる部位を伸ばしたり、鍛えたりすることで、痛みを和らげるアーサナがあります。ただし、そうした生体力学は複雑なパズルを構成するピースのひとつにすぎません。そもそも「痛み」は、体のレセプター（侵害受容器）から送られてくる信号を脳が「痛み」として解釈することで生じます。レントゲンやMRIを使った研究によって、知覚される痛みの量は組織の損傷の量で決まるわけではないことがわかってきました。痛みは想像にすぎないというのではありません。痛みの経験は、その人の現実認識やものの見かたと同様に、脳が構築するものです。あなたがどれほどの痛みを感じるかは、脳が痛みの信号をどれほど危険なものと解釈するかによって決まります。つまり、慢性的なストレスと同様に、慢性痛も、ある程度までは脳による調節の問題であり、その原因はたいてい、警報システムの不具合にあるということです。リラックスを促すタイプのアーサナ、瞑想やプラーナヤーマは、痛みの反応の調節に役立つことがわかっています。

> リラックスを促すような**アーサナ**、瞑想やプラーナヤーマは、痛みの反応の**調節**に役立つことがわかっています。

Q 痛みを和らげるためには、どれくらい瞑想すればいいですか？

A：研究結果は、1時間半未満の瞑想トレーニングが痛みを和らげ、痛みにかかわる脳の活動を抑制しうることを示しています。ある実験では、20分間のマインドフルネスのレッスンを4回受けただけで、痛みの不快感が57％減少し、痛みの強度が40％低下しました。

瞑想によって変わったのは、痛みの感覚だけではありません。脳の活動にも変化が見られました。機能的MRI画像は、瞑想が、一次体性感覚皮質における痛み関連の活動を減少させることを示していました。瞑想中は、痛みの部位に関連する一次体性感覚皮質が活発化するのではなく、被験者の呼吸への意識の高まりを示すように、首とのどの知覚認識に関する脳領域の活動が増えていたのです。

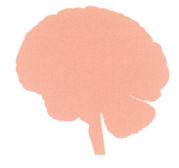

知っていましたか？

慢性痛は灰白質の劣化を引き起こしますが、瞑想によって神経結合が増えると、劣化した領域は回復します。

QUESTIONS and ANSWERS
ヨガ・セラピー
YOGA THERAPY

ヨガの治療的有用性を示す研究データの増大とともに、統合医療の一環としてのヨガ・セラピーが広まっています。ヨガ・セラピストは、ヨガ指導者としての指導水準を保つと同時に、それを超えた範囲での実践が求められます。ヨガのツールを駆使して、クライアントがウェルビーイングを実現するのを助けることが、ヨガ・セラピストの仕事なのです。

> ヨガによって**生活習慣**と**思考パターン**（マインドセット）が変わると、クライアントは、病気中心の視点を離れ、人間として、いかによく**生きるか**ということに目を向けるようになります。

Q ヨガ・セラピーのセッションには、どのような効果を期待できますか？

A：ヨガ・セラピーは通常、1対1か、同じような症状や境遇の人同士の少数グループで行われます。ヨガ・セラピストはクライアントの既往歴をつねに考慮します。医学的な診断を下すことはありませんが、つぎのような方法で、クライアントごとに健康に関する評価を行います。

- 姿勢、動き、呼吸の観察
- 気分や生活習慣に関する質問
- 5つのコーシャやヴァーユなど、ヨガの伝統的な生命観にもとづく観察

コーシャは人間を構成する5つの層です。タマネギが皮に覆われているように、人間はコーシャという「鞘」に包まれています。コーシャは身体的健康から究極の喜びにいたるまで、その人のあらゆる側面にかかわっています（下図）。
そうした全人的なウェルビーイングを考慮したうえで、適切な指導法を考えていくことが、ヨガ・セラピストの仕事です。たとえば、肉体の層に関節炎があるとすれば、その痛みは感情の層や、さらに奥深くの至福の層に影響を及ぼしているかもしれません。また、感情が痛みを悪化させているとも考えられます。このようにヨガ・セラピストは、さまざまな面から観察と検討を重ねながら、その人に合ったアーサナ、呼吸法、瞑想法、生活習慣上のアドバイスを織り交ぜたケアプランを提供します。

5つのコーシャ
健康でバランスのとれた人生を送るためには、5つの層または「鞘」のそれぞれを大切にしなければならない。

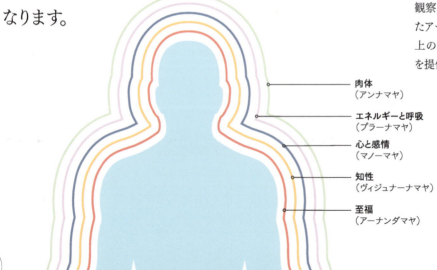

- 肉体（アンナマヤ）
- エネルギーと呼吸（プラーナマヤ）
- 心と感情（マノーマヤ）
- 知性（ヴィジュナーナマヤ）
- 至福（アーナンダマヤ）

Q ヨガ・セラピーはどうして効果的なのですか？

A：ヨガが潜在的に大きな治療効果をもつのは、「生物心理社会スピリチュアル・モデル」と呼ばれる観点から全人的なウェルビーイングに働きかけるからです（右図）。ヨガ研究の大部分はこの視点から実施されていますが、ヨガが、慢性痛、トラウマ、不安といった複合的な症状に対して有望であることを示すデータが上がっています。コーシャの概念に見られるように、ヨガ・セラピーの根幹には、「人の構成要素は相互にかかわりあっている」という考えかたがあります。したがってヨガ・セラピーでは、科学的データ、クライアントの価値観、臨床医の見解もバランスよくとり入れていきます。

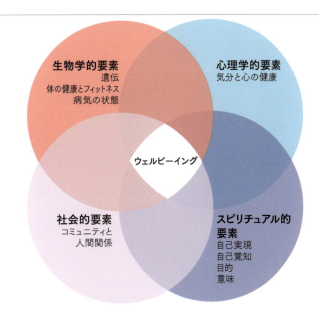

生物心理社会スピリチュアル・モデル

Q ヨガ・セラピーの効用には科学的根拠がありますか？

A：あります。ヨガに関する科学的研究は、治療効果の解明を中心に行われています。その中でもさかんに研究されているのは、世界最大の健康問題のひとつである生活習慣が引き起こす慢性疾患への治療効果です（→P178〜179、P188〜191、P194〜195）。

西洋科学での完全な解明は難しいかもしれませんが、ヨガの治療効果に関する研究の質が上がっていることはたしかです。現在、ヨガ・セラピストの需要が増えつづけているのは、退役軍人やがん患者といった特殊なニーズのクライアントをケアできるだけの、高度な専門性をそなえた人材が求められているからです。

Q ヨガ・セラピーと医療には、どんな違いがありますか？

A：医療の大半は病因論的な考えにもとづいています。医療は基本的に病気をベースにしたモデルだということです。病因論的アプローチのねらいは、おもに症状を管理し、部分部分を「修復する」ことにあります。一方、ヨガ・セラピーは、痛みの緩和など症状管理にも役立ちますが、そもそも健康生成論的な考えかたにもとづくものです。つまり、病気や問題のある部分よりも、人としてのウェルビーイングに重きを置いているのです。

ヨガによって生活習慣と思考パターン（マインドセット）が変わると、クライアントは、病気中心の視点を離れ、人間として、いかによく生きるかということに目を向けるようになります。

QUESTIONS and ANSWERS

意識の変容
Transformation

多くの人はエクササイズのためにヨガをはじめます。ところが、ヨガを続けていると、ヨガのもつスピリチュアルな面に、より重要性を感じるようになります。現在、神経画像技術などのテクノロジーの進歩によって、意識の変容にかかわるヨガの効果が次々に解明されています。

> **スピリチュアルな状態のときの脳の活動を解き明かす神経学的研究が行われています。**

Q スピリチュアルな状態について、ヨガの伝統はどんなことを教えていますか？

A：ヨガには「八支則」というステップがあり、その概要は『ヨガ・スートラ』という古い経典に書かれています。最初の4つのステップは、この物質世界でいかに生きるかに関するもので、体と心を整えることを目的としています。それに続く4つのステップは、内面世界、つまり意識に関するものです（下図）。

宇宙飛行士はヨガの「八支則」と同じプロセスを経験します。まず倫理上の決まりごとを学び、集中訓練で心身を鍛えていきます。宇宙から「地球を眺めること」には、宇宙飛行士を何時間も訓練に没頭させるほどの力があると言われていますが、これは、ヨガ的な集中（ダーラナー）の段階に近いと考えられます。ダーラナーでは、より上位の純粋な意識状態に到達するために、たとえば、ろうそくの炎を見つめつづけて集中力を高めることなどを行います。

2016年の論文「The Overview Effect: Awe and Self-Transcendent Experience in Space Flight（概観効果：宇宙飛行時の畏怖体験と自己超越）」には、宇宙飛行を終えた飛行士が以前とは違った視点と目的意識をもつようになることが書かれています。

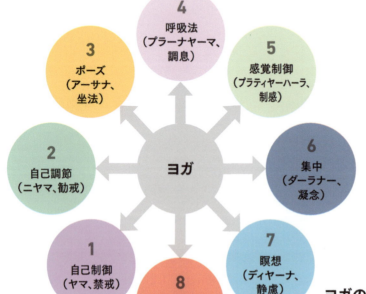

ヨガの八支則
八支則の目的は人生を有意義なものにすることにある。現代的ヨガ教室には八支則をとり入れていないものもあるが、ヨガの奥深さや潜在力に触れている教室は多い。

Q スピリチュアルな効果は、どのように研究するのですか？

A：現在、スピリチュアル体験時の脳の活動について神経学者たちによる研究が進められていますが、驚くような報告が上がっています。たとえば、アメリカのマーカス統合医療インスティテュートの神経学者アンドリュー・ニューバーグ博士は、高度にスピリチュアルな意識状態——深い祈りへの没入、薬物を用いた神秘体験、サマーディ状態など、スピリチュアルな瞑想状態での、脳の特徴を神経画像によって明らかにしています（下図）。

スピリチュアル体験時の脳に見られる4つのパターン

ニューバーグ博士は休息時と超越的スピリチュアル体験時（たとえばサマーディ）の脳を比較し、スピリチュアリティに関連する脳領域のパターンを明らかにしている。

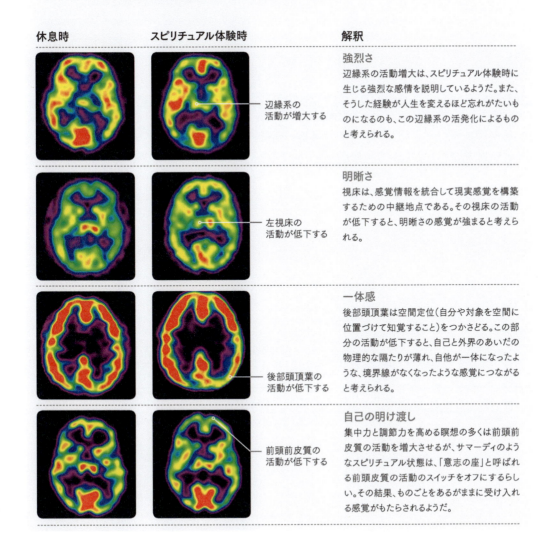

休息時　スピリチュアル体験時　解釈

強烈さ
辺縁系の活動増大は、スピリチュアル体験時に生じる強烈な感情を説明しているようだ。また、そうした経験が人生を変えるほど忘れがたいものになるのも、この辺縁系の活発化によるものと考えられる。
— 辺縁系の活動が増大する

明晰さ
視床は、感覚情報を統合して現実感覚を構築するための中継地点である。その視床の活動が低下すると、明晰さの感覚が強まると考えられる。
— 左視床の活動が低下する

一体感
後部頭頂葉は空間定位（自分や対象を空間に位置づけて知覚すること）をつかさどる。この部分の活動が低下すると、自己と外界のあいだの物理的な隔たりが薄れ、自他が一体になったような、境界線がなくなったような感覚につながると考えられる。
— 後部頭頂葉の活動が低下する

自己の明け渡し
集中力と調節力を高める瞑想の多くは前頭前皮質の活動を増大させるが、サマーディのようなスピリチュアル状態は、「意志の座」と呼ばれる前頭皮質の活動のスイッチをオフにするらしい。その結果、ものごとをあるがままに受け入れる感覚がもたらされるようだ。
— 前頭前皮質の活動が低下する

QUESTIONS and ANSWERS

科学の最前線で
ON THE FRONTIERS OF SCIENCE

科学者たちの推測によれば、人間は自分たちの住む宇宙をまだ4％しか観察・理解して
いません。脳、心、意識についても、わたしたちの探求は始まったばかりです。今後、研究
が進めば、意識の変容をもたらすヨガの威力の核心部分が明らかになるでしょう。

"

並はずれた主張には
並はずれた証拠が
必要です。

Q ヨガ研究の結果が信頼できるものかどうか、どうすればわかりますか?

A：すべてのヨガ研究が同じ基準で行われているわけではありません。したがって、慎重な見きわめが必要です。次の点を考慮するといいでしょう。

● **どのようなタイプの研究か**
科学的信頼度を表したピラミッド（下図）を参考にしてください。下層でも科学的な価値はありますが、上層に行くほど、信頼度は高くなります。心の健康、心臓病、慢性痛へのヨガの効果、ヨガの安全性といった重要なテーマに関しては、系統的評価やメタ分析による研究が増えています。

● **サンプルの規模はどれくらいか**
ヨガ研究には1人の被験者を対象とした事例研究から、被験者総数228名というランダム化比較試験（RCT）までありますが、サンプル規模は、何万人もの被験者を対象とする医薬品のRCTに比べて小さいという傾向があります。

● **対照群はあるか**
また、どのような対照群か。ヨガ研究の多くは、「通常のケア」を受けている人々を対照群に設定しています。一方、少数ながらクオリティの高い研究では、ヨガ・グループの対照群として、既に有用性が認められているエクササイズや会話療法を行うグループを設定し、より具体的な比較検討を行っています。

● **どのような結論か**
並はずれた主張には並はずれた証拠が必要です。だからこそ、ヨガ研究者の多くは、「ヨガは〇〇を改善するかもしれない」「この結果はヨガが〇〇に役立つことを示唆している」といった表現を使うのです。ヨガ研究への関心が高まる中、今後も科学者たちは慎重な姿勢をとりつづけるでしょう。

科学的信頼性のピラミッド

このピラミッドを基準として、さまざまなタイプの科学的証拠の信頼性を見きわめることができる。

上にいくほど信頼度は高くなる

メタ分析	最高水準——系統的評価に対するさらに大規模な再検討
系統的評価	すべてのRCTに対する総合的な検討
ランダム化比較試験	バイアスの発生を抑えるために、ランダム化（無作為化）と比較対照をとり入れた研究
対照群のない研究や事例報告	通常は予備的研究や個人的データ
専門家の助言	ブログや雑誌記事など

Q プラーナやチャクラといった、ヨガの概念を証明する科学的データはありますか?

A: ヨガ研究の重点は、目に見えない精妙なエネルギーよりも、特定の症状や現実的なメリットに置かれる傾向があります。プラーナやチャクラといった知恵には、生物学の単純明快な分析がかならずしも通用しないからです。プラーナの流れは神経に対応しているとか、チャクラは分泌腺に対応しているといった主張もありますが、科学的に証明されているわけではありません。神経や分泌腺の構造が解明されていなかった時代、ヨギたちは、身をもって、プラーナやチャクラの働きを実感していたのかもしれません。また、現代の技術では知りえないだけであって、将来的には、プラーナの流れを特定したり、測定したりできるようになる可能性もあります。

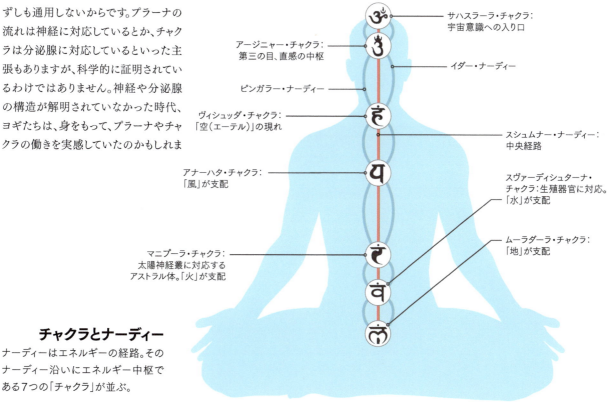

チャクラとナーディー
ナーディーはエネルギーの経路。そのナーディー沿いにエネルギー中枢である7つの「チャクラ」が並ぶ。

図中ラベル:
- サハスラーラ・チャクラ: 宇宙意識への入り口
- アージニャー・チャクラ: 第三の目、直感の中枢
- イダー・ナーディー
- ピンガラー・ナーディー
- ヴィシュッダ・チャクラ: 「空(エーテル)」の現れ
- スシュムナー・ナーディー: 中央経路
- アナーハタ・チャクラ: 「風」が支配
- スヴァーディシュターナ・チャクラ: 生殖器官に対応。「水」が支配
- マニプーラ・チャクラ: 太陽神経叢に対応するアストラル体。「火」が支配
- ムーラダーラ・チャクラ: 「地」が支配

Q ヨガに関する研究はさかんですか?

A: ヨガに関する研究は比較的限られています。ただし、急速に増えていることも事実です。1967年から2013年までの関連研究を文献計量学的に検証したところ、1967〜73年には研究数が25件に満たなかったのに対して、2009〜13年には225件を超え、ヨガ人気の高まりを反映するように飛躍的に増大していました。

また、以下の4項目が主要な研究テーマであることもわかっています。

- 心の病
- 心疾患
- 呼吸器疾患
- 筋骨格疾患

注意事項

医療の原則「ヒポクラテスの誓い」（医師の倫理・任務などを定めたギリシャの神への誓い。
アメリカの医学校では卒業式にこの誓いを立てる習慣がある）に
「なによりもまず有害なことをしてはならない」とあるように、ヨガも「アヒンサー」すなわち「非暴力」を第一原則としています。
害を及ぼさないためには、自分の体を知り、ニーズや健康状態に合わせて、
アーサナやそれ以外の技法（呼吸法など）を調整することが重要です。
人はひとりひとり違います。したがって、以下の注意事項は、あくまでも一般的な指針として参考にしてください。

ヨガでケガをすることはあります。ただし、それはヨガに限った話ではありません。階段を下りるような日常の動作から、スポーツジムでのウェイト・リフティングにいたるまで、あらゆる身体活動にケガはつきものです。しかし、ランダム化比較試験データのメタ分析によれば、ヨガは、健康に良いとされる他のエクササイズと同じくらい安全であることがわかっています。それどころか、体をゆっくり動かす、今この瞬間への意識を高める、害をなさないことを重視するという点で、ヨガは、多くのエクササイズよりも安全性が高い可能性すらあります。

とはいえ、ヨガの絶大なメリットを確信している人であっても、ヨガには害をもたらすだけの威力があることは認識しておくべきです。そして、それなりのリスペクトをもって、ヨガと向き合わなければなりません。ケガをしないためには、八支則の最初の2つのステップ、ヤマとニヤマを、レッスン中も日常生活でも実践してください（→P205）。また、次のガイドラインを心に留めておいてください。

● **骨格や体型はひとりひとり異なる。**同じアーサナをとっても、見た目はかならずしも同じにはならない。人によって軽減法が必要なアーサナもある。
● **ケガをしたら休む。**故障、捻挫、変性、骨折、外傷のあるとき、手術を受けたときは、回復するまでヨガは行わない。手術後は主治医のアドバイスに従う。

● **ヨガの目的は、**アーサナを完ぺきにとれるようになることでも、特定のテクニックやポーズにこだわることでもない。自己探求の旅を楽しもう！
● **無理をしない。**痛みを起こしたり、悪化させたりするようなことは避ける。
● **極端な感覚に気をつける。**体の内側がずきずきするような感覚や、手足を刺すような鋭い感覚には、つねに目を光らせておく。
● **しびれに注意する。**手足にしびれを感じたら、すぐに中止する。

症状別の注意事項

ここからは、ヨガを実践する際の注意事項を、健康状態や疾患別にお伝えしていきます。あくまでも一般的な注意事項ですから、かならず、ご自分の症状に適した方法を医師に尋ねてください。よくわからない場合は、ヨガ・セラピストなど有資格のヨガ・ティーチャーの指導を受けましょう。

胃食道逆流症／胸やけ

頭が心臓より下にくるような逆転系ポーズ（軽減バージョンでもフルバージョンでも）や、速い呼吸法（カパラバティ）は注意しながら行うか、回避してください。

強直性脊椎炎

脊柱の屈曲は注意が必要です。脊柱の伸展にはゆっくり入るようにし、軽めにとどめてください。

不安症／パニック障害の傾向

症状が出ているとき、逆転系と後屈系のポーズ、カパラバティ（速い呼吸法）、クンバカ（呼吸を一時的に止める保息）は注意が必要です。

関節炎（変形性関節症、関節リウマチ、関節の炎症）

変形性関節症と関節リウマチの場合、関節痛を増大させるようなプラクティスは避け、その代わりに、心地よさを感じられるようにポーズを軽減する、筋肉を鍛える、瞑想法で痛みとのつき合いかたを学ぶことに重点を置きましょう。関節リウマチの人は、ホットヨガは避け、体温が上がりすぎないように気をつけてください。

喘息

後屈、クンバカ（呼吸を一時的に止める保息）、カパラバティ（早い呼吸法）は注意が必要です。症状が出ているときは、強度の高い後屈系ポーズはやめてください。

滑液包炎と腱炎

急性期には、痛みや腫れを悪化させる技法を避け、炎症のある部位を休ませるようにしましょう。

手根管症候群

手首を伸展させた（後ろに反らせた）状態で、腕でバランスをとるポーズや体重をかけるポーズ（板のポーズやカラスのポーズ）は注意が必要です。しびれが悪化しないように気をつけてください。前腕を床やブロックに置くか、ウェッジブロックを利用するといいです。

変性円板疾患

脊柱の屈曲や回旋は軽めに行うようにしてください。頭立ちや肩立ちなど、首に負荷をかけるポーズは、注意して行うか、避けるようにしましょう。

糖尿病

1型糖尿病の場合、インスリンポンプ（インスリンを持続的に注入するための携帯型医療機器）を圧迫するようなポーズは避けてください。また、1型、2型糖尿病のどちらでも、必要に応じてレッスン前に食事をとってください。めまいを感じたときは休憩しましょう。

椎間板ヘルニア
（椎間板の逸脱、膨隆、突出）

体幹を腕で支持しないままでの脊柱の屈曲（たとえば立位・坐位での前屈）や回旋には注意が必要です。まず背筋を伸ばしてから、ゆっくりポーズに入っていくようにしましょう。また、前屈の際には脊柱をニュートラルに保ち、股関節から上体を折りたたむようにしてください。子どものポーズや猫のポーズは比較的安全な脊柱屈曲のポーズですが、頭立ち、肩立ち、首に負荷をかけるタイプのポーズは注意が必要です。

耳の感染症

逆転系とバランス系のポーズには注意してください。

眼圧の上昇を伴う目の症状（緑内障、網膜剥離、糖尿病網膜症、白内障手術の直後）

頭が心臓より下にくるポーズ、クンバカ（呼吸を一時的に止める保息）、カパラバティ（速い呼吸法）は、注意または回避してください。不安なときは医師に相談しましょう。

線維筋痛症

リストラティブ・ヨガやヨガ・ニドラをお勧めします。積極的にプロップスを使ってください。体に直接触れられるタイプのアシストを受けたくないときは、ヨガ指導者にその旨を伝えましょう。

肩関節周囲炎（癒着性関節包炎）

肩のストレッチはゆっくり行います。時間をかけて、徐々に伸ばすようにしてください。

心疾患

逆転系のポーズ、クンバカ（呼吸を一時的に止める保息）、カパラバティ（速い呼吸法）は注意が必要です。主治医に助言を求めてください。

高血圧

頭が心臓よりも下にくるポーズ、クンバカ（呼吸を一時的に止める保息）、カパラバティ（速い呼吸法）は注意が必要です。血圧が安定しないときは、絶対にフルバージョンの逆転系ポーズ、強度の高いプラクティス、ホットヨガは行わないでください。

人工股関節置換手術

手術後6〜8週間は、以下の注意事項を守り、医師の助言に従ってください。前方アプローチ（大腿部の前側から切開する方法）で手術を受けた場合、股関節を伸展するポーズ（たとえば片脚を上げる戦士のポーズIII）は注意または回避しましょう。後方アプローチ（大腿部の後ろ側から切開する方法）で手術を受けた場合、股関節の90°以上の屈曲、股関節の内旋、両脚の交差は、注意または回避してください。十分に回復したあとは、いずれの動きも可能になるでしょう。ただし、ポーズにゆっくり入るようにしてください。また医師に助言を求めてください。

関節の過可動

関節の極端な動きや過伸展に注意してください。筋肉を鍛えることに重点を置くようにしましょう。

次ページへ続く →

注意事項

膝靭帯損傷（前十字・後十字靭帯、外側側副・内側側副靭帯）

回旋を伴うポーズ（三角のポーズや戦士のポーズIIなど）は注意が必要です。前十字靭帯損傷では、膝の深い屈曲は回避してください。後十字靭帯損傷では、膝の過伸展（ロックした状態）に気をつけましょう。いずれの損傷でも、ジャンプしながらポーズに入るような動きは注意または回避してください。

膝半月板損傷

膝を深く曲げて体重負荷をかけるようなポーズは、注意または回避してください。

膝関節置換手術

極端な膝の屈曲は避けてください。床に膝をつくときは、ブランケットやクッションで衝撃を和らげましょう。

低血圧

頭が心臓より下にくるポーズからは、ゆっくり抜けるようにしてください。フルバージョンの逆転を行ったあとは、めまいを起こさないように、子どものポーズなど休憩ポーズを長めにとりましょう。床から立ち上がるときは、たっぷり時間をかけてください。

偏頭痛

フルバージョンの逆転は注意が必要です。ヨガを行うときは、部屋の明かりを暗めにしてみてください。

多発性硬化症

体温が上がりすぎるような激しいプラクティスは注意が必要です。ホットヨガは避けましょう。

肥満

体重の支えがない状態での脊柱の屈曲やフルバージョンの逆転、たとえば、頭立ち、肩立ち、首に体重をかけるポーズは、注意が必要です。

骨減少／骨粗しょう症

脊柱の骨減少や骨粗しょう症の場合、安全な動きの種類は症状の重さによって異なります。どのような動きなら問題がないか、医師の助言を仰いでください。

ただし、基本的に、体重の支えのない状態での脊柱の屈曲や回旋は注意を要します。脊柱を伸ばしてからゆっくり回旋すること、また、前屈では股関節から上体を折りたたみ、脊柱をニュートラルに保つことで、リスクを回避できます（子どものポーズや猫のポーズは比較的安全な脊柱屈曲のポーズです）。頭立ち、肩立ち、首に負荷をかけるポーズは、細心の注意を要します。また、脊柱の屈曲と回旋を組み合わせたポーズ（たとえば三角のポーズ）では、とくにゆっくり動くことを心がけてください。動きを伴うポーズやバランス系のポーズでは、転倒しないように注意してください。脊柱以外の場所、たとえば股関節や手首の骨減少や骨粗しょう症の場合も、ゆっくりポーズに入るようにしましょう。また、問題がある部位の周辺筋肉を鍛えるようなポーズに重点を置きましょう。

パーキンソン病

逆転系とバランス系のポーズは注意が必要です。壁や椅子につかまって転倒を予防してください。必要に応じてプロップスを使いましょう。

足底筋膜炎

ジャンプしながらとるポーズや、症状を悪化させるような動きは、注意し、回避してください。足・脚はゆっくりとていねいに伸ばしましょう。

妊娠

フルバージョンの逆転系ポーズは、とくにやったことのない人の場合、注意が必要です。腹部を圧迫するポーズ（たとえば、バッタのポーズや、とくに腹部を極度に引き締めるポーズ）は注意または回避しましょう。腹部を強くストレッチするポーズ（たとえば上向きの弓のポーズ）は行わないでください。妊娠後期に仰向けの姿勢がつらいときは、無理に続けないでください。横向きで脚のあいだに枕をはさむか、上半身を起こして壁などによりかかってくつろぎましょう。

回旋筋腱板の断裂、腱炎、不安定化

肩をストレッチするような動きは注意が必要です。とくに急性期にはロープランク（チャトランガ）は行わないでください。ストレッチよりも筋力強化に重点を置きましょう。たとえば、前腕を床に置いた板のポーズ、下向きの犬のポーズ（両手を床ではなく壁に置くバージョンも含めて）などをお勧めします。

仙腸関節の機能不全／痛み

極端なひねりは避けてください。脚を広げるポーズ（たとえば三角のポーズ）は注意が必要です。非対称なポーズ（たとえば戦士のポーズや三角のポーズ）では、キープ時間を長くすると、違和感が生じるかもしれません。その場合は、左右を頻繁に入れ替えて行ってください。

坐骨神経痛

しびれを増大させるようなプラクティスは注意しましょう。梨状筋のこわばりが原因の場合、ハトのポーズの軽減バージョン、たとえば、仰向けで脚を4の字に組むポーズ（→P82）を試してみてください。

脊柱側弯症

しびれを起こすようなプラクティスは避けてください。サイドプランクで背筋を強化したり、側弯とは逆方向に優しくストレッチしたりしましょう。

肩関節脱臼の既往

とくに体重を支えながら肩を極端に屈曲するポーズ、たとえば上向きの弓のポーズは、行わないでください。筋力強化に重点を置きましょう。

副鼻腔炎

逆転や脊柱の伸展は注意が必要です。また、左右の鼻で交互に呼吸する片鼻呼吸法は難しいかもしれません。

脊柱管狭窄症

脊柱の伸展に注意してください。

脊椎すべり症

個人差があるので、具体的にどんな動きを避けるべきかについては、医師に相談してください。ただし基本的に、脊柱の伸展と回旋には注意が必要です。深いひねり、深い／浅い後屈、ジャンプしてポーズに入る動きは、いずれも避けてください。

脳卒中の既往またはリスク

逆転系のポーズと極端な頸部の伸展は注意が必要です。首に負荷をかけるようなプラクティスは避けてください。

めまい／ふらつき

低血圧の項（→P204）を参照。

ヨガへのリスペクトを忘れずに

ヤマとニヤマは、ヨガ的なライフスタイルに必要な道徳規範です。伝統的なヨガのグルは、弟子にアーサナを教える前に、まずこれらの決まりごとを実践させ、エゴやケガのリスクを回避します。

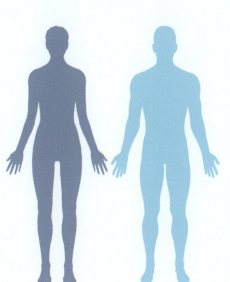

ヤマ（自己制御、禁戒）

- **アヒンサー（害をなさない）**
痛みを生じさせたり、悪化させたりするようなことはいっさい行わない。

- **サティヤ（嘘をつかない）**
その日の自分の体調を正直に見つめる。

- **アステーヤ（盗まない／豊かさ）**
できないことではなく、できることに集中する。

- **ブランマチャリヤ（欲望に振り回されない）**
エネルギーが偏らないように、なにごとも節度を守って取り組む。

- **アパリグラハー（抱え込まない）**
過去の自分の身体にこだわって無理をする必要もないし、隣の人をうらやむ必要もない。

ニヤマ（自己調節、勧戒）

- **シャウチャ（清浄にする）**
転倒リスクや注意散漫を避けるために、プロップスと練習の場を整える。

- **サントーシャ（満足する）**
今の自分の体と心の状態に満足する。

- **タパス（タパハ）（自分を律する）**
もっとうまくなりたいという向上心と、害をなさないという原則のあいだで、ちょうどいいバランスを見つける。

- **スヴァーディヤーヤ（自分を学ぶ）**
今の自分の呼吸やエネルギーの状態を観察し、それに合ったプラクティスを行う。

- **イーシュヴァラ・プラニダーナ（ゆだねる／受け入れる）**
今という瞬間に自分をゆだね、変えられるものは変え（たとえば、快適にポーズをとれるようにプロップスを利用する）、変えられないものはあるがままに受け入れる。

用語集

【DNA】デオキシリボ核酸。染色体の中にあり、遺伝子という形で遺伝情報を有している。

【fMRI】機能的磁気共鳴画像装置（機能的磁気共鳴映像装置）。神経活動に伴う脳内の血流を測定する装置。

【アーサナ】ヨガのポーズ（坐法・体位）のこと。

【アライメント】ヨガにおいて、できるだけ効果的で安全にポーズを行えるように指導される各部位の位置。一般的な原則もあるが、適切なアライメントは人それぞれ、その日の状態やポーズを行う目的によって異なる。

【ヴァーユ】ヨガ哲学によると、プラーナは「ヴァーユ」と呼ばれる特定のパターンで流れているとされる。「プラーナ・ヴァーユ」（内側へ流れる）、「ウダナ・ヴァーユ」（脳へ流れる）、「ヴィヤナ・ヴァーユ」（手足へ流れる）、「サマナ・ヴァーユ」（回るように流れる）、「アパナ・ヴァーユ」（下へ、そして外へ流れる）がある。

【炎症】体の一部あるいは全身がなにかと戦っていることを表す状態。発赤、腫れ、熱感、痛みなどの症状を伴う。

【灰白質】中枢神経系にある組織で、その大部分が細胞体、樹状突起、シナプスからできている（一方、「白質」はおもに軸索からできていて、軸索を覆うミエリン（髄鞘）が白いことから白く見える）。

【解剖学】各身体部位の名称を含め、体の構造を研究する学問。

【過可動性（二重関節）】通常の限界を超えるほど関節の可動域が広いこと。

【隔膜】多くの場合、ゆったり呼吸する際に使う主要な筋肉である横隔膜を指すが、胸郭出口や尿生殖隔膜、骨盤隔膜も隔膜である。

【過伸展】関節が非常に伸びている状態。正常範囲を超えている場合もある。

【滑膜関節】肩関節、股関節、膝関節など、体内でもっとも多く、もっともよく動く関節。

【関節炎】関節の炎症や損傷を伴う一連の関節疾患。もっとも一般的なタイプは変形性関節症（骨関節炎）で、摩耗や裂傷による膝関節軟骨の損傷を伴う。

【逆転】頭立ちのポーズのように、体が「上下逆さま」になるポーズのこと。頭が心臓より下になるポーズはすべて部分的な逆転にあてはまる。

【急性】症状が急に現れ、進行すること。急性の痛みは通常3〜6カ月で消える。

【仰臥位（ぎょうがい）（背臥位）】背中を下にして仰向けに横たわった姿勢。

【胸椎】中背部の12個の椎骨。

【筋組織】収縮性の組織で、骨格筋、平滑筋、心筋の3種類がある。

【筋膜】線維でできた結合組織で、筋肉や内臓を覆っている。

【クンバカ（保息法）】プラーナヤーマにおいて息を止めること。

【頸椎】首の部分にある7個の椎骨。

【結合組織】体内の結合を形成する組織。軟骨、骨、血液、リンパ、脂肪、弾性組織（耳や鼻の中など）および線維性結合組織などに分類できる。

【腱】筋肉と骨を結びつけている組織。固有結合組織であり、平行な膠原線維を持つ規則的緻密結合組織（平行線維性緻密結合組織）でできている。

【交感神経系（SNS）】自律神経系の一部で、「闘争か逃走か反応（外的ストレスにさらされた際、戦うまたは逃げるために、心臓機能の亢進、血糖値の上昇などが起こること）」、ストレス反応をつかさどる。

【高血圧】血圧が正常範囲を超えるほど高いこと。

【抗原】生体内に侵入すると免疫システムが反応して抗体を作り、白血球による攻撃を引き起こす物質。

【後弯】脊柱の後方への弯曲。胸椎と仙骨に自然に見られる。猫背のように過度に弯曲している場合は、後弯症と呼ばれる。

【骨粗しょう症】骨が弱く、もろくなった状態で、骨折のリスクが高くなる。

【固有受容感覚（深部感覚）】内受容感覚の一種で、とくに運動中の体の空間認識をつかさどる。

【コラーゲン（膠原質）】多くの結合組織の主要な構成要素。抗張力が高く、引っ張られても伸びたり切れたりしにくい。

【サンスカーラ】インド哲学において、個人の過去の行動の形跡あるいは印象を表す言葉。

【サンスクリット】古代インドの言語で、ヨガの文献の多くはサンスクリットで書かれている。

【上皮組織】皮膚の一番外側の層（表皮）など、体を覆っている組織。

【神経】末梢神経系にあるニューロンの軸索の束。体内で刺激を電気信号として伝える電線のような役割を果たす組織で、中枢神経系に届く電気信号と中枢神経系が発する電気信号を運ぶ。脳神経と脊髄神経も含まれ、中枢神経系内の軸索の束は「神経路」と呼ばれる。

【神経可塑性】神経結合を作り出す脳の性質。

【神経組織】ニューロンとそれを助ける細胞からできた、電気信号を伝達する組織。

【深層の】より表面から遠いこと。たとえば筋肉は皮膚より深層にある。

【靭帯】骨と骨を結びつけている組織。固有結合組織であり、平行な膠原線維を持つ規則的緻密結合組織（平行線維性緻密結合組織）でできている。

【身体運動学】体の動きを研究する学問。

【伸張性収縮（遠心性収縮、エキセントリック・コントラクション）】二頭筋カール（上腕を下げたまま動かさずに前腕だけでダンベルを上下させるエクササイズ）でダンベルを下げるときのように、負荷がかかって筋肉が伸びること。

【心拍変動（HRV）】特定の経過時間内における心拍の間隔の変化を測定した数値。心肺の回復力やストレスに対する抵抗力の指標となることもある。

【ストレッチ】筋線維が引き伸ばされること。静止長より長くなることもある。

【生理学】身体部位および器官系の機能に関する学問。体の働きを研究する。

【線維性結合組織】平行または不規則に配列したコラーゲン線維（膠原線維）を含む結合組織。腱や靭帯といった規則的緻密結合組織（平行線維性緻密結合組織）と筋膜や滑膜関節包といった不規則緻密結合

組織（交織線維性緻密結合組織）がある。

【染色体】DNAとタンパク質からなるひも状の物質。人間には通常23対ある。

【浅層の】より表面に近いこと。たとえば皮膚は筋肉よりも浅層に位置する。

【仙腸関節】骨盤の仙骨と腸骨のあいだの関節。ごくわずかながら動く。

【前弯】脊柱の前方への弯曲。腰椎と頸骨に自然に見られる。過度に前弯している場合は、前弯症と呼ばれる。

【組織】似通った機能を持つ細胞の集まり。おもに上皮組織、結合組織、筋組織、神経組織の4種類がある。

【対照群】実験において、研究対象となる試験を行わない被験者グループ。たとえば新薬の研究であれば、なにも与えないか効果のない偽薬を偽薬と知らせずに与える、あるいは既に効果が証明されている市販薬を与え、本物の新薬を与えられたグループの結果と比較する。

【大脳】脳のもっとも大きい部位。大脳皮質および内部構造である海馬などからできている。

【大脳皮質】大脳の表面を覆う層。

【太陽礼拝】体を温め、心に集中するために流れるように続けて行う一連のアーサナ。

【立ちくらみ】「体位性低血圧」または「起立性低血圧」とも呼ばれている。急に床から立ち上がったり、逆転の体位から元の体位に戻ったりしたときに突然起こる低血圧。

【胆汁】消化の際、脂肪を乳化させて分解しやすくする物質。

【短縮性収縮（求心性収縮、コンセントリック・コントラクション）】二頭筋カールでダンベルを上げるときのように、負荷がかかって筋肉が縮むこと。

【中枢神経系（CNS）】脳と脊髄。体のコントロールとまわりの環境の知覚をつかさどる。

【椎間板（椎間円板）】大部分が線維軟骨でできていて、椎骨間の衝撃を吸収し、動きを可能にする円盤状の組織。

【等尺性収縮】壁や床を押すときなど、筋肉の長さを変えずに引き締めること。

【等張性収縮】筋肉を伸ばしたり縮めたりして長さを変えつつ引き締めること。

【内受容感覚】消化器や心臓、筋肉などの身体内部の状態の知覚認識。

【ナーディー】インド医学およびヒンドゥー哲学において、プラーナが流れる管を意味する。

【軟骨】丈夫で弾力のある結合組織。硝子軟骨（可動関節にある半透明の軟骨で、摩擦を和らげる）、線維軟骨（椎間板にあり、衝撃を和らげるクッションの役割をする丈夫な軟骨）、弾性軟骨（鼻や耳にある弾力性を持つ軟骨）がある。

【ニュートラルな骨盤】体の内側に向かう腰椎の弯曲をもっとも効率よく支えられる体位。骨盤を前にも後ろにも過度に傾けない。左右のヒップポイントを同じ高さに保ち、靭帯、筋肉、その他の組織にかかる圧力を最小限にする。

【ニュートラルな脊柱】背骨にかかる荷重を最適に分配する体位。頸椎（前弯）、胸椎（後弯）、腰椎（前弯）といった脊椎のそれぞれの部位の自然な弯曲を維持する。

【ニューロン】神経細胞。電気信号を伝える。

【引き締められる】筋肉を収縮させること。本書で「引き伸ばされながらも引き締められる」という場合、伸張性収縮のように筋肉が伸びた（ストレッチした）ニュートラルな状態にして、その状態を維持しつつ筋肉が収縮されることを意味する。

【ヒップポイント】骨盤前部にある2つの突き出た部分、上前腸骨棘の俗称。

【副交感神経系】自律神経系の一部で、「安静と消化」、リラックス反応をつかさどる。

【プラーナ】サンスクリットで「生命エネルギー、生命力、呼吸」を意味する言葉。中国の「気」の概念に似ている。ヨガ行者は、人間は意識的にプラーナを変化させ、操ることができると考えている。

【プラーナヤーマ】サンスクリットで、呼吸を調節することを意味する言葉。呼吸法。

【ホットヨガ】33～40.5℃に暖められた部屋で行うヨガのレッスン。

【ホメオスタシス（生体恒常性）】人間が生きていけるように、体外の環境が変化しても体内の環境を一定の状態に保ち、体の均衡を維持すること。

【マインドフルネス】意図的に、今この瞬間に、価値判断を加えずに注意を払うこと（ジョン・カバット＝ジン博士による定義）。

【末梢神経系（PNS）】脳神経と脊髄神経を含む。

【慢性】症状や疾患、痛みが長期にわたって続くこと。慢性の痛みは通常3～6カ月以上続く。

【瞑想】精神を集中させるエクササイズ。マインドフルネス瞑想、マントラ瞑想、慈悲の瞑想、超越瞑想（トランセンデンタル・メディテーション、TM）などの種類がある。サンスクリットでは「ディアーナ」という。

【迷走神経】第Ⅹ脳神経。副交感神経が心臓、肺、消化器の機能を調整するうえで重要な役割を果たしている。

【メタ分析】特定の分野に関する既存の研究結果を統合して分析することで、より広く適用できる結論を導き出すこと。総説論文に最適な方法。

【腰椎】下背部にある5個の椎骨。

【ヨガ・セラピー】国際ヨガセラピスト協会によれば、「ヨガ・セラピーとは、ヨガの指導と実践を通じて、個々の人々が健康と幸福感を向上させられるようにするプロセス」と定義されている。現在も発展中の新しい分野であるヨガセラピーは、一般的なヨガ指導者よりも高い教育基準を設け、患者の健康状態に配慮しながら安全に施術できるセラピストを養成している。

【ランダム化比較試験（RCT）】主観的な評価の偏り（バイアス）を減らし客観的に実験結果を評価するため、実験群と対照群を無作為に選ぶこと。臨床試験に最適な方法。

【リンパ液】体内に侵入した異物と戦う白血球（リンパ球）を主成分とする液体。細胞間を流れる体液である間質液から集められたリンパ液は、リンパ節を通過する際にろ過されて異物が取り除かれ、その後、心臓に戻る。

索引

ア

アージニャー・チャクラ　201
アーチ　89
仰向け　187
仰向けで足の親指をつかむポーズ　166 – 69
仰向けの魚の王のポーズ　170 – 73
アキレス腱　126
安楽坐　46
足首を柔軟にし　50
足のアーチ　89
アジリティ／敏捷性　146, 182
アステーヤ（盗まない／豊かさ）　205
汗　11, 154
頭立ちのポーズ　128 – 31
圧受容器　32, 134
圧迫　131
圧力とバランス　97, 104, 130, 148
アドームカシュヴァーナーサナ　124 – 27
アナーハタ・チャクラ　201
アパリグラハー（抱え込まない）　205
アヒンサー（非暴力）（害をなさない）　202, 205
アライメント　178
ありのままに（観察する）　191
アルダ・サルヴァーンガーサナ　132 – 35
アルダ・マッツェーンドラーサナ　68 – 71
アルファ波　25, 185, 187
アロスタシス　29
アンジャネーヤーサナ　98 – 101
「安静と消化」反応／「休息と消化」の回復
　23, 170
安定感　116, 128, 157
胃　38, 39
イーシュヴァラ・プラニダーナ
　（ゆだねる／受け入れる）　205
意識レベル　187
胃食道逆流症／胸やけ　202
椅子のポーズ　94 – 97
板のポーズ　150 – 53
痛み　80, 92, 158, 162, 165, 194
痛み（侵害受容性）の信号　172
痛みの軽減　173
痛みを知覚する経路　172
1型糖尿病　203
一次体性感覚皮質　195
遺伝子　10
いら立ち／興奮　190, 191, 192
医療　197
喉頭　30
インスリン　29
咽頭　38

（中央列）

ヴァーユ　196
ヴァシシュターサナ　154 – 57
ヴィーラバッドラーサナ II　102 – 5
ヴィーラバッドラーサナ III　106 – 9
ヴィシュッダ・チャクラ　201
ウールドゥヴァダヌーラーサナ　140 – 43
上向きの犬のポーズ　160
ウォームアップ　54, 56
動き　173
動きの模倣　26
牛の顔のポーズ　60 – 63
牛のポーズ　56 – 59
ウシュトラーサナ　76 – 79
内股　50
宇宙飛行士　198
ウッカターサナ　94 – 97
ウッターナーサナ　90 – 93
ウディヤナ・バンダ　153
腕立て伏せ　150
ヴリッティ（思考パターン）　26
ヴルクシャーサナ　110 – 13
上向きの弓のポーズ　140 – 43
英雄坐（ヴィーラーサナ、割坐）　185
栄養　38, 116
エーカ・パーダ・ラージャカポターサナ　80 – 83
腋窩リンパ節　36
エネルギー／活力／気合　143, 150, 191
エネルギー中枢（チャクラ）　201
エネルギーと呼吸（プラーナマヤ）　196
エネルギーの経路（ナーディー）　201
MRI画像、MRI検査　181, 185, 195
M線　20, 21
炎症　36, 37
塩水　30
横隔膜　30, 31, 41, 153, 156
横紋　18
オーム　184, 185
踊り子のポーズ　17, 114 – 17
温室効果ガス　39

カ

快感の信号　172
回旋　16
外旋　16
回旋筋腱板の断裂、腱炎、不安定化　204
回旋する動き　68, 70, 170 – 73
外転　16
臥位のアーサナ　146 – 73
海馬　25, 27
外皮系　11
解放　169

（右列）

カカーサナ　146 – 49
科学　200
下顎骨　12
過可動性　127, 177, 203
過呼吸　32
可塑性　26
硬い肩関節　142
下大静脈　34, 40
肩関節　116, 128, 130
肩関節周囲炎　203
肩関節脱臼　205
肩の筋肉を伸ばす／肩のストレッチ　60 – 63, 170
肩の屈曲　142
滑液　16, 176
滑液包　173
滑液包炎　173, 202
合蹠のポーズ　50 – 53
滑膜性の連結　16, 176
可動域　63, 176, 182
可動性　116
カバット＝ジン、ジョン　184
カパラバティ（火の呼吸）　32
カラスのポーズ　146 – 49
カルシウム　12, 21
カルマ（行動）　26
加齢、老化　181, 182
がん　188, 197
寛骨臼　15
幹細胞　27
感情的な脳　192
感情の調節、感情調節　192, 193
関節　12, 16 – 17
関節（の過伸展）　121, 203
関節炎　92, 194, 196
関節鳴らし　176
関節の安定性　110
関節リウマチ　17, 37, 202
肝臓　11, 38, 187
γ-アミノ酪酸　25
ガンマ波　187
記憶　27, 185
器官　11
気管　30
拮抗筋　20, 21
キネティックチェーン　139
木のポーズ　110 – 13
気の滅入り／不活発な心的状態　190, 191
気分（の調節）　192
逆転のアーサナ　124 – 43
Q角　88

球関節　116
吸気　31, 32, 59
嗅球　25
急激な流入　138
強化　118
胸郭の動き　48
胸管　36
胸筋　18
胸骨　12
胸椎　143, 173
強度　131
共同筋　20
共同作用　106
恐怖　27, 192, 193
筋系　18 – 21
筋原線維　20
筋線維　20
筋束　20
緊張を解き放つ　193
筋肉痛　187
筋肉の痙攣　117
筋肉の構造　20
筋肉のしくみ　20 – 21
筋肉の強さ　102, 110, 116, 118, 120
筋紡錘　169
筋膜　20, 21, 64
口　30, 38
屈曲　16, 21
屈曲と伸展　58, 143, 173
グナ　190 – 91
首　178
首／頸部の過伸展　57, 79, 160
首／頸部の問題　160
クローズドチェーン　139
クローズドチェーン運動　139
クンバカ（呼吸の保持）　32, 152
クンバカーサナ　150 – 53
ケア、守る　178 – 79
脛骨　13
脛骨神経　22
頸静脈　34
形成　116
頸椎　14
頸動脈　34
痙攣　117
ゲートコントロールセオリー　172
ケガ　202
血圧　35, 40, 96, 186, 203, 204
血管拡張　33, 63
血管収縮　33, 63

血管の変化　63
血球　12, 34
月経　130
血漿　34
血小板　34
血糖コントロール　29
血流、静脈　135
血流の制御　138
解毒　11, 71
腱　19, 177
腱炎　202, 204
健康　188
肩甲骨　13
健康寿命　182
健康状態　202 – 5
健康生成論　197
原子　10
賢者のポーズ　154 – 57
腱膜瘤　116
降下　132, 134
交感神経系　22, 23, 32, 33, 190
高血圧　35, 203
抗原　37
恒常性（ホメオスタシス）　28, 29, 134, 189
甲状腺　29
抗体　37
強直性脊椎炎　202
喉頭蓋　30, 38
行動の変化　26
後頭葉　24
高度の脊柱後弯　14, 161
後部頭頂葉　199
肛門　38
コーシャ、5つの　196
股関節　116
股関節外転筋群　112
股関節屈筋群　18, 47, 51, 98, 101
呼気　31, 32, 59
呼吸　30 – 33
呼吸器系　30 – 33
呼吸筋　156
呼吸法（プラーナヤーマ、調息）　32 – 33, 191, 198
心と身体のつながり　58, 118, 188, 189, 194
心と感情（マノーマヤ）　196
心の健康　192 – 93
腰（股関節）　15
腰への負荷　92, 96, 97
骨格筋　18 – 19, 116
骨格系　12 – 15
骨芽細胞　120
骨関節炎／変形性関節症　13, 17, 157, 202

骨棘　17
骨減少　92, 204
骨髄　12
骨折　183
骨粗しょう症　68, 92, 179, 183, 204
骨盤　12, 15
骨盤底筋　40, 41, 150, 153
骨盤のアライメント　113
骨盤の違い　53
骨盤の軟化　53
骨密度　120
子ども　180
子どものポーズ　17, 72 – 75
コブラのポーズ　158 – 61
ゴムカーサナ　60 – 63
固有受容感覚　59, 109
コラーゲン　12, 19, 21
ゴルジ腱器官　169
コルチゾール　25, 29
コレステロール　35
コンストラクティブ・レスト・ポジション（建設的な
　休息の姿勢）　187

サ

菜食主義　39
サイトカイン　37
座位のアーサナ　46 – 83
細胞　10
鎖骨　12
鎖骨下動脈　34
坐骨結節　15
坐骨神経　22, 83
坐骨神経痛　80, 205
サットヴァ　190, 191
サティヤ（嘘をつかない）　205
悟り（サマーディ）　198, 199
サハスラーラ・チャクラ　201
左鼻呼吸　32
坐法（瞑想の）　185
サマーディ（悟り）　198, 199
サラ・ラザール　181
サルコメア　20, 21
三角筋　62
三角のポーズ　16, 20, 118 – 21
サンスカーラ（印象）　26
酸素　30, 35
サントーシャ（満足する）　205
3部からなる横隔膜　152
サンプル規模　200
シータ波　185, 187
シールシャーサナ　128 – 31

索引

視覚からの情報入力　108
子宮　41
子宮頸部　41
子宮内膜　41
軸回旋　16
軸索　23, 27
刺激　135
自己意識　193
思考する脳　192
思考パターン（マインドセット）が変わる　196
（思考を）観察する　184, 185
（思考を）止める　185
自己覚知　191, 197
自己実現　197
自己制御　25, 198
自己調節　25, 189, 195, 198, 205
指骨　12
趾骨　12
自己免疫疾患　37
視床　24, 199
視床下部　24, 28
姿勢、位置　178
姿勢のアライメント　86
姿勢の悪さの改善　162
死体（屍）のポーズ　186 – 87
下向きの犬のポーズ　124 – 27
膝窩動脈　34
失禁　40
シッダーサナ　46 – 49
視点　108
シナプス　24
しびれ　202
至福（アーナンダマヤ）　196
シャヴァーサナ　185, 186 – 87
シャウチャ（清浄にする）　205
社会交流の迷走神経　190, 191
斜角筋　156
尺骨　13
尺骨神経　22
シャットダウンの迷走神経　190
シャラバーサナ　162 – 65
ジャランダーラ・バンダ　152
習慣化　192
収縮、筋～の種類　20
集中　198
集中（ダーラナー、凝念）　198
集中力　106, 185
柔軟性　90, 114, 146, 176 – 77, 182
重力　86, 118
手根管症候群　203
手根骨　12

樹状細胞　37
樹状突起　23
主動筋　20, 21
寿命　94, 96, 149
循環　35
準備　136
上位の純粋な意識　191, 198
消化器官を刺激　70, 158, 164
消化器系　11, 38 – 39
松果体　25, 28
踵骨　13, 126
上前腸骨棘　15
小腸　28, 38
衝動性　180
小脳　25
小脳の活性化　149
静脈　35, 135
勝利の呼吸（ウジャイ）　33
上腕骨　13
食道　38
食物、消化器系　38
ショルダースタンドのポーズ　132 – 35
自立　182
自律神経　22, 23, 189, 190
心筋　18
神経画像　198, 199
神経可塑性　26, 181, 192
神経筋の疲労　117
神経系　22 – 27, 64, 132
神経経路　26, 189, 192
神経膠細胞　27
神経構造　23
神経周膜　23
神経上膜　23
神経信号　23
神経生理学的アプローチ　189
神経内膜　23
神経認知的アプローチ　189
神経発生　27
人工股関節置換手術　203
腎上体　28
心身療法　180
心臓　28, 32, 34, 35
腎臓　40
深層外旋六筋　112
心臓病、心疾患　35, 188, 201, 203
靭帯　12, 13, 116, 177
身体的修練（ソマティック・プラクティス）　193
伸張性収縮　20
伸張反射　169
伸展　16, 20

心拍　143, 154
心拍変動　35, 186
真皮　11
膵臓　28, 29
膵島　29
スヴァーディヤーヤ（自分を学ぶ）　205
スヴァーディシュターナ・チャクラ　201
スカーサナ　46
頭蓋骨　12, 30
スシュムナー・ナーディー　201
ストレス　188 – 91
ストレス、慢性病　188
ストレスーストレイン曲線　177
ストレスへの対処　188, 189
ストレスホルモン　25, 29
スピリチュアリティ　198 – 99
スピリチュアル体験　199
スフィンクスのポーズ　160
スプタ・パダングシュターサナ　166 – 69
スプタ・マッツェーンドラーサナ　170 – 73
スマートフォン　178
生活習慣　196, 197
生活習慣による慢性病　197
精子　41
生殖器系　41
精巣（睾丸）　28, 41
声帯　33
正中神経　22
静的バランス　182
生物心理社会スピリチュアル・モデル　197
性ホルモン　28
セートゥバンダーサナ　136 – 39
脊髄　22, 23, 172, 178
脊柱　13
脊柱管狭窄症　205
脊柱後彎症　14, 161
脊柱側彎症　156, 157, 205
脊柱の柔軟性　100, 127, 143
脊椎　14
脊椎伸筋　19
脊柱の動き　173
脊椎をねじる　68 – 71, 170 – 73
赤血球　34
Z盤　20, 21
背の強さ　161
背骨　13, 173, 179
背骨を守る、背骨のケア　178 – 79
セリエ、ハンス　189
セロトニン　25, 39
背を反らせる　76 – 83, 136 – 39, 140 – 43,
　　158 – 61

腺　28 – 29
線維筋痛症　203
線維性関節　16
前鋸筋　160, 161
前屈　90 – 93, 179
仙骨　13, 15
仙骨神経叢　22
戦士のポーズIII　106 – 9
戦士のポーズII　20, 21, 102 – 5, 183
線条体　193
染色体　10
漸進的筋弛緩法　186
喘息　202
前帯状皮質　193
仙腸関節　15, 71
仙腸関節の機能不全／痛み　204
蠕動　39, 70, 71
前頭前皮質　192, 193, 199
前頭葉　24
前立腺　40
前弯　14
相互抑制　169
僧帽筋　100
足関節底屈筋群　19
足関節背屈筋群　18
足指の関節　116
足底筋膜　20
足底筋膜炎　204
側頭葉　24
側方への動き　173
鼠蹊部を伸ばし　50
鼠蹊リンパ節　36
組織　10
塑性領域　177
足根骨　12

タ

胎位　72, 75
体幹の強さ　97, 118, 128, 150, 154
大坐骨切痕　15
代謝　29, 177
帯状回　25
対照群　200
体性神経系　22
大腿骨　13
大腿骨の違い　52
大腿四頭筋　18, 96
大腿静脈　34
大腿神経　22
大腿動脈　34
大腿のストレッチ　50 – 53, 76 – 79, 166 – 69, 170

大腿部の強さ　94, 106, 120
大腸　38
大動脈　34
大脳皮質　24, 26
大伏在静脈　34
大腰筋　100
太陽礼拝　26, 72, 124
唾液腺　38
タダアーサナ　86 – 89
達人座のポーズ　46 – 49
脱水　117
タパス（自分を律する）　205
多発性硬化症　204
球　116
タマス　190
ダメージ　177
短縮性収縮　21
弾性領域　177
胆嚢　38
知覚認識　195
力強さ／筋力　146, 150, 182
乳首　41
恥骨結合　15
知性（ヴィジュナーナマヤ）　196
膣　41
地に着いているという感覚　170
チャクラ　201
チャンティング、唱える　184, 185
注意欠陥多動性障害（ADHD）　180
注意事項　156, 204
注意力、注意　189, 193
中手骨　12
虫垂　38
中枢神経系　22
中足骨　12
腸管神経系（ENS）　39
直腸　38
鎮静／心の静けさ　136, 191
鎮痛効果　194
椎間板　64, 66, 68, 70, 93, 179, 203
椎間板の重なり　48
椎間板ヘルニア　92, 179, 203
椎間板変性　165
DNA　10
T細胞　37
底屈　16
低血圧　204
ディストレス　189
～的食生活　39
テストステロン　41

手に対応する感覚野　27
デルタ波　187
テロメア　10
電解質のバランス異常　117
殿筋　19, 98, 139
転倒　182, 183
橈骨　13
等尺性収縮　20
闘争ー逃走反応　190, 192
動的バランス　182
動脈　135
動脈壁　35
～と栄養素　38
ドーパミン　25
～と記憶　27
～と筋収縮　21
～と筋膜　21
毒素、を絞り出す　70, 71
～と呼吸　88
～と姿勢　88
～と集中　113
トラウマ　193, 197
トリコーナーサナ　118 – 21
ドリシュティ（視点）　108
～と老廃物　40

ナ

ナーディー　201
内耳とバランス　106, 108
内受容　193
内受容感覚　189, 191
内旋　16
内転　16
内転筋群　18
内分泌系　24, 28 – 29
ナタラージャーサナ　114 – 17
軟骨　12, 13
軟骨細胞　13
軟骨性関節　16
におい　27
2型糖尿病　28, 29, 203
肉体（アンナマヤ）　196
二酸化炭素　113
二重関節　177
日課、～の変更　26
ニドラ　186, 187
ニヤマ　198, 205
乳管　41
乳酸　187
ニュートラルな骨盤／骨盤はニュートラル　15, 50

211

索引

ニュートラルな脊柱／脊柱はニュートラル／
　背骨の自然なカーブ　14, 46, 50, 166, 179
ニューバーグ、アンドリュー　199
乳糜槽　36
ニューロン　23, 24, 26, 27
尿管　40
尿道　40
妊娠中にヨガ　181
ネガティブな感情　188, 193
猫のポーズ　54 – 55, 183
ねじって膝に頭をつけるポーズ　64 – 67
ねじりの三角のポーズ　120
ネティポット　30
眠っていたエネルギーを目覚めさせる　158
脳　192, 193
脳下垂体　28
脳幹　25, 32, 192
脳弓　25
脳静脈　35
脳神経　22, 190
脳卒中　79, 188, 205
脳動脈　35
脳と心のウェルビーイング　192 – 93
脳の老化　181
脳波　187
脳由来神経栄養因子（BDNF）　25, 26
脳葉　24
脳梁　24
〜の可塑性　26
〜の種類　16
〜の組成　34
のど　31
〜の内部　24 – 25
伸ばしすぎ　177
〜の3つのメカニズム　108 – 9
ノルエピネフリン　25

ハ

歯　38
パーキンソン病　204
ハートオープナー　138
バーラーサナ　72 – 75
肺　30, 31
肺静脈　35
肺動脈　35
排泄を促す　158
肺容量　88
白内障　203
橋　25
橋のポーズ　136 – 39
パソコン　178

蜂の呼吸（ブラーマリー）　32, 33
白血球　34, 37
八支則　25, 198
バッダコナーサナ　50 – 53
バッタのポーズ　162 – 65, 183
ハトのポーズ　80 – 83
鼻　31
パニック障害　202
ハムストリングス　139
バランス　67, 96, 97, 106, 182
パリヴルッタ・ジャーヌ・シールシャーサナ　64 – 67
〜半球　33
半魚王のポーズ　68 – 71
バンダ　152 – 53
B細胞　37
被殻　25
引き伸ばし　49, 162
鼻腔　30
鼻孔　30
腓骨　13
尾骨　15
腓骨神経　22
膝　105
微細運動技能　27
膝関節置換手術　204
（膝靱帯）損傷　204
膝のアライメント　105
膝の過伸展　121
膝の靱帯　105
膝半月板損傷　204
肘　16
肘／肘関節の過伸展　157
鼻周期　33
尾状核　25
脾臓　36
ピティラーサナ　56 – 59
泌尿器系　40
皮膚　11
肥満　204
病因論　197
表皮　11
疲労　185
不安、不安症　185, 202
ブージャンガーサナ　158 – 61
花輪のポーズ　149
副交感神経系　22, 23, 33, 186
副甲状腺　28
腹式呼吸　31
副腎　40
腹直筋離開　156
副鼻腔　30

副鼻腔炎　205
腹部　66, 68, 76, 152, 153
腹部大動脈　34, 40
浮腫　134
太いフィラメント　20, 21
プラーナ　32, 201
プラクリティ　190
プラセボ（偽薬）　194
ふらつき　205
プラティヤーハーラ、制感　198
プラーナヤーマ　32, 189, 192, 195, 198
ブランマチャリヤ（欲望に振り回されない）　205
プルシャ　191
フロー　185
フローシークエンス　124
平滑筋　18
平衡　108
平静さ　182
ベータ波　185, 187
ペニス（陰茎）　41
弁、静脈　35, 135
辺縁系　25, 192, 199
変化に対する身体の反応　189
偏頭痛　204
変性円板疾患　203
扁桃腺　36
扁桃体　25, 27, 192, 193
片鼻呼吸　33
変容　198 – 99, 200
膀胱　40
ポージェス、ステファン　190
ポーズ　102 – 5, 106 – 9, 110 – 13, 114 – 17,
　146 – 49, 154 – 57
ポジティブでいつづける　181
ポジティブな行動を強化する　192
細いフィラメント　20, 21
ホットヨガ　11, 177
骨　12 – 13
骨の成長　120
ポリヴェーガル（多重迷走神経）理論　190
ホルモン　28 – 29
本能的な脳　192

マ

マーラーサナ　149
マインドフルな動き　184, 189
マインドフルネス　184 – 85
マインドフルネス・ストレス低減法（MBSR）
　184, 185
マクロファージ　37
摩擦　173

末梢神経系(PNS) 22
マッスルメモリー 149
マニプーラ・チャクラ 201
マルジャラーサナ 54−55
慢性 194−95, 197
慢性痛 194, 195
ミートレスマンデー 39
ミエリン 23
三日月のポーズ 98−101
右鼻呼吸 32
耳の感染症 203
ミラーニューロン 26
ムーラ・バンダ 40, 153
ムーラダーラ・チャクラ 201
無作為対照研究 200
ムドラ 27, 189, 191
胸やけ 202
瞑想 26, 29, 184−85, 189, 198
迷走神経 32, 189, 190, 191
メタ分析 200
目の症状 203
めまい 205
免疫系 36
毛細血管 35
網膜剥離 203

ヤ

ヤマ(自己制御) 198, 205
山のポーズ 86−89
有機体 11
ユーストレス 188, 189
有性生殖 41
腰神経叢 22
腰椎 143, 173
腰部 143
腰方形筋 66
ヨガ 182−83
ヨガ・スートラ 198
ヨガ・セラピー 196−97
ヨガ研究 25, 26, 192−93
(ヨガと)老化 183

ラ

ライフ・ステージ 180−83
ラクダのポーズ 76−79
ラジャス 190, 191, 192
卵管 41
卵巣 28, 41
ランニング 98
梨状筋 82
立位のアーサナ 86−121

菱形筋 19, 49
緑内障 203
リラキシン 53
リラクゼーション 72−75, 185, 186, 190
リラックス 74
リンパ管 36
リンパ球 36
リンパ系 36−37
リンパ節 36
レジリエンス 189, 191
劣化 195
老廃物 40
肋間筋 18, 74
ロック 157
肋骨 12, 31
肋骨部横隔膜 152

ワ

腕神経叢 22

213

引用文献

10–11 R. Chaix et al., "Epigenetic clock analysis in long-term meditators", *Psychoneuroendocrino* 85 (2017); E. Epel et al., "Can Meditation Slow Rate of Cellular Aging? Cognitive Stress, Mindfulness, and Telomeres", *Ann NY Acad Sci* 1172 (2009); D. Ornish et al., "Effect of comprehensive lifestyle changes on telomerase activity and telomere length in men with biopsy-proven low-risk prostate cancer: 5-year follow-up of a descriptive pilot study", *Lancet Oncol* 14 (2013).

12–17 S. H. Moonaz et al., "Yoga in Sedentary Adults with Arthritis: Effects of a Randomized Controlled Pragmatic Trial", *J Rheumatol* 42 (2015); S. Muraki et al., "Quadriceps muscle strength, radiographic knee osteoarthritis and knee pain: the ROAD study", *BMC Musculoskel Dis* 16 (2015); M. Wallden, "The neutral spine principle", *J Bodywork Movement Ther* 13 (2009).

18–21『アナトミー・トレイン(第3版)』トーマス・W・マイヤース著、板場英行、石井慎一郎訳、医学書院、2016年

22–27 M. Balasubramaniam et al., "Yoga on our minds: a systematic review of yoga for neuropsychiatric disorders", *Front Psychiat* 3 (2013); B. Rael Cahn et al., "Yoga, Meditation and Mind-Body Health: Increased BDNF, Cortisol Awakening Response, and Altered Inflammatory Marker Expression after a 3 Month Yoga and Meditation Retreat", *Front Hum Neurosci* 11 (2017); R. A. Gotink et al., "Meditation and yoga practice are associated with smaller right amygdala volume: the Rotterdam study", *Brain Imaging Behav* (2018); B. K. Hölzel et al., "Mindfulness practice leads to increases in regional brain gray matter density", *Psychiat Res Neuroim* 191 (2011); D. E. Larson-Meyer, "A Systematic Review of the Energy Cost and Metabolic Intensity of Yoga", *Med Sci Sport Exer* 48 (2016).

28–29 M. Á. D. Danucalov et al., "Cardiorespiratory and Metabolic Changes during Yoga Sessions: The Effects of Respiratory Exercises and Meditation Practices", *Appl Psychophys Biof* 33 (2008); K. E. Innes and T. K. Selfe, "Yoga for Adults with Type 2 Diabetes: A Systematic Review of Controlled Trials", *J Diabetes Res* 2016 (2016); C. C. Streeter et al., "Effects of yoga on the autonomic nervous system, gamma-aminobutyric-acid, and allostasis in epilepsy, depression, and post-traumatic stress disorder", *Med Hypotheses* 78 (2012).

30–33 S. Telles et al., "Blood Pressure and Heart Rate Variability during Yoga-Based Alternate Nostril Breathing Practice and Breath Awareness", *Med Sci Monitor Basic Res* 20 (2014); M. Joshi and S. Telles, "Immediate effects of right and left nostril breathing on verbal and spatial scores", *Indian J Physiol Pharmacol* 52 (2008); R. Kahana-Zweig et al., "Measuring and Characterizing the Human Nasal Cycle", *PLoS ONE* 11 (2016); M. Kuppusamy et al., "Effects of Bhramari Pranayama on health – A systematic review", *J Trad Complem Med* 8 (2018); D. S. Shannahoff-Khalsa et al., "Ultradian rhythms of autonomic, cardiovascular, and neuroendocrine systems are related in humans", *Am J Physiol* 270 (1996); A. N. Sinha et al., "Assessment of the effects of pranayama/alternate nostril breathing on the parasympathetic nervous system in young adults", *J Clin Diag Res* 7 (2013); G. Yadav and P. K. Mutha, "Deep Breathing Practice Facilitates Retention of Newly Learned Motor Skills", *Sci Rep* 6 (2016); F. Yasuma and J. Hayano, "Respirator Sinus Arrhythmia", CHEST 125 (2004).

34–35 World Health Organization, "Cardiovascular diseases (CVDs)", *World Health Organization* [web article], 17 May 2017, (accessed 20 Aug 2018); H. Cramer et al., "Effects of yoga on cardiovascular disease risk factors: A systematic review and meta-analysis", *Int J Cardiol* 173 (2014); K. E. Innes et al., "Risk Indices Associated with the Insulin Resistance Syndrome, Cardiovascular Disease, and Possible Protection with Yoga: A Systematic Review", *J Am Board Fam Med* 18 (2005); D. Ornish et al., "Can lifestyle changes reverse coronary heart disease? The Lifestyle Heart Trial", *Lancet* 336 (1990).

36–37 Harvard Health Letter, "Inflammation: A unifying theory of disease", *Harvard Health Publishing* [web article], Apr 2006, (accessed 20 Aug 2018); R. I. Falkenberg et al., "Yoga and immune system functioning: a systematic review of randomized controlled trials", *J Behav Med* 41 (2018); T. Oka et al., "Changes in fatigue, autonomic functions, and blood biomarkers due to sitting isometric yoga in patients with chronic fatigue syndrome", *BioPsychoSocial Med* 12 (2018).

38–39 M. Berners-Lee et al., "The relative greenhouse gas impacts of realistic dietary choices", Energy Policy 43 (2012); H. C. J. Godfray et al., "Food Security: The Challenge of Feeding 9 Billion People", *Science* 327 (2010); M. Springmann et al., "Analysis and valuation of the health and climate change cobenefits of dietary change", *P Natl A Sci* 113 (2016); D. Tilman and M. Clark, "Global diets link environmental sustainability and human health", *Nature* 515 (2014).

40–41 S. Prosko, "Optimizing Pelvic Floor Health Through Yoga Therapy", *Yoga Ther Today*, 12 (2016); A. Huang et al., "PD32-01 A Randomized Trial of a Group-Based Therapeutic Yoga Program for Ambulatory Women With Urinary Incontinence", *J Urology* 199 (2018).

46–49『アナトミー・トレイン(第3版)』トーマス・W・マイヤース著、板場英行、石井慎一郎訳、医学書院、2016年

50–53 F. Dehghan et al., "The effect of relaxin on the musculoskeletal system", *Scand J Med Sci Spor* 24 (2013).

60–63 J. M. M. Brown et al., "Muscles within muscles: Coordination of 19 muscle segments within three shoulder muscles during isometric motor tasks", *J Electromyogr Kines* 17 (2007); H. Mason, "Learning to Abide with What Is: The Science of Holding Poses", *Yoga Ther Today* 13 (2017).

76–79 E. J. Benjamin et al., "Heart Disease and Stroke Statistics—2018 Update: A Report From the American Heart Association", *Circulation* 137 (2018);『ヤンダアプローチ:マッスルインバランスに対する評価と治療』フィル・ペイジ、クレア・C・フランク、ロバート・ラードナー著、小倉秀子監訳、三輪書店、2013年;K.W. Park et al., "Vertebral Artery Dissection: Natural History, Clinical Features and Therapeutic Considerations", *J Korean Neurosurg S* 44 (2008).

94–97 L. B. De Brito et al., "Ability to sit and rise from the floor as a predictor of all-cause mortality", *Eur J Prev Cardiol* 21 (2014); A. B. Newman et al., "Strength, but not muscle mass, is associated with mortality in the health, aging and body composition study cohort", *J Gerontol A-Biol* 61 (2006).

102–105 J. L. Oschman et al., "The effects of grounding (earthing) on inflammation, the immune response, wound healing, and prevention and treatment of chronic inflammatory and autoimmune diseases", *J Inflamm Res* 2015 (2015).

118–121 Y. H. Lu et al., "Twelve-Minute Daily Yoga Regimen Reverses Osteoporotic Bone Loss", *Top Geriatr Rehabil* 32 (2016).

128–131 L. M. Fishman et al., "Yoga-Based Maneuver Effectively Treats Rotator Cuff Syndrome", *Top Geriatr Rehabil* 27 (2011); R. Hector and J. L. Jensen, "Sirsasana (headstand) technique alters head/neck loading: Considerations for safety", *J Bodywork Movement Ther* 19 (2015);『メディカルヨガ:ヨガの処方箋』ティモシー・マッコール著、岡部朋子監修、中原尚美監訳、板谷いさ子、尾松恭子、角岡博子、クレアリー寛子、小林幸子、城内良江、高津啓子、中村美也子、中山利野、松本駒子訳、パベルプレス、2011年

132–135 M. Robin, *A 21st-Century Yogasanalia: Celebrating the Integration of Yoga, Science, and Medicine*, Tucson (AZ), Wheatmark Inc., 2017.

136–139『ヤンダアプローチ:マッスルインバランスに対する評価と治療』フィル・ペイジ、クレア・C・フランク、ロバート・ラードナー著、小倉秀子監訳、三輪書店、2013年

146–149 L. B. De Brito et al., "Ability to sit and rise from the floor as a predictor of all-cause mortality", *Eur J Prev Cardiol* 21 (2014); R. T. Proyer, "The well-being of playful adults: Adult playfulness, subjective well-being, physical well-being, and the pursuit of enjoyable activities", *Eur J Humour Res* 1 (2013); United Nations, "Convention on the Rights of the Child", 2 Sep 1990, (accessed 11 Aug 2018).

150–153 D. Frownfelter and E. *Dean, Cardiovascular and Pulmonary Physical Therapy: Evidence to Practice* (4th ed.), St Louis, Elsevier Health Sciences, 2005.

154–157 L. M. Fishman et al., "Serial Case Reporting Yoga for Idiopathic and Degenerative Scoliosis", *Glob Adv Health Med* 3 (2014).

162–165 B. Duthey, "Background Paper 6.24 Low back pain", Priority Medicines for Europe and the World, World Health Organization, 2013; Society of Behavioral Medicine, "Yoga Shown to be Cost-Effective for Chronic Back Pain Management", *PR Web*, [web article], 13 Apr 2018, (accessed 17 Sep 2018).

166–169 H. Mason, "Learning to Abide with What Is: The Science of Holding Poses", *Yoga Ther Today* 13 (2017); W. D. Bandy and J. M. Irion, "The effect of time on static stretch on the flexibility of the hamstring muscles", *Phys Ther* 74 (1994).

170–173 J. Hamill and K. M. Knutzen, *Biomechanical Basis of Human Movement* (2nd ed.), Philadelphia, Wolters Kluwer Health, 2003.

176–177 K. deWeber et al., "Knuckle Cracking and Hand Osteoarthritis", *J Am Board Fam Med* 24 (2011); A. Guillot et al., "Does motor imagery enhance stretching and flexibility?", *J Sport Sci* 28 (2010); A. J. Hakim and R. Grahame, "A simple questionnaire to detect hypermobility: an adjunct to the assessment of patients with diffuse musculoskeletal pain", *Int J Clin Pract* 57 (2003); G. N. Kawchuk et al., "Real-Time Visualization of Joint Cavitation", *PloS ONE* 10 (2015); V. K. Ranganathan et al., "From mental power to muscle power – gaining strength by using the mind", *Neuropsychologia* 42 (2004); D. Syx et al., "Hypermobility, the Ehlers-Danlos syndromes and chronic pain", *Clin Exp Rheumatol* 35 (2017).

178–179 R. Chaix et al., "Epigenetic clock analysis in long-term meditators", *Psychoneuroendocrinol* 85 (2017); L.-H. Chuang et al., "A Pragmatic Multicentered Randomized Controlled Trial of Yoga for Chronic Low Back Pain: Economic Evaluation", *Spine* 37 (2012); K. K. Hansraj, "Assessment of stresses in the cervical spine caused by posture and position of the head", *Surg Tech Int* 25 (2014); Society of Behavioral Medicine, "Yoga Shown to be Cost-Effective for Chronic Back Pain Management", *PR Web*, [web article], 13 Apr 2018, (accessed 17 Sep 2018).

180–183 B. P. Acevedo et al., "The Neural Mechanisms of Meditative Practices: Novel Approaches for Healthy Aging", *Curr Behav Neurosci Reports* 3 (2016); R. F. Afonso et al., "Greater Cortical Thickness in Elderly Female Yoga Practitioners – A Cross-Sectional Study", *Front Aging Neurosci* 9 (2017); B. Bell and N. Zolotow, Yoga for Healthy Aging: *A Guide to Lifelong Well-Being*, Boulder, CO, Shambhala, 2017; A. J. Cerrillo-Urbina et al., "The effects of physical exercise in children with attention deficit hyperactivity disorder: a systematic review and meta-analysis of randomized control trials", *Child Care Hlth Dev* 41 (2015); B. Chethana et al., "Prenatal Yoga: Effects on Alleviation of Labor Pain and Birth Outcomes", *J Altern Complem Med* (2018); A. Herbert and A. Esparham, "Mind–Body Therapy for Children with Attention-Deficit/Hyperactivity Disorder", *Children* 4 (2017); Q. Jiang et al., "Effects of Yoga Intervention during Pregnancy: A Review for Current Status", *Am J Perinatol* 32 (2015); S. B. S. Khalsa and B. Butzer, "Yoga in school settings: a research review", *Ann NY Acad Sci* 1373 (2016); S. W. Lazar et al., "Meditation experience is associated with increased cortical thickness", *NeuroReport* 16 (2005); P. J. Reis and M. R. Alligood, "Prenatal Yoga in Late Pregnancy and Optimism, Power, and Well-Being", *Nurs Sci Quart* 27 (2014); M. Y. Wang et al., "Physical-Performance Outcomes and Biomechanical Correlates from the 32-Week Yoga Empowers Seniors Study", *Evid-Based Compl Alt* 2016 (2016).

184–185 B. K. Hölzel et al., "Mindfulness practice leads to increases in regional brain gray matter density", *Psychiat Res-Neuroim* 191 (2011); B. G. Kalyani et al., "Neurohemodynamic correlates of 'OM' chanting: A pilot functional magnetic resonance imaging study", *Int J Yoga* 4 (2011); K. Katahira et al., "EEG Correlates of the Flow State: A Combination of Increased Frontal Theta and Moderate Frontocentral Alpha Rhythm in the Mental Arithmetic Task", *Front Psychol* 9 (2018); F. Zeidan et al., "Mindfulness meditation improves cognition: Evidence of brief mental training", *Conscious Cogn* 19 (2010).

186–187 R. Anderson et al., "Using Yoga Nidra to Improve Stress in Psychiatric Nurses in a Pilot Study", *J Altern Complem Med* 23 (2017); H. Eastman-Mueller et al., "iRest yoga-nidra on the college campus: changes in stress, depression, worry, and mindfulness", *Int J Yoga Ther* 23 (2013); S. A. Gutman et al., "Comparative Effectiveness of Three Occupational Therapy Sleep Interventions: A Randomized Controlled Study", *OTJR-Occup Part Heal* 37 (2016); M. M. Hall et al., "Lactate: Friend or Foe", *Am Acad Phys Med Rehabil* 8 (2016); M. S. McCallie et al., "Progressive Muscle Relaxation", *J Hum Behav Soc Envir* 13 (2008); T. H. Nassif et al., "Mindfulness meditation and chronic pain management in Iraq and Afghanistan veterans with traumatic brain injury: A pilot study", *Milit Behav Heal* 4 (2016).

188–189 A. Ross et al., "National survey of yoga practitioners: Mental and physical health benefits", *Complement Ther* Med 21 (2013); M. B. Sullivan et al., "Yoga Therapy and Polyvagal Theory: The Convergence of Traditional Wisdom and Contemporary Neuroscience for Self-Regulation and Resilience", *Front Hum Neurosci* 12 (2018); S. Szabo et al., "'Stress' is 80 Years Old: From Hans Selye Original Paper in 1936 to Recent Advances in GI Ulceration", *Curr Pharm Des* 23 (2017); R. M. Yerkes and J. D. Dodson, "The relation of strength of stimulus to rapidity of habitformation", *J Comp Neurol Psychol* 18 (1908).

192–193 R. A. Gotink et al., "Meditation and yoga practice are associated with smaller right amygdala volume: the Rotterdam study", *Brain Imaging Behav* (2018); 『身体に閉じ込められたトラウマ：ソマティック・エクスペリエンシングによる最新のトラウマ・ケア』ピーター・A・ラヴィーン著、池島良子、西村もゆ子、福井義一、牧野有可里訳、星和書店、2016年; K. Nila et al., "Mindfulness-based stress reduction (MBSR) enhances distress tolerance and resilience through changes in mindfulness", *Ment Health Prev* 4 (2016); P. Payne et al., "Somatic experiencing: using interoception and proprioception as core elements of trauma therapy", *Front Psychol* 6 (2015); Y.-Y. Tang et al., "The neuroscience of mindfulness meditation", *Nat Rev Neurosci* 16 (2015).

194–195 M. C. Bushnell et al., "Cognitive and emotional control of pain and its disruption in chronic pain", *Nat Rev Neurosci* 14 (2015); E. J. Groessl et al., "Yoga for Military Veterans with Chronic Low Back Pain: A Randomized Clinical Trial", *Am J Prev Med* 53 (2017); G. L. Moseley and D. S. Butler, "Fifteen Years of Explaining Pain: The Past, Present, and Future", *J Pain* 16 (2015); N. Vallath, "Perspectives on Yoga inputs in the management of chronic pain", *Indian J Palliative Care* 16 (2010); F. Zeidan et al., "Mindfulness Meditation-Based Pain Relief Employs Different Neural Mechanisms Than Placebo and Sham Mindfulness Meditation-Induced Analgesia", *J Neurosci* 35 (2015); F. Zeidan et al., "The Effects of Brief Mindfulness Meditation Training on Experimentally Induced Pain", *J Pain* 11 (2010); F. Zeidan et al., "Brain Mechanisms Supporting Modulation of Pain by Mindfulness Meditation", *J Neurosci* 31 (2011).

196–197 International Association of Yoga Therapists, "Educational Standards for the Training of Yoga Therapists", *IAYT*, [web article], 2012, (accessed 10 Sep 2018); W. B. Jonas et al., "Salutogenesis: The Defining Concept for a New Healthcare System", *Global Adv Health Med* 3 (2014); International Association of Yoga Therapists, "Introduction to the IAYT Scope of Practice", *IAYT*, [web article], 2016, (accessed 10 Sep 2018); M. J. Taylor and T. McCall, "Implementation of Yoga Therapy into U.S. Healthcare Systems", *Int J Yoga Ther* 27 (2017).

198–199 C. L. Park et al., "Why practice yoga? Practitioners' motivations for

引用文献

adopting and maintaining yoga practice", *J Health Psychol* 21 (2014); M. T. Quilty et al., "Yoga in the Real World: Perceptions, Motivators, Barriers, and Patterns of Use", *Global Adv Health Med* 2 (2013); D. B. Yaden et al., "The overview effect: Awe and self-transcendent experience in space flight", *Psychol Consciousness* 3 (2016); A. B. Newberg, "The neuroscientific study of spiritual practices", *Front Psychol* 5 (2014).

200–201 M. Hagins and S. B. Khalsa, "Bridging yoga therapy and scientific research", *Int J Yoga* Ther 22 (2012); P. E. Jeter et al., "Yoga as a Therapeutic Intervention: A Bibliometric Analysis of Published Research Studies from 1967 to 2013", *J Altern Complem Med* 21 (2015).

202–203 H. Cramer et al., "The Safety of Yoga: A Systematic Review and Meta-Analysis of Randomized Controlled Trials", *Am J Epidemiol* 182 (2015).

ヨガに関する研究はつねに進化しています。
最新の資料については、以下のサイトを参照してください。

www.scienceof.yoga

写真提供

　出版社より、写真の使用を快諾してくださった以下の方々に御礼申し上げます。

（略号：「a」上、「b」下または一番下、「c」中央、「l」左、「r」右、「t」一番上）

P13　サイエンス・フォト・ライブラリー：バイオフォト・アソシエイツ (cla)。

P18　サイエンス・フォト・ライブラリー：P.M. モッタ教授、P.M. アンドリュース教授、K.R. ポーター教授、J. ヴァイアル教授(clb)。

P27　サイエンス・フォト・ライブラリー：トマス・ディーリンク、NCMIR(cl)。

P32　サイエンス・フォト・ライブラリー：ゼファー(bl)。

P33　サイエンス・フォト・ライブラリー：ゼファー(cla)。

P37　サイエンス・フォト・ライブラリー：(clb)。

そのほかすべてのイメージの著作権はDorling Kindersleyに帰属します。
詳しい情報はwww.dkimages.comをご覧ください。

デザイン・DTP	八十島博明　釜内由紀江　井上大輔（GRID）
翻訳	プレシ南日子　小川浩一　瀧下哉代 世波貴子　薮盛子　石黒千秋　浦谷計子
翻訳協力	株式会社トランネット （https://www.trannet.co.jp/）
校閲	聚珍社

サイエンス・オブ・ヨガ

2019年11月25日発行　第1版
2022年　9月20日発行　第1版　第5刷

著　者	アン・スワンソン
監修者	高尾美穂 [たかお みほ]
発行者	若松和紀
発行所	株式会社 **西東社**
	〒113-0034　東京都文京区湯島2-3-13
	https://www.seitosha.co.jp/
	電話　03-5800-3120 (代)

※本書に記載のない内容のご質問や著者等の連絡先につきましては、お答えできかねます。

落丁・乱丁本は、小社「営業」宛にご送付ください。送料小社負担にてお取り替えいたします。
本書の内容の一部あるいは全部を無断で複製（コピー・データファイル化すること）、転載（ウェブサイト・ブログ等の電子メディアも含む）することは、法律で認められた場合を除き、著作者及び出版社の権利を侵害することになります。代行業者等の第三者に依頼して本書を電子データ化することも認められておりません。

ISBN 978-4-7916-2883-4